2. überarbeitete und ergänzte Auflage

Taping-Seminar

Ein Lehr- und Übungsbuch
der Funktionellen Verbände am Bewegungsapparat,
ihre Wirkungsweise, Anwendungsgebiete
und die empfohlene Verbandtechnik

Hans Jürgen Montag, München, und
Peter D. Asmussen, Hamburg

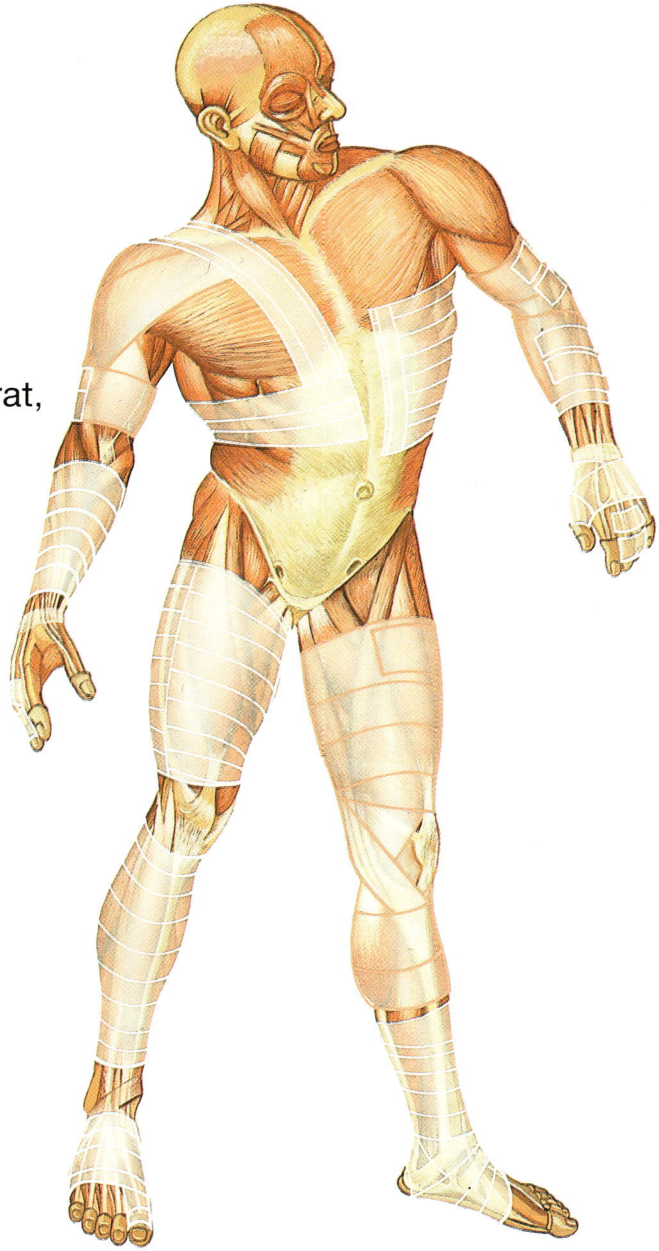

PERIMED-spitta
Medizinische Verlagsgesellschaft mbH
Nürnberg

In Zusammenarbeit mit der

Beiersdorf AG
Unnastraße 48
D-20245 Hamburg

Anschriften der Autoren:

Hans Jürgen Montag
Klenzestraße 28
80469 München

Peter D. Asmussen
c/o Beiersdorf AG
Medizinische Fortbildung medical
Unnastraße 48
20245 Hamburg

Durch die freundliche Unterstützung der Beiersdorf AG Hamburg wurde die Herausgabe dieses Buches zu einem günstigen Ladenpreis ermöglicht.

CIP-Titelaufnahme der Deutschen Bibliothek

Montag, Hans-Jürgen:
Taping-Seminar : ein Lehr- und Übungsbuch der funktionellen Verbände am Bewegungsapparat, ihre Wirkungsweise, Anwendungsgebiete und die empfohlene Verbandtechnik /
Hans Jürgen Montag und Peter D. Asmussen.
In Zusammenarbeit mit der Beiersdorf AG.
[Ill.: R. Darroll ...]. –
2. überarb. und erg. Aufl. – Nürnberg : PERIMED-spitta, Med. Verl.-Ges., 1993
Engl. Ausg. u.d.T.: Montag, Hans-Jürgen: Taping seminar
ISBN 3-929165-16-3
NE: Asmussen, Peter D.:

ISBN 3-929165-16-3

Konzeption, Text und Layout: P. D. Asmussen, Hamburg
Illustrationen: R. Darroll, Hamburg, H. W. Vocke, Hamburg, H. Ritscher, Hamburg
Fotografie: P. D. Asmussen, Beiersdorf AG Werkfotos, G. Grzesik, V. Krieger, U. Plomin
Redaktion und Lektorat: B. Söllner, Erlangen
Redaktionelle Mitarbeit: G. Pohl, Hamburg
Herstellung: H. Zenk, PERIMED-spitta Medizinische Verlagsgesellschaft, Nürnberg
Satz und Druck: Spandel-Druck GmbH, Nürnberg

Vorwort der Autoren zur 2. Auflage

Der „Funktionelle Verband", das „Taping", hat bei Verletzungen des Bewegungsapparates sowohl in der Therapie als auch zur Prophylaxe sowie in der Erstversorgung und in der Rehabilitation ein außerordentlich breites Anwendungsfeld gefunden. Die große Akzeptanz, die das „Taping" erreicht hat, zeigt sich auch in dem unverändert großen Interesse an Lehrgängen, in denen diese Verbandtechnik gelehrt und geübt wird, und nicht zuletzt in der Beachtung, die dieses Buch gefunden hat. Von der ersten Auflage wurden seit ihrem Erscheinen im Frühjahr 1988 sechs unveränderte Nachauflagen in deutscher Sprache sowie eine englische und eine spanische Ausgabe gedruckt.

Neue biomechanische Erkenntnisse über die Wirkungsweise des Tapeverbandes, insbesondere das Wissen um die durch die Mechanorezeptoren der Haut und die Propriorezeptoren von Muskeln und Sehnen ausgelösten neuromuskulären Reaktionen, lassen das „Taping" in einem neuen Licht erscheinen und erklären das Phänomen der aktiven Stabilität. Diese Wirkweise des direkt auf die Haut geklebten Tapeverbandes war den „Tapern" zwar aufgrund ihrer Praxiserfahrung schon seit langem bekannt und wurde von ihnen auch teilweise bei der täglichen Arbeit genutzt, die wissenschaftliche Erklärung für dieses Phänomen und die gezielte Umsetzung in eine entsprechende Verbandtechnik fehlten jedoch bisher.

Dieser Tatsache haben wir durch die vollständige Überarbeitung des Buches bezüglich des medizinischen Hintergrundwissens und das Vorstellen neuer Verbandtechniken Rechnung getragen.

Die Anregungen der Leser haben wir dankbar aufgegriffen und das Buch durch ein kurzes Repetitorium der wichtigsten anatomisch-funktionellen Begriffe sowie ein mit dem Sachregister kombiniertes Glossar ergänzt. Darüber hinaus erschien es uns für das bessere Verständnis der Funktionsweise der Verbände hilfreich, zu den jeweiligen Lokalisationen (Sprunggelenk, Knie, Ellbogen etc.) die wichtigsten Verletzungen, die durch Funktionelle Verbände versorgt werden können, graphisch darzustellen.

Bedanken möchten wir uns an dieser Stelle für die zahlreichen Anregungen aus unserem Leserkreis, die wir – soweit möglich – berücksichtigt haben. Unser besonderer Dank gilt der Firma Beiersdorf, Marketing medical professional, die durch ihre großzügige Unterstützung die Überarbeitung und Ergänzung der Erstausgabe ermöglicht hat. In diesem Zusammenhang seien vor allem die zahlreichen zusätzlichen Graphiken erwähnt, die eigens für dieses Buch geschaffen wurden. Durch die hervorragende Qualität dieser Illustrationen von Robert Darroll erhält das „Taping-Seminar" seinen unverwechselbaren Stil.

Gedankt sei auch den vielen Helfern und dem Verlag, besonders Frau Brigitte Söllner, die dafür gesorgt hat, daß aus unserem Manuskript das vorliegende Buch werden konnte.

München und Hamburg,
im April 1993

Hans-Jürgen Montag
Peter D. Asmussen

Einführung zur 2. Auflage

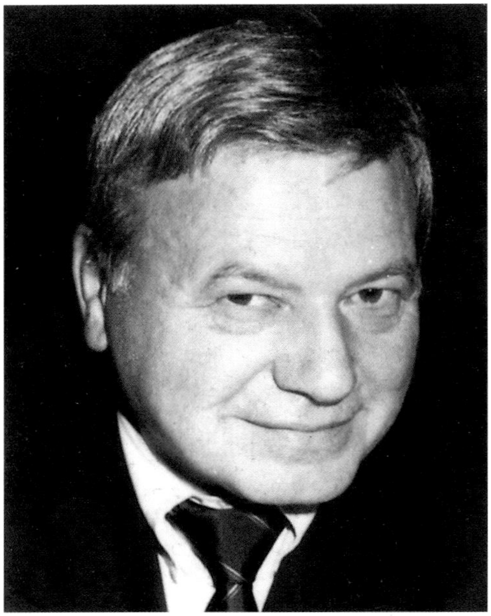

Prof. Dr. med. Heinrich Hess, Saarlouis

Die Funktionellen Verbände sind heute aus der Prophylaxe, Therapie und Rehabilitation von Sportverletzungen sowie -schäden nicht mehr wegzudenken und stellen die hohe Schule der Verbandtechnik dar. Gerade die steigenden Ansprüche der Sportmedizin an die frühfunktionelle Therapie haben eine immense Entwicklung der Tape-Verbandtechniken in den letzten Jahrzehnten eingeleitet. Das Entscheidende bei einem gut angelegten Funktionellen Verband ist, daß er entlastet und stützt, die Gelenke im physiologischen schmerzfreien Bewegungsraum führt, aber nicht behindernd wirkt. Ein guter Tape-Verband ist der beste Kompromiß zwischen Stabilität und Mobilität nach dem Prinzip: Soviel Stabilisierung wie unbedingt notwendig und soviel funktionelle Freiheit wie möglich.

Die ersten Tape-Verbände sind mir in den 60er Jahren begegnet, und bereits damals war ich von ihrer Effektivität überzeugt. Seither habe ich eine Vielzahl von Funktionellen Verbänden gesehen, viele gute, aber auch viele schlechte und sogar schädliche. Um die Quote der guten Verbände zu erhöhen und die Zahl der schlechten zu reduzieren, genügt es nicht, ein ausgezeichnetes Material zur Verfügung zu haben – in der Hand eines ungenügend qualifizierten Anwenders kann auch aus dem besten Material kein effektiver Verband werden.
Voraussetzungen sind vielmehr eingehende Kenntnisse der funktionellen Anatomie, der daraus abgeleiteten spezifischen Verbandtechniken sowie der Materialeigenschaften, außerdem manuelles Geschick, große Erfahrung und ständige Übung. Eine glückliche Mischung all dieser Eigenschaften macht erst den guten Taper aus, dessen Verbände therapeutisch wirksam sind und denen man auf den ersten Blick die Meisterschaft ansieht.
Ob jemand gut tapen kann, zeigt sich insbesondere dann, wenn in der Hektik und Zeitnot eines bevorstehenden Wettkampfes ein einwandfreier Verband angelegt werden muß. Hans Jürgen Montag, mein alter Freund und langjähriger sportmedizinischer Weggefährte bei der Betreuung der Deutschen Fußballnationalmannschaft, hat dies unzählige Male bewiesen. Seine in vielen Jahren harter Arbeit und ständiger Fortbildung erworbene Perfektion und sein umfangreiches Wissen um die Tape-Technik prädestinieren ihn dazu, ein solches Buch wie das Taping-Seminar zu schreiben. Es gibt sicher viele, die einen guten Tape-Verband nachvollziehen können, aber nur ganz wenige, die darüber hinaus ständig neue Ideen entwickeln, die bei der Umsetzung am Sportler in der Praxis Bestand haben. Hans Jürgen Montag gehört zu diesen wenigen Persönlichkeiten. Nicht zuletzt aus diesem Grund ist er bestens qualifiziert, seine Erfahrungen in einem Buch niederzulegen, das dank der Initiative von Peter D. Asmussen so hervorragend konzipiert und realisiert wurde. Es ist ein Buch aus der Praxis für die Praxis und eine wunderbare Vollendung dessen, was Hans Jürgen Montag in unzähligen Vorträgen und Fortbildungsseminaren an Ärzte und Physiotherapeuten weitergegeben hat. Das Buch gehört in die Bibliothek eines jeden Sportmediziners und Physiotherapeuten, weil es in exzellenter Weise die grundlegenden Kenntnisse für ein gutes Taping vermittelt.

Prof. Dr. med. Heinrich Hess,
Chefarzt der St. Elisabeth-Klinik
Saarlouis,
Arzt der Deutschen Fußballnationalmannschaft

Vorwort der Autoren zur 1. Auflage

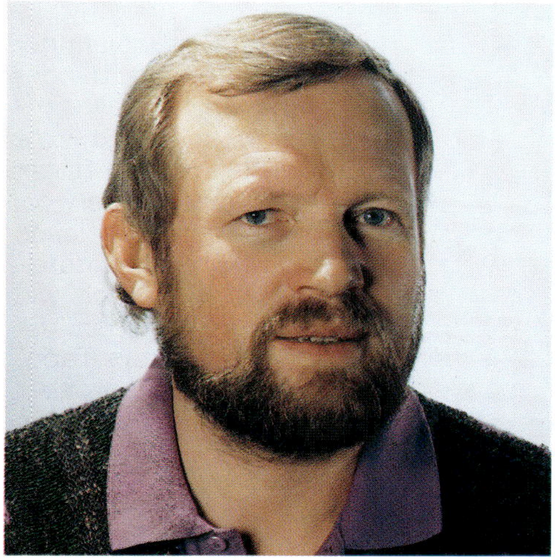

Hans Jürgen Montag, München

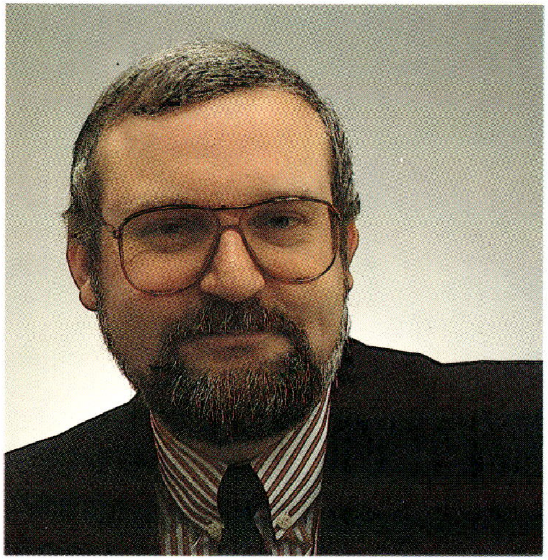

Peter D. Asmussen, Hamburg

Ursprünglich für die extremen Anforderungen des Leistungssports entwickelt, hat die Idee des funktionellen Verbindens, kurz „Taping“ genannt, heute auch in der täglichen Praxis für die Prophylaxe, Therapie und Nachbehandlung von Verletzungen und Schäden am Bewegungsapparat einen bedeutenden Platz eingenommen. Neben der Versorgung von Verletzungen ermöglicht ein Funktioneller Verband z. B. bei altersbedingten Verschleißerscheinungen dem Patienten das für das Kreislauftraining und die Lebensqualität wichtige Spazierengehen.
Ein wichtiges Anzeichen für die Bedeutung und Anerkennung ist sicher, daß der „Tapeverband“ in der GOÄ von 1988 eine eigene Abrechnungsziffer (206) erhalten hat.*

Ein Lehr- und Übungsbuch, das sowohl den theoretischen Hintergrund, das Verbandmaterial und seine spezifische Anwendung als auch detailliert die Verbandtechnik darstellt, fehlte bisher. Diese Lükke soll unser Buch schließen. Es richtet sich gleichermaßen an den Arzt wie auch an den Sportphysiotherapeuten, Masseur und Krankengymnasten und setzt deshalb Grundwissen über die anatomischen, physiologischen und pathophysiologischen Zusammenhänge voraus. Besonders wichtige Teilgebiete wurden konzentriert im Sinne eines Repetitoriums wiederholt und in Relation zum Verband gesetzt. Die detaillierte Darstellung soll den Nichtmediziner aber keinesfalls zur Selbstdiagnose und -behandlung verleiten – die Mitwirkung des Arztes insbesondere bei der Diagnose und Therapie ist unbedingt erforderlich.
In diesem Buch und in den Filmen haben wir das Thema aus unserer Sicht interpretiert und unser Wissen und unsere Erfahrungen in Wort und Bild umgesetzt. In Form einiger neuer Verbände sind auch die praktischen Erfahrungen der Beiersdorf-Klinikfachberater eingeflossen.
Einiges, besonders bei der Verbandtechnik, wird vielleicht Widerspruch herausfordern. Die dargestellte Technik ist kein Dogma, sondern – wie alles in der Medizin – einem ständigen Wechsel unterworfen und wird darüber hinaus in der täglichen Praxis entsprechend den speziellen Anforderungen individuell variiert und weiterentwickelt werden. In diesem Sinne ist jede Verbandtechnik richtig, wenn sie die Funktion in den Vordergrund stellt, sich an den anatomischen und physiologischen Gegebenheiten orientiert und das Ziel „Höchste Stabilität bei größtmöglicher Mobilität“ erreicht, ohne zu schaden.
Ein Buch aus der Praxis für die Praxis lebt von der konstruktiven Kritik seiner Leser, deshalb sind Anregungen jederzeit willkommen.
Gedankt sei an dieser Stelle besonders der Firma Beiersdorf, Marketing medical professional, durch deren großzügige Unterstützung es erst möglich war, dieses mit über 420 farbigen Abbildungen illustrierte Buch herauszugeben.
Bedanken möchten wir uns auch bei den zahlreichen Helfern, speziell bei dem Grafiker Robert Darroll, der die schwierige Aufgabe hatte, die Illustrationen zu schaffen, und bei der Leiterin des Lektorats, Frau Brigitte Söllner, die den Text bearbeitet hat.

München und Hamburg, im April 1988
Hans Jürgen Montag
Peter D. Asmussen

* Inzwischen haben sich die Ziffern geändert, vgl. S. 193 f.

Einführung zur 1. Auflage

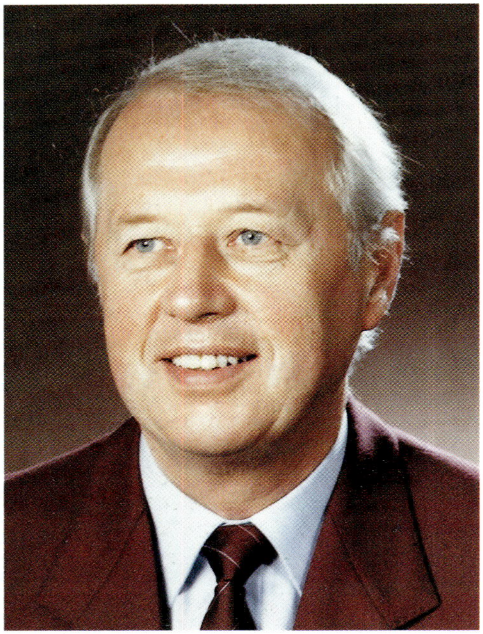

Das Buch „Taping-Seminar“ von Hans Jürgen Montag, München, und Peter D. Asmussen, Hamburg, steht am vorläufigen Ende einer langen Entwicklung, die der Funktionelle Verband durchgemacht hat. Seit etwa 20 Jahren beschäftigen sich die beiden Autoren intensiv mit der funktionellen Verbandtechnik. Durch viele Seminare und Workshops propagiert, hat der Funktionelle Verband inzwischen einen hervorragenden Platz in der Sportmedizin und Sportphysiotherapie eingenommen. Sowohl in der Prophylaxe und in der kurativen Sportmedizin als auch in der Rehabilitation von Sportschäden und Sportverletzungen gehört er mittlerweile zum Standardwerkzeug des Sportmediziners und Sportphysiotherapeuten.

In den USA wurde der Funktionelle Verband, das Taping, schon frühzeitig auf breiter Ebene eingesetzt. Das Schwergewicht lag dabei immer auf der Prophylaxe. In Deutschland war am Anfang der Entwicklung des Funktionellen Verbandes die Therapie die Hauptdomäne. Beide Entwicklungen liefen zunächst parallel. In Deutschland ist jetzt ein vermehrter Trend zur Prophylaxe zu beobachten.

Die Techniken des Funktionellen Verbandes können ohne weiteres individuell verschieden sein, aber die Grundzüge der Verbandtechnik bleiben stets dieselben.

Die Notwendigkeit, dieses Buch zu schreiben, ergab sich, weil die umfassende Darstellung des Funktionellen Verbandes mit den Hintergrundinformationen kombiniert werden mußte. Dieses Buch ist eine Anleitung für die Praxis – die Technik kann man am besten durch den Besuch von Kursen oder in der Praxis lernen.

In den letzten Jahren bewegte sich besonders die Sportmedizin immer mehr zur funktionellen Therapie hin. Die Funktion als Leitgedanke bestimmt heute auch in den anderen medizinischen Fächern immer mehr das ärztliche Handeln. Funktionelle Überlegungen führten zur Einführung der Osteosynthese zur frühzeitigen Mobilisierung verletzter Extremitäten. Begriffe wie „bewegungsstabil“, „übungsstabil“ usw. fanden Eingang in die Medizin und wurden natürlich schon sehr früh und erfolgreich von den Sportmedizinern übernommen. Bestimmte Bandagen mit Bewegungs- und

Belastungssperren wurden aus diesen Überlegungen heraus entwickelt. Ich erinnere nur an die verschiedenen Formen und Arten der Braces am Knie. Die totale Ruhigstellung im Gipsverband war nicht mehr notwendig, und die negativen Folgen längerer absoluter Ruhigstellung ließen sich auf diese Weise vermeiden.
Das funktionelle Denken mußte natürlich auch Eingang in die Verbandtechnik finden. Während man früher Verbände nur im Liegen anlegte, trägt man bei der Versorgung mit einem Funktionellen Verband, der im Stehen angelegt wird, dem Gelenkdruck, der Muskelform und der normalen Belastung Rechnung. Die dynamischen Stabilisatoren des Gelenkes werden durch den Funktionellen Verband aktiviert.

Die Nachbehandlung nach Operationen macht im allgemeinen 50% des Therapieerfolges aus. Zur frühen funktionellen Behandlung bedient man sich heute am besten des Funktionellen Verbandes.
Die Praxis hat gezeigt, daß bei individueller Verbandtechnik die Frage des unelastischen zirkulären Verbandes, die vor Jahren die Gemüter noch sehr stark erhitzte, heute kein Thema mehr ist. Der Funktionelle Verband hat nicht nur in Deutschland, sondern international uneingeschränkte Anerkennung gefunden. Im internationalen Schrifttum finden sich immer mehr Arbeiten aus dem Bereich dieser Verbandtechnik.

Die Autoren sind hervorragende Experten der funktionellen Verbandtechnik. Sie beschäftigen sich beide seit etwa 20 Jahren mit dieser Materie und haben in vielen Seminaren und praktischen Kursen diese Verbandtechnik der Sportphysiotherapie und der Sportmedizin zugänglich gemacht. Die steigende Anzahl der Anmeldungen zu diesen Seminaren aus allen Fachbereichen belegt die Notwendigkeit dieser praktischen Anweisungen.
Mein Bruder Hans Jürgen Montag brachte seine langjährigen Erfahrungen von der praktischen Seite in die Entwicklung dieser Verbandtechnik ein. Er ist Masseur und Sportphysiotherapeut und war in mehreren prominenten Vereinen und in mehreren Nationalmannschaften national, international und olympisch tätig. Er hat durch seine Arbeit sehr viel zur Einführung eines „Sportphysiotherapeuten des DSB" beigetragen. Seit 1984 ist er Sportphysiotherapeut der deutschen Fußball-Nationalmannschaft.

Peter D. Asmussen war in der Entwicklung und Verbreitung des Funktionellen Verbandes mehr auf der publizistischen Seite tätig. Seine Hauptgebiete sind unter anderem die Produktion von Filmen und die Herausgabe von Büchern und Broschüren, die inzwischen als Schulungs- und Informationsmaterial weltweit verbreitet und anerkannt sind. Er hat aber auch eine besonders wichtige Funktion bei der Organisation und Durchführung von Seminaren und anderen Veranstaltungen.
Die Zusammenarbeit beider Autoren gipfelte letztlich in der Herausgabe des vorliegenden Lehr- und Übungsbuches der Funktionellen Verbände am Bewegungsapparat, welches die Wirkungsweise, die Anwendungsgebiete und die empfohlene Verbandtechnik beinhaltet. Dieses Buch gehört m. E. zum Standard eines Sportmediziners und Sportphysiotherapeuten. Es wird dazu beitragen, die Behandlung nicht nur unserer Spitzensportler, sondern auch unserer vielen Freizeit- und Hobbysportler effizienter zu machen. Darüber hinaus kann es aber nicht nur in der Behandlung von Sportverletzungen, sondern auch in der allgemeinen Praxis viele neue Wege aufzeigen, wie man durch funktionelle Therapie die Behandlungsdauer und die Zeit der Arbeitsunfähigkeit des Patienten verkürzen kann.

Dr. Wolf-Dieter Montag
Arzt für Orthopädie, Sportmedizin,
Physikalische Therapie
Beirat der GOTS
Mitglied der Med. Comm. des IOC

Inhalt

Funktionelle Verbände – gestern und heute

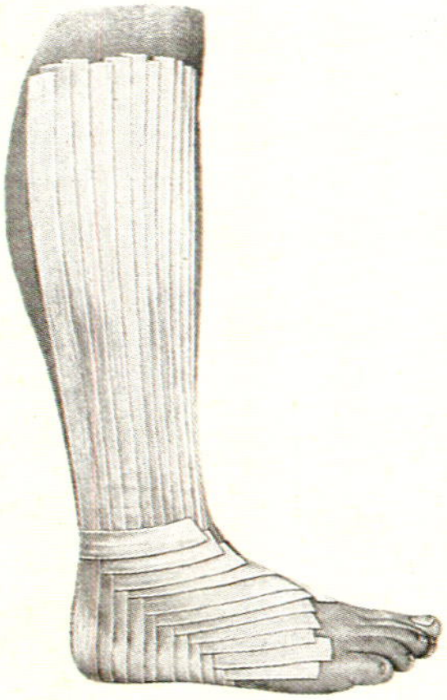

Gibney'scher Heftpflasterverband bei Distorsio pedis.

Oben: Aus Verbandlehre von A. Hoffa, 2. Aufl., München 1900.
Unten: Aus dem „Leukoplast-Atlas Nr. II", erschienen um 1930.

Leukoplast-Verband
bei
Bänderzerrung und Bänderrissen des Fußgelenks infolge schwachen Bandapparates
Eingesandt von Sportarzt Dr. med. Friedrich A. Friedländer, Charlottenburg

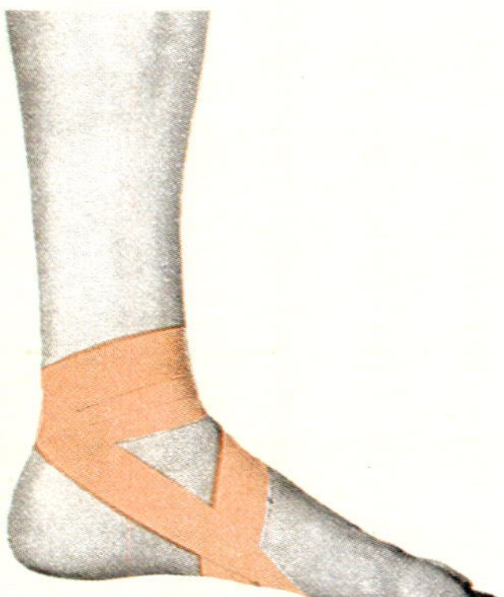

Verletzungen des Bewegungsapparates beschäftigen die Heilkundigen schon von Beginn der Medizin an. Wie wir aus den ältesten bekannten Dokumenten der Medizin, den über 3000 Jahre alten Papyri Edwin Smith und Eber, wissen, wurden bereits zu dieser Zeit harzgetränkte und damit klebende Leinwandstreifen zum Zusammenziehen von Wunden eingesetzt. Komplizierte Leinenverbände, wie sie an Mumien gefunden wurden, lassen vermuten, daß ähnliche Verbände auch für die Behandlung von Verletzungen des Bewegungsapparates benutzt wurden. Auch in späteren Werken – so z. B. von Hippokrates – werden Anweisungen für das Verbinden gegeben. Bei dem hohen Stand der medizinischen Kenntnisse in dieser Zeit liegt die Vermutung nahe, daß bereits damals der Versuch unternommen wurde, bestimmte Verletzungen gezielt ruhig zu stellen. Nach Überlieferungen aus der Römerzeit trieben auch schon die Gladiatoren eine, wenn auch nicht immer erfolgreiche Verletzungsprophylaxe durch Anlegen spezieller Bandagen.
Erst viel später wurden detailierte Verbandanweisungen, die teilweise in ihren Grundzügen bis heute Bedeutung haben, in den großen Verbandlehren gesammelt. So schreibt Lorenz Heisters 1787 in seinem „Handbuch der Wundarzney" im Kapitel „Von Verrenkungen insbesondere", bei geringen Verrenkungen besonders an den Händen und Armen solle man dem Patienten anraten: „. . ., daß sie das verrenkte Glied öfters gelinde bewegen, indem von der allzulangen Ruhe und dem festen Verbinden oft eine Steifigkeit des Gewebes verursacht wird . . .".

Die Folgen einer Immobilisation waren also schon hinreichend bekannt, es fehlte aber an entsprechendem Verbandmaterial. Elastische Binden waren noch nicht erfunden, und die bekannten Pflaster waren brüchig und nicht gebrauchsfähig.
Das änderte sich mit der Erfindung des gebrauchsfertigen gestrichenen Pflasters auf Gewebebasis – dem späteren Leukoplast – durch Paul Beiersdorf im Jahr 1892. Der New Yorker Chirurg Virgil Pendleton Gibney (1847–1927) erkannte die Bedeutung dieser Erfindung für eine neue Verbandtechnik. Der nach ihm benannte „Gibney-Verband" kann als der erste Funktionelle Verband bezeichnet werden, da mit diesem Material und dieser Technik erstmals gezielt immobilisiert werden konnte. Der Gibney-Verband hat bis heute, in vielen Modifikationen, nichts von seiner Bedeutung verloren.
Die Idee Gibneys machte auch in anderen Ländern Schule. In Europa wurden mit dem damals neuentwickelten Leukoplast viele Techniken erarbeitet, um gezielt Gelenke zu stützen, zu entlasten und zu führen.
Die Erfindung der textilelastischen Binde, der „Idealbinde", durch E. Bender 1897 leitete eine weitere, für die Funktionelle Verbandtechnik bedeutende Ära ein. Die elastische selbstklebende Binde war eine zwangsläufige Entwicklung. Durch diese beiden Materialien – unelastische und elastische Klebebinden – wurde die Basis für die Verwirklichung der Idee einer umfassenden funktionellen Versorgung gelegt.
Ein spezifischer Bedarf entstand durch die gleichzeitig einsetzende Entwicklung

des Hochleistungs- und Breitensports. Durch die außergewöhnlichen Belastungen, die speziell bei einigen Extremsportarten für den Bewegungsapparat auftreten, stieg auch das Verletzungsrisiko rapide an.
Für den Sport kristallisierten sich zwei wichtige Anwendungsbereiche heraus, für die die neuentwickelten Verbände geeignet erschienen: die Verletzungsprophylaxe und die Therapie. Bei der Prophylaxe durch Verbände stand besonders der Schutz einer vorgeschädigten oder insuffizienten Struktur im Vordergrund und damit die Minimierung des Verletzungsrisikos, ohne das physiologische Bewegungsmuster des Gelenkes wesentlich zu beeinflussen. Das Hauptziel des Einsatzes von Verbänden in der Therapie und Rehabilitation ist die möglichst schnelle Wiederaufnahme des Trainings nach der Verletzung, um den Konditionsabbau und den Verlust des technischen Könnens so gering wie möglich zu halten.
Bald stellte sich heraus, daß sowohl einige der Materialien als auch die Verbandtechniken unter den extremen Anforderungen des Sports, für die sie auch ursprünglich nicht gedacht waren, Mängel zeigten. Aus diesen Erfahrungen der Praxis entstanden neue Techniken, allgemein als „Taping“ (der Begriff „Taping“ kommt aus den USA und ist von dem amerikanischen Wort „adhesive tape = Verbandpflaster“ abgeleitet) oder „Funktionelle Verbände“ bezeichnet, sowie indikationsspezifische Materialien, die den sich wechselnden Anforderungen ständig angepaßt werden.
International gehören heute entsprechende Verbandmaterialien zur Minimal-

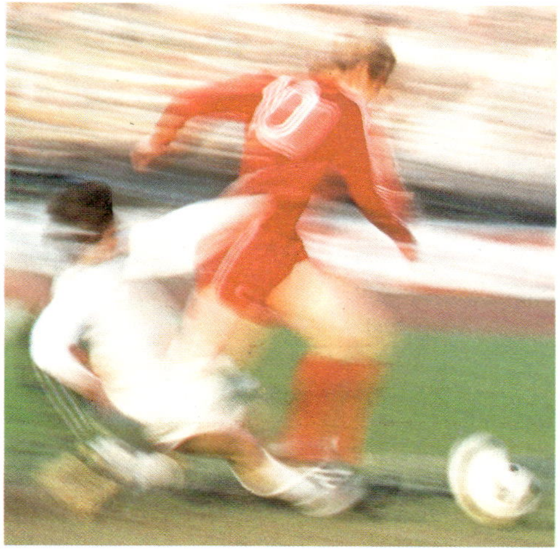

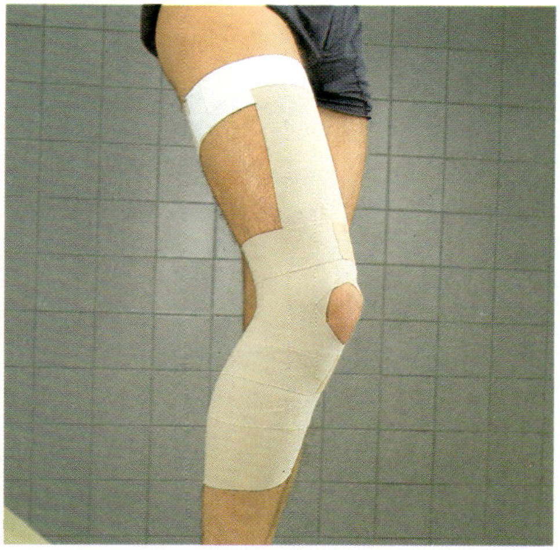

ausstattung und das „Taping“ zum unabdingbaren Standard-Repertoire der medizinischen Betreuer von Spitzensportlern aller Disziplinen. Die meisten Spitzensportler und fast alle professionellen Sportler werden heute mit Taping versorgt oder versorgen sich selbst, um das Verletzungsrisiko so gering wie möglich zu halten. Diese Versorgungsmöglichkeiten sind kein streng gehütetes Geheimnis mehr, sondern ein fester Bestandteil von Prophylaxe und Therapie. Sie werden durch die Medien bekannt gemacht, so daß jetzt auch alle anderen Sportler und auch alle „Sportkonsumenten“ die gleichen Ansprüche an die medizinische Versorgung stellen wie der Hochleistungssportler. Daraus ergibt sich die Notwendigkeit für den Therapeuten, sich mit dieser Technik und dem Material auseinanderzusetzen.
Neueste Erkenntnisse der Biomechanik sowie der neurophysiologischen Zusammenhänge und hier insbesondere die Erforschung der Mechanorezeptoren, speziell der Proprio(re)zeptoren und deren Einfluß auf die zentralmotorisch gesteuerten, reflektorischen Bewegungsfunktionen, lassen vermuten, daß Funktionelle Verbände nicht nur eine passive, äußerlich stabilisierende Wirkung ausüben, sondern – und das vor allem bei direkter Verklebung mit der Haut – zusätzlich auch aktive neuromuskuläre Effekte haben. Dies war den „Tapern“ schon lange bekannt und wurde auch bei der Verbandtechnik berücksichtigt. Die neurophysiologischen Grundlagen dafür sind aber erst jetzt klar geworden.
Besonders die Erfahrungen, die in der Physikalischen Therapie mit der PNF-Technik (propriozeptive neuromuskuläre Faszilation) nach Kabat gewonnen wurden, übten einen starken Einfluß auf die traditionelle Funktionelle Verbandtechnik aus und führten zu neuen Techniken, die diese Effekte gezielt nutzen.

Funktion des Funktionellen Verbandes

Unter der „Funktionellen Verbandtechnik“ oder dem „Taping“ verstehen wir eine in der Praxis seit vielen Jahren bewährte und durch zahlreiche Untersuchungen belegte Versorgungsmethode für Prophylaxe und Therapie von Verletzungen, Krankheiten und Veränderungen am Bewegungsapparat. Diese physiologische Verbandtechnik orientiert sich an der funktionellen Anatomie und wird in erster Linie mit klebenden Binden ausgeführt. Die wesentlichen Gesichtspunkte dieser Idee kann man etwa so definieren:

Der Funktionelle Verband erhält oder schafft das physiologische Gleichgewicht zwischen Stabilität und Mobilität. Er schützt und stützt sowohl passiv als auch aktiv und entlastet selektiv die gefährdeten, gestörten oder verletzten Anteile einer Funktionseinheit, erlaubt die funktionelle Belastung im schmerzfreien Bewegungsraum, verhindert extreme Bewegungen und unterstützt die Ausheilung.

Das bedeutet für die Praxis:

Der Funktionelle Verband . . .

. . . schützt . . .
Der Funktionelle Verband schützt eine Funktionseinheit oder Segmente davon vor einem Trauma, wenn dafür eine Prädisposition vorliegt, z. B. bei vorgeschädigten oder insuffizienten Kapsel-Band-Strukturen.

. . . stützt und entlastet . . .
Der Funktionelle Verband ist kein Ersatz für eine totale Immobilisation, sondern bei allen Verletzungen oder Veränderungen indiziert, die keiner völligen Ruhigstellung bedürfen. Durch entsprechende, meist im Verlauf der Bänder, Sehnen oder Muskeln angebrachte Zügel entlastet er diese Strukturen und verkürzt z. B. die Muskel-Sehnen-Einheit. Durch unelastische Zügel lassen sich Kapsel-Band-Strukturen unterstützen.

. . . passiv und aktiv . . .
Der Verband beeinflußt die funktionell verbundene Funktionseinheit rein mechanisch durch seine feste äußere Hülle und bietet so passive Stabilität sowie passiven Schutz. Die Ausprägung wird im wesentlichen durch die Auswahl und Menge des Materials (starr, elastisch, klebend, kohäsiv, nonhäsiv etc.) und die Art des Verbandes (z. B. Zugrichtung, Verbandtechnik) bestimmt.
Aktive Stabilität und Schutz leistet der Körper selbst als Reaktion auf den Verband, und zwar durch Kontraktion bestimmter Muskelgruppen sowie durch Änderung des Bewegungsablaufes. Ausgelöst werden die aktive Stabilität und Schutzwirkung in erster Linie durch den Zugreiz, den der fest mit der Haut verklebte Verband auf die entsprechenden Rezeptoren ausübt. Auch die Propriozeptoren der durch den Verband beeinflußten Muskeln und Sehnen bestimmen die neuromuskuläre Reaktion.

Eine automatisierte Veränderung des Bewegungsmusters, die sich in einer übertriebenen Schonhaltung manifestiert, wird durch einen guten Verband und entsprechende begleitende Therapiemaßnahmen verhindert. Eine schnellere Rehabilitation und damit eine Minimierung des Trainingsverlustes durch das Vermeiden von Muskeldegenerationen sind das Ergebnis.

. . . selektiv . . .
Von den meisten anderen Versorgungsmethoden, bei denen eine ganze Funktionseinheit umwickelt oder total ruhiggestellt wird, unterscheidet sich der Funktionelle Verband durch die gezielte Ruhigstellung nur der verletzten Struktur, während alle anderen Funktionen soweit wie möglich erhalten bleiben.

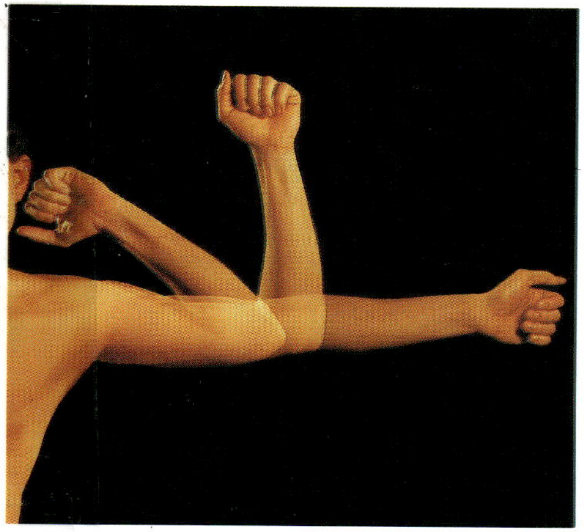

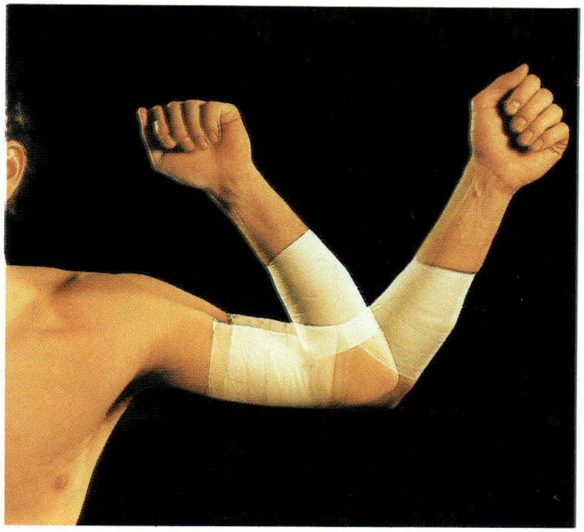

Linkes Bild: Uneingeschränkte Flexion und Extension des Ellenbogengelenks, Bewegungswinkel ca. 150°.

Rechtes Bild: Durch den Verband bleibt die Flexion praktisch unbeeinflußt, während die Extension um ca. 45° eingeschränkt ist.

. . . führt Bewegungen . . .
vermeidet extreme Bewegungen . . .

Durch spezifische Funktionelle Verbände ist es möglich, die Bewegungen von Gelenken zu bestimmen und/oder den Bewegungsspielraum zu beschränken. Ziel ist es, nur die Bewegung, die zu einem Trauma geführt hat oder die zu einer Retraumatisierung führen kann, gezielt zu sperren, während die nicht betroffenen Anteile möglichst unbeeinträchtigt bleiben.

. . . erlaubt die funktionelle Belastung . . .

Die Bewegung als Voraussetzung für eine gute Trophik des Gewebes, besonders der gefäßarmen bzw. gefäßfreien Strukturen der Kapseln, Bänder, Sehnen und des Knorpels, wird durch den Funktionellen Verband im schmerzfreien Bewegungsraum erhalten. Damit sind die besten Voraussetzungen für eine schnelle Heilung geschaffen, ohne daß die Nachteile der totalen Immobilisation auftreten können.

Auch bei der Mobilität, die durch den Funktionellen Verband erreicht werden kann, muß die Funktion der verletzten Struktur im Vordergrund stehen. Übertriebene Pro- oder Supination können zu einer unerwünschten Veränderung des Bewegungsmusters mit allen ihren negativen Folgen führen.

Das Resultat einer indikationsgerechten, subtil ausgeführten Funktionellen Verbandtechnik ist:

Maximale Stabilität bei gezielter funktioneller Mobilität

. . . stabilisiert . . . aktiv

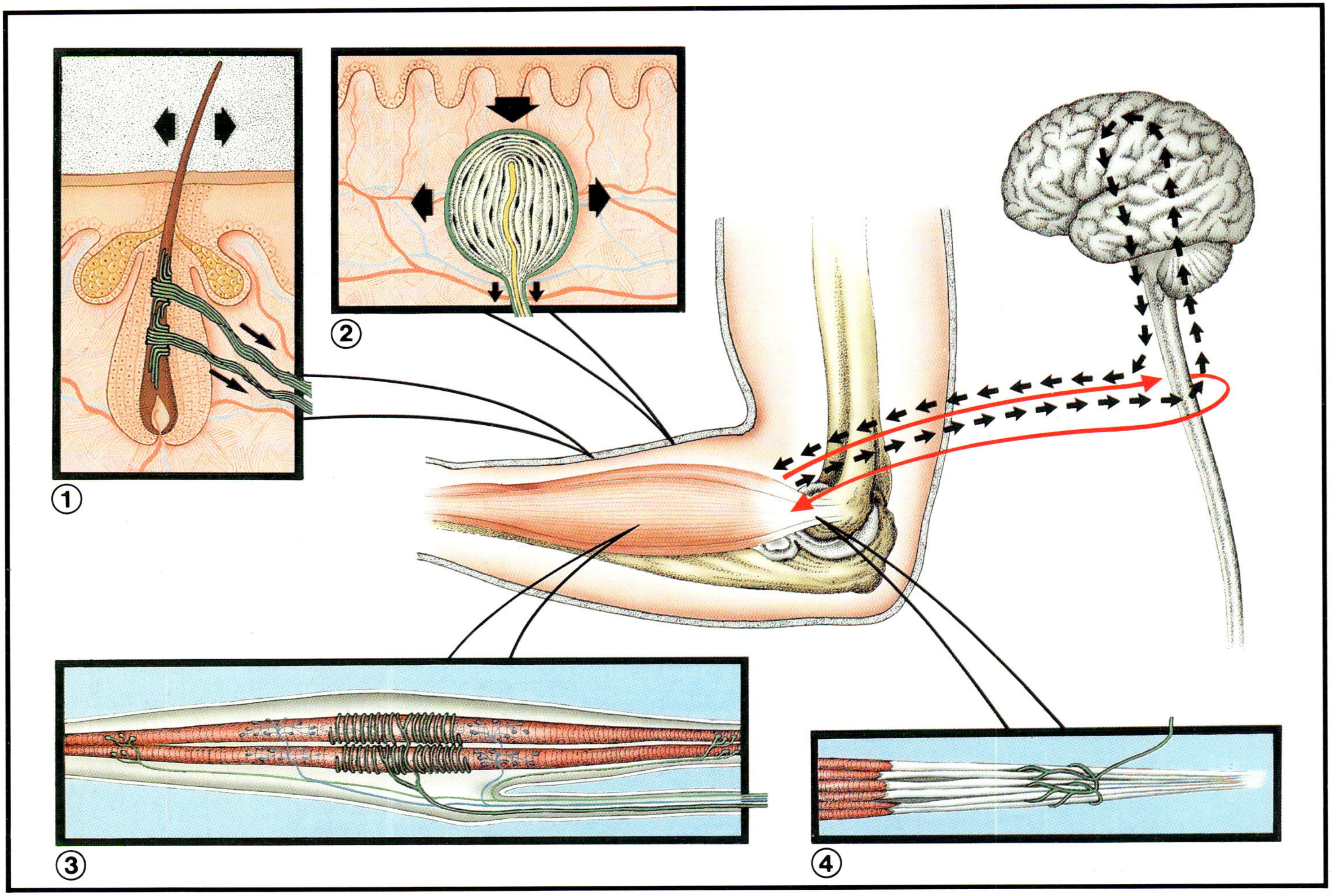

Einfluß der durch den Verband angesprochenen Rezeptoren auf die neuromuskuläre Reaktion:
(1) Die mit dem Verband verklebten Haare wirken gleichermaßen als Hebel und übermitteln jede Bewegung auf das die Haarfollikel umgebende ausgedehnte Nervengeflecht, das diesen Reiz weiterleitet.
(2) Die Zug- und Druckrezeptoren in der Dermis melden ebenfalls jede Bewegung der Haut. Propriozeptoren, vor allem die Mechanorezeptoren der Muskel-(3) und Sehnenspindeln (4) sprechen als sensible Endorgane auf jede durch den Verband verursachte Zustandsänderung an. Je nach Art des Reizes wird dann über den Kortex bzw. die spinale Ebene, d. h. die Reaktionsschleife über das Rückenmark (roter Pfeil im Bild), die Gegenregulation gesteuert.

. . . und passiv . . .

Sagittalschnitt durch den Fuß und den Unterschenkel mit einem Leukotape-Verband. Der klebende Verband bildet eine feste äußere Hülle, schützt und unterstützt so die geschädigten aktiven und passiven Elemente des Bewegungsapparates. Gleichzeitig wird, bedingt durch die Reizung bestimmter Rezeptoren, besonders der Haut, der Muskeln und Sehnen, eine aktive Schutzwirkung auf die Funktionseinheit erzielt.
Darüber hinaus beeinflußt der feste, unnachgiebige Verband die Makro- und Mikrozirkulation. Er stellt ein Widerlager für die Muskeln dar und unterstützt dadurch die Wirkung der Muskelpumpe. Auf diese Weise verbessern sich der venöse und lymphatische Abfluß, so daß Ödeme und Hämatome schneller resorbiert werden.

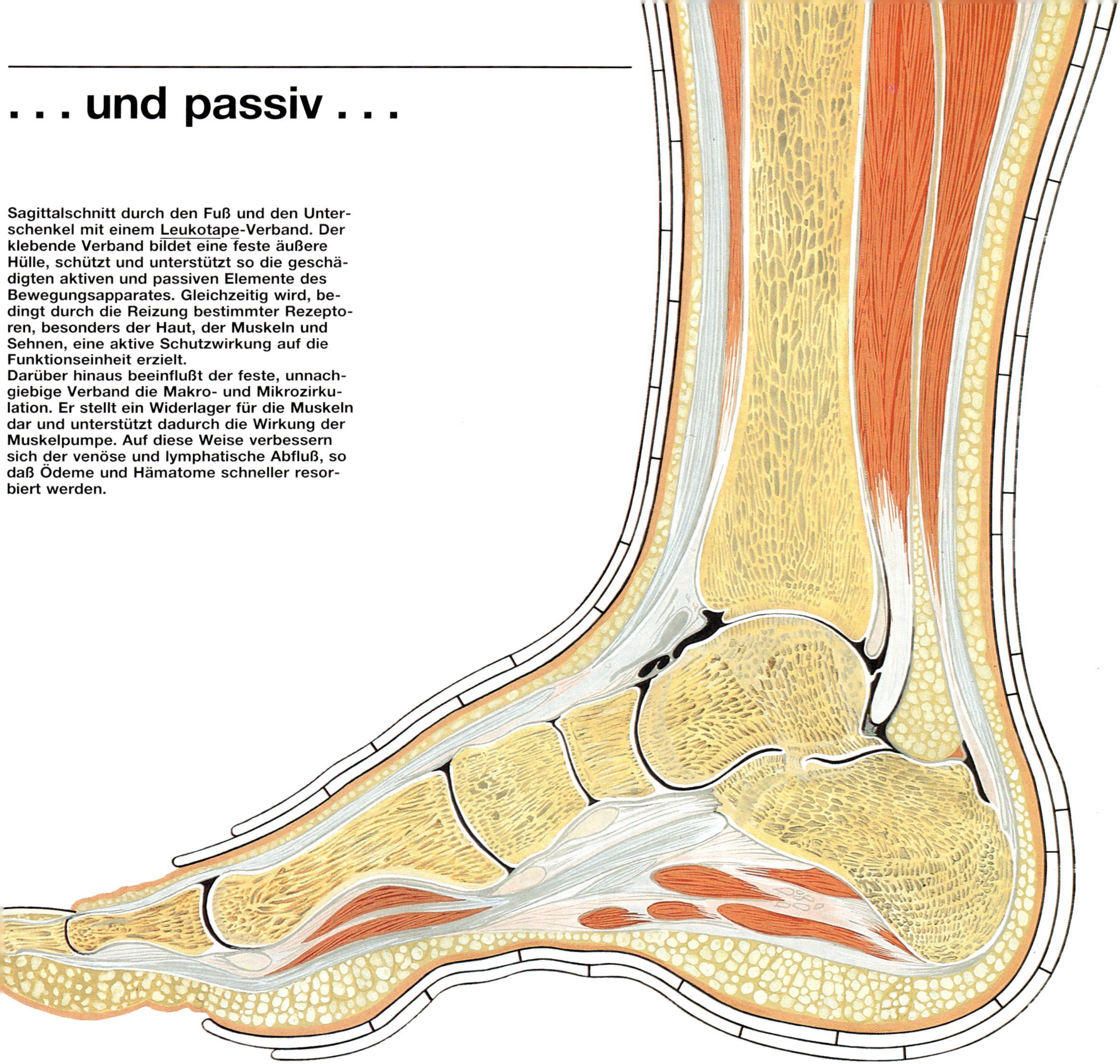

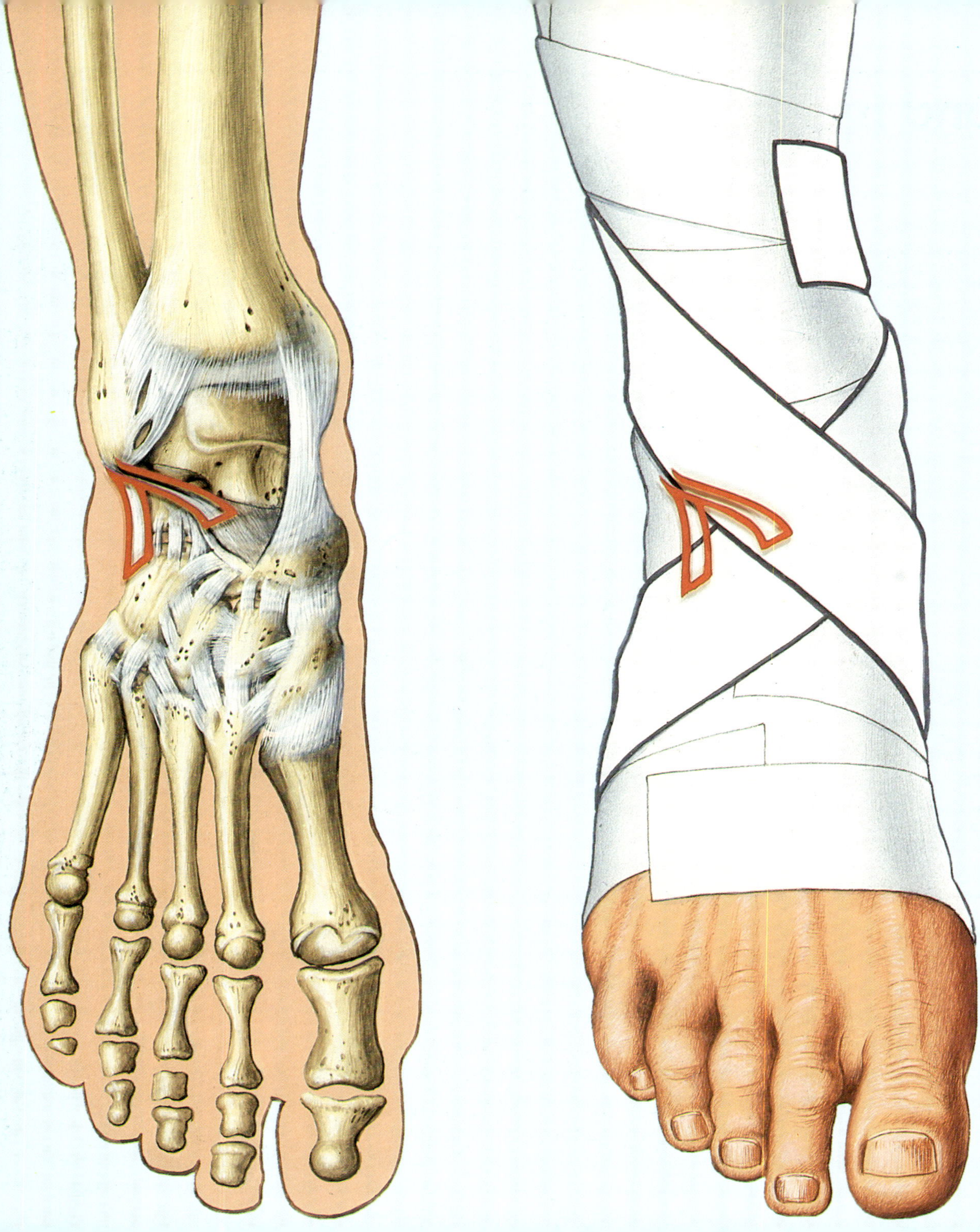

. . . und entlastet selektiv

Linke Seite: Grafische Darstellung einer Zerrung der fibularen Seitenbänder (rot umrandet). Durch Zügel aus unelastischem Tape (Leukotape, schwarz umrandet), die dem Verlauf der verletzten Bänder folgen und teilweise deren Funktion übernehmen, werden diese entlastet und gezielt ruhiggestellt.

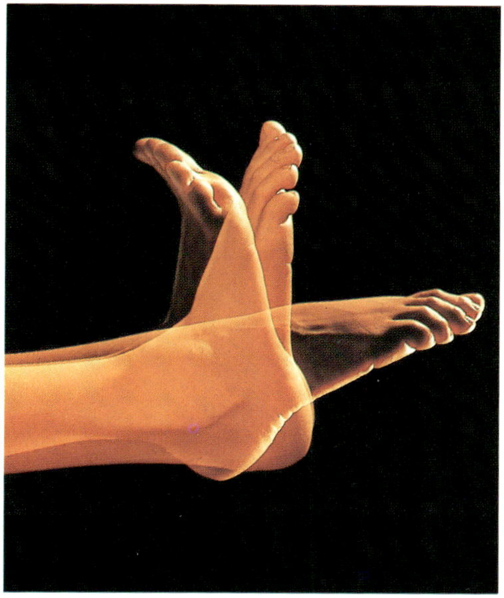

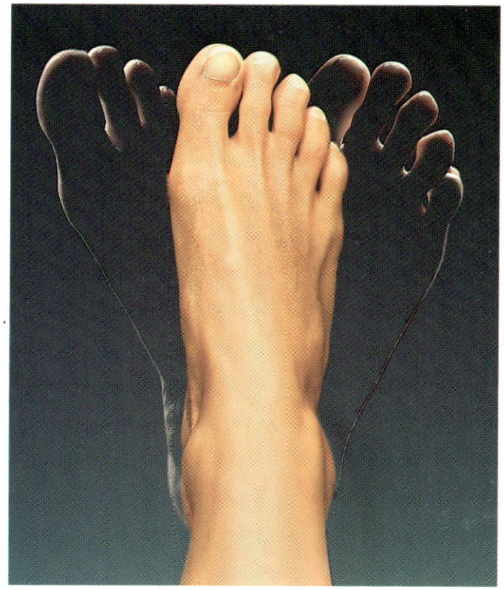

Rechte Seite: Phasenfotografie (Mehrfachbelichtungen).
Obere Reihe: Normalbeweglichkeit der Sprunggelenke ohne Verband. Links: Dorsalextension und Plantarflexion. Rechts: Supination und Pronation.
Untere Reihe: Angenommenes Supinationstrauma. Klassischer Sprunggelenkverband aus unelastischem Tape (Leukotape), direkt ohne Unterzug auf die Haut geklebt.
Links: Die für den normalen Gehvorgang wichtige Dorsalextension und Plantarflexion sind nur unwesentlich reduziert. Rechts: Die Seitenbeweglichkeit – Supination und Pronation – dagegen ist stark eingeschränkt. Die Bewegung, die den Schaden ausgelöst hat, ist gezielt gesperrt.

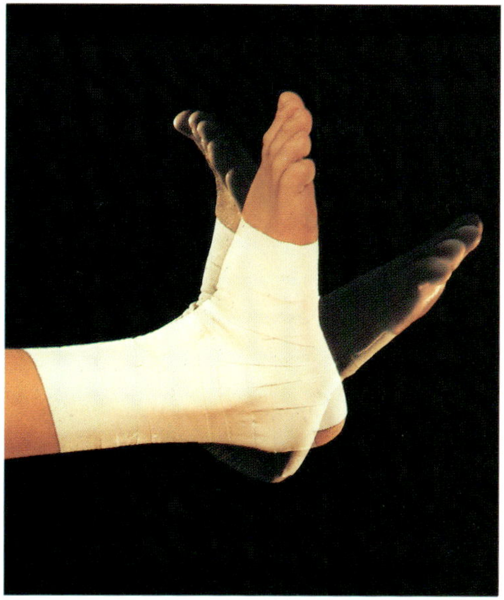

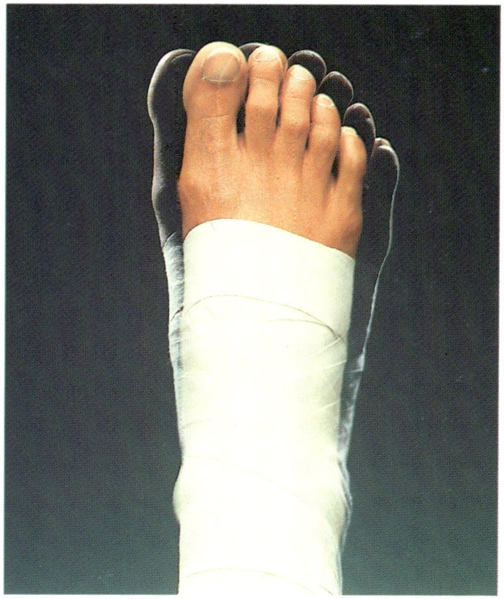

Haut und . . .

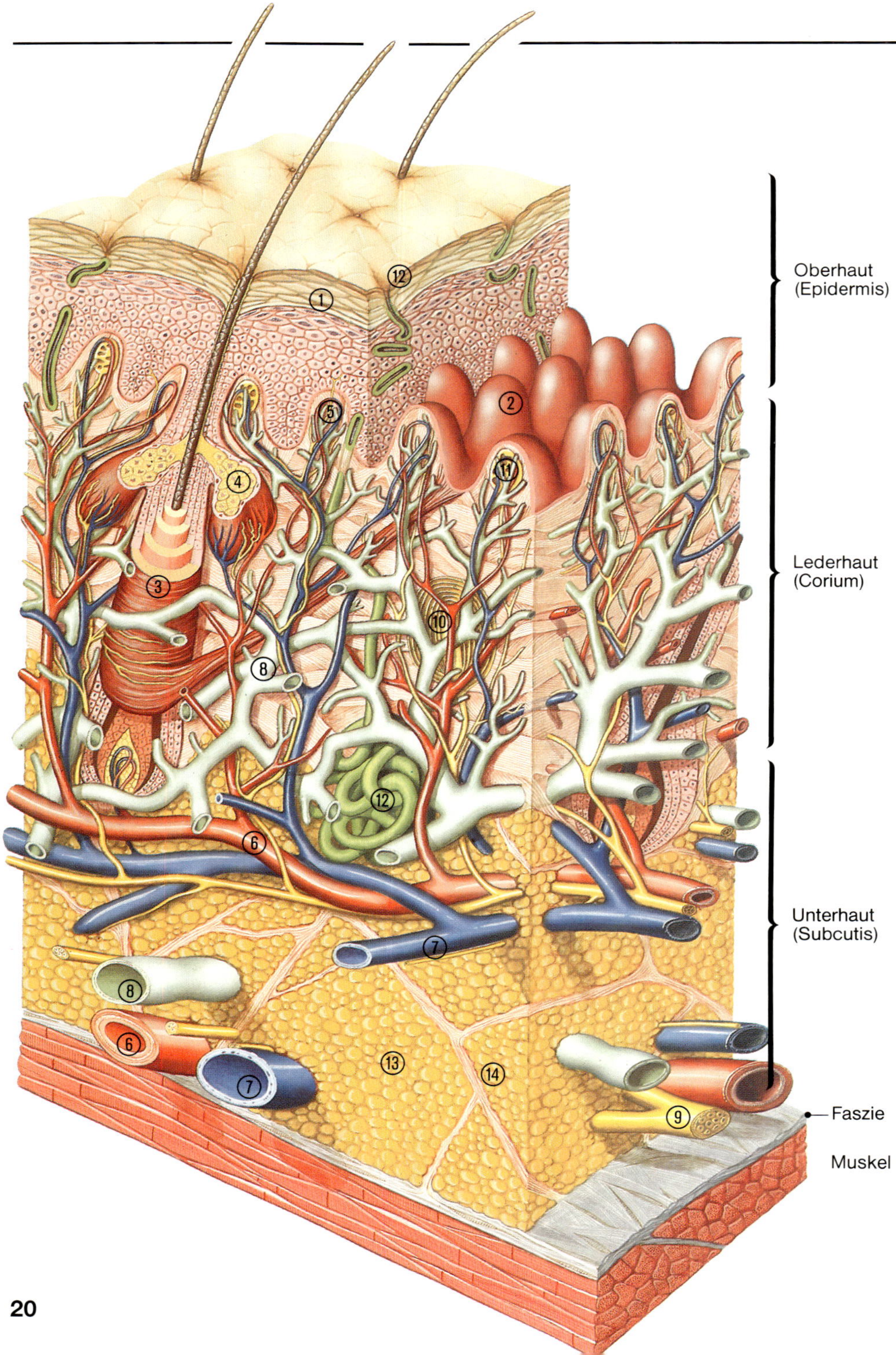

Anatomie der Haut

Die Haut (Cutis oder Integument) gliedert sich anatomisch in zwei Schichten, die jeweils noch weiter unterteilbar sind: die eigentliche Schutzschicht, die Oberhaut oder Epidermis, und die Lederhaut (Corium oder Dermis), die der Haut Festigkeit und Elastizität verleiht. An die Cutis schließt sich die Unterhaut (Subcutis) an, die der allgemeinen Körperfaszie aufliegt und die Verbindung zum Körper vermittelt.

Unter funktionellen Gesichtspunkten gehört auch die Subcutis zur Haut, wir sprechen dann von drei Hautschichten. Oberhaut und Lederhaut sind deutlich gegeneinander abgegrenzt und durch zapfenartige Papillen fest miteinander verbunden, während zwischen der bindegewebigen Lederhaut und der ebenfalls bindegewebigen Unterhaut keine scharfe Grenze besteht.

Übersichtsschema der Felderhaut:

1. **Hornschicht (Stratum corneum)**
2. **Coriumpapillen**
3. **Haarfollikel**
4. **Talgdrüse**
5. **Kapillarschlinge mit initialem Lymphgefäß**
6. **Arterie bzw. Arteriole**
7. **Vene bzw. Venole**
8. **Lymphgefäß**
9. **Nerv**
10. **Vater-Pacini-Tastkörperchen**
11. **Meißnersches Tastkörperchen**
12. **Schweißdrüse mit Ausführgang**
13. **Subkutanes Fettgewebe, kissenförmig zwischen Bindegewebesträngen eingelagert**
14. **Bindegewebestränge (Retinacula cutis).**

Funktioneller Verband

Nervöse Versorgung der Haut

Die Haut als wichtiges Sinnesorgan ist mit einer Vielzahl von Nervenfasern sowie Mechano-, Thermo- und Nozi-(=Schmerz-)rezeptoren ausgestattet. Die Meißnerschen Tastkörperchen dienen unter anderem als Druckrezeptoren. Die Merkel-Tastscheiben sind Berührungs- und Schmerzsensoren. Druck und Vibration werden von den Vater-Pacini-Tastkörperchen aufgenommen. Thermorezeptoren für Kältereize sind die Krause-Endkolben, für Wärme die Ruffini-Endorgane. Bis in die Epidermis reichende freie Nervenendigungen wirken in erster Linie als Schmerzrezeptoren. Das ausgedehnte Nervengeflecht der Haarfollikel reagiert intensiv auf Berührungsreize.

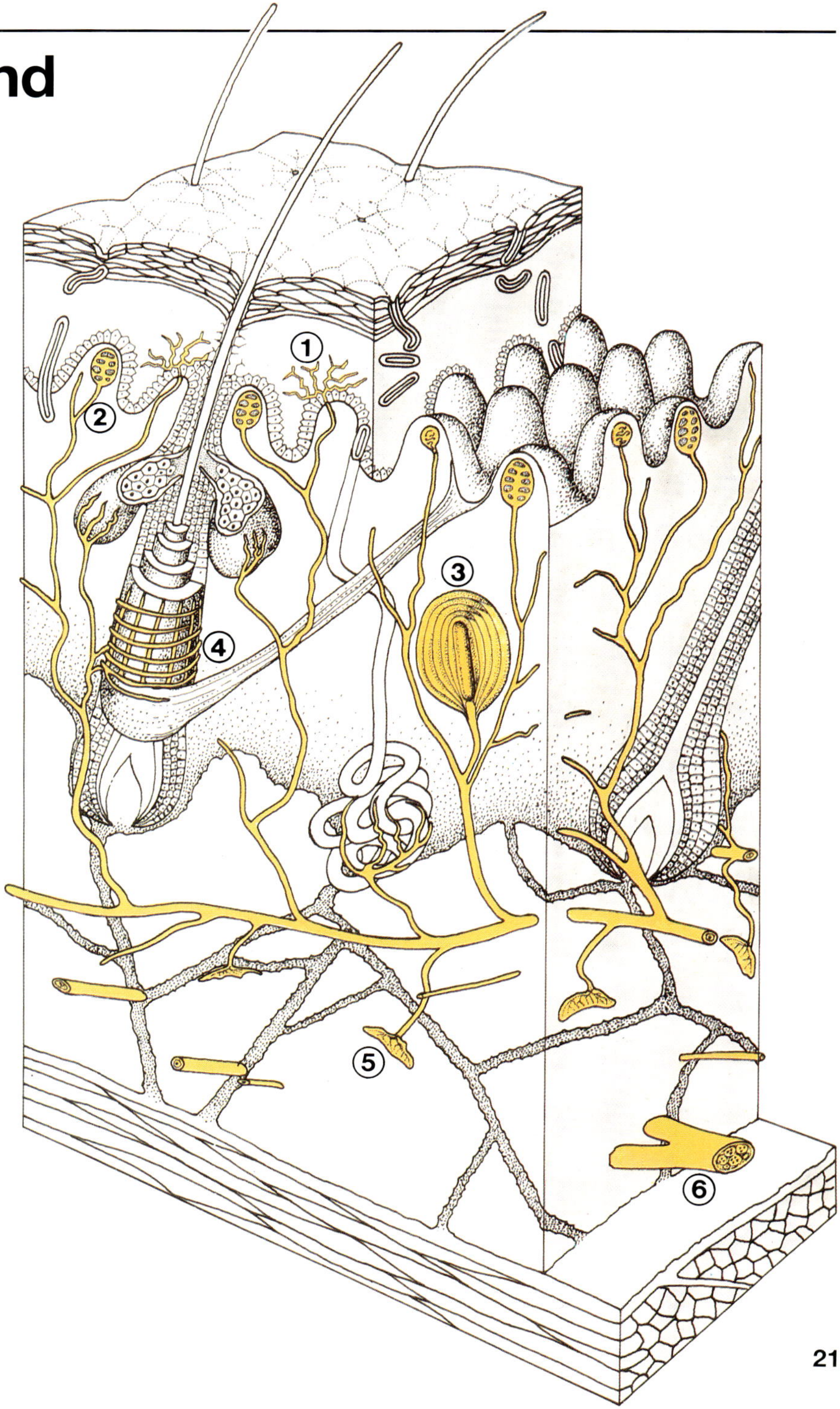

Sinnesorgane und nervöse Versorgung der Haut:
1. **Freie Nervenendigung**
2. **Meißnersches Tastkörperchen**
3. **Vater-Pacini-Lamellenkörperchen**
4. **Nervenversorgung des Haarbalges**
5. **Merkelsche Zelle (Druckrezeptor)**
6. **Leitnerv**

Haut und Funktioneller Verband

Als äußere Körperhülle und Grenzfläche zur Umwelt ist die Haut auch das direkte Kontaktorgan für den Funktionellen Verband. Über die Haut als Medium entwickelt der Verband seine vielfältigen Wirkungen auf die unter ihr liegenden tieferen Schichten, insbesondere auf die Strukturen des Bewegungsapparates. Weil die Haut, je nach Körperregion und Zustand unterschiedlich ausgeprägt, weich und dehnbar ist und sich darüber hinaus auf den Faszien verschieben läßt, wird der Kontakt zwischen Verband und den Elementen des Bewegungsapparates durch die dazwischenliegende Haut stark beeinträchtigt.
Damit zwischen Haut und Verband nicht noch zusätzliche Bewegungseffekte auftreten können, ist ein möglichst inniger Kontakt zwischen Haut und Verband die Voraussetzung für Stabilität bei gleichzeitiger Mobilität, den Zielen des Funktionellen Verbandes. Die haltbarste (nichtinvasive) Verbindung stellt der auf der Haut klebende Verband dar.

Zwischen dem lebenden Organ Haut und seinen Anhangsgebilden, z. B. den Haaren, und dem auf ihr klebenden Verband können einige unmittelbare Wechselwirkungen auftreten, von denen sowohl die Haut als auch der Verband betroffen sind.
Da alles, was den unmittelbaren Kontakt zwischen Haut und Klebeschicht des Verbandes beeinträchtigt, die Verklebung reduziert, beeinflussen die anatomischen und physiologischen Gegebenheiten, besonders die Hautausscheidungen, das Klebeverhalten.
Ein Sportler kann in der Phase höchster Belastung bis zu 4 Liter Schweiß pro Stunde über die Haut abgeben. Durch diese große Flüssigkeitsmenge wird, unter bestimmten Voraussetzungen, selbst ein poröser Klebeverband partiell regelrecht abgehoben und verliert so seinen direkten Hautkontakt, d. h., er klebt nicht mehr.

Darüber hinaus beeinflussen – auch unter normalen Bedingungen – der fetthaltige Säureschutzmantel der Haut (Hydrolipidfilm), die abschilfernden Hautschuppen und die Haare die Klebkraft negativ. Mit verschmutzter, insbesondere fettiger, silikonisierter oder gepuderter Haut kann kein Verband verkleben, weil er auf den Verunreinigungen, aber nicht auf der Haut selbst klebt.

Voraussetzung für eine gute Verklebung ist also eine saubere und trockene Haut.

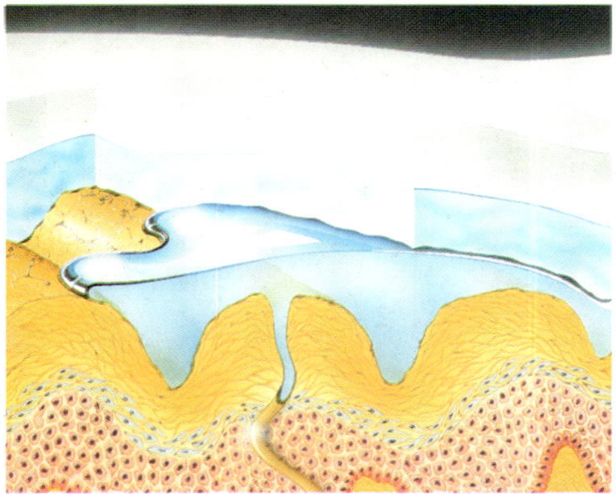

Schweiß hebt den Verband an.

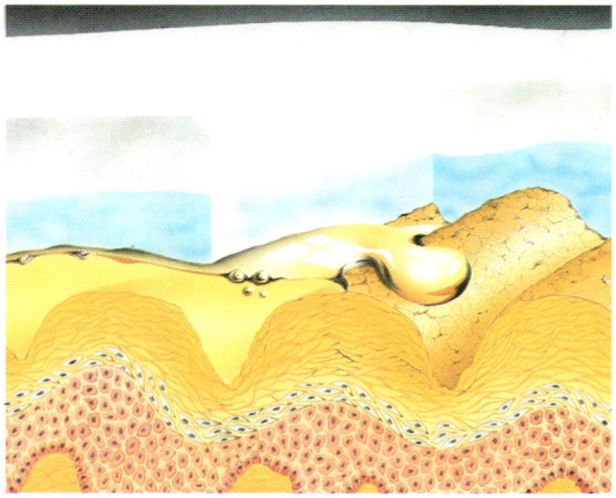

Öl, Fett etc. wirken als Trennfilm.

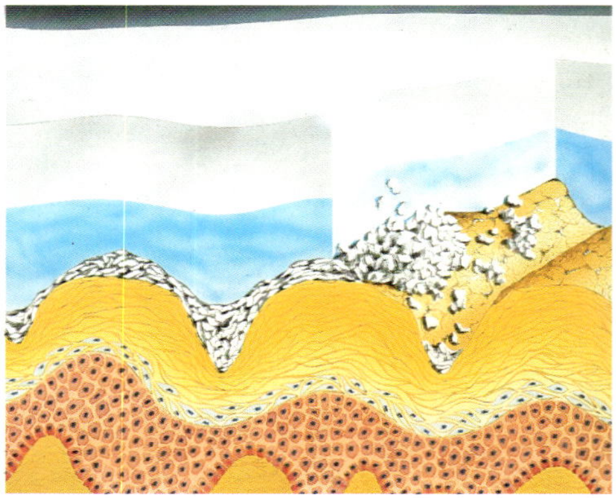

Puder und Schmutz verhindern die Verklebung.

Reaktionen der Haut

Die Haut kann auf den mit ihr verklebten Verband aus verschiedenen Gründen reagieren. Hier die wichtigsten Ursachen für Hautreaktionen und Tips, wie sie zu vermeiden sind:

Überempfindlichkeit
Die Haut einiger Patienten reagiert auf bestimmte Bestandteile der Pflastermasse mit einer Überempfindlichkeit bis hin zur Allergie. Dabei sind die Hautreaktionen bei den sehr stark klebenden Zinkoxid-Kautschuk-Harz-Klebemassen häufiger als bei den hypoallergenen Klebemassen auf Polyacrylat- oder Fumarsäureester-Basis.
Abhilfe:
Einen Unterzug mit hypoallergener Klebemasse (Tricoplast) verwenden oder die Haut mit Leukospray einsprühen (generell zu empfehlen, siehe S. 50).

Mechanische Irritationen
Beanspruchungen der Haut durch hohe Zugkräfte oder durch häufige Verbandwechsel sind die häufigsten Ursachen für mechanisch bedingte Hautreaktionen. Übt das Tape einen stärkeren Zug auf die Haut aus, als diese aufgrund ihrer Verschieblichkeit ausgleichen kann, so kommt es zu feinen Einrissen in die Hornschicht der Epidermis. Sie machen sich durch Irritationen – meist am Rande des Tapes beginnend – bemerkbar.
Ein anderer Auslöser für mechanisch bedingte Hautreaktionen ist der häufige Verbandwechsel. Bei jeder Entfernung eines klebenden Verbandes werden Teile der schützenden Hornschicht zusammen mit dem Tape abgetragen. Das Stratum corneum wird so immer dünner und kann im Extremfall bis zum Stratum lucidum abgetragen werden.

Abhilfe:
Zugbelastung möglichst flächig verteilen, z. B. Zügel auf Ankerstreifen. Ist häufiger Verbandwechsel erforderlich, Hautschutz anlegen.

Chemische Reizungen
Darunter versteht man Hautreizungen, die durch nicht in der Pflastermasse enthaltene Stoffe entstehen. Läßt man z. B. das Reinigungsbenzin vor der Applikation des Pflasters nicht völlig verdunsten, so wird es auf der Haut fixiert und kann eine Reizung auslösen. Das gleiche gilt auch für andere Stoffe wie Desinfektionsmittel etc.
Abhilfe:
Haut vor dem Applizieren des Tapes gut säubern, Benzin und andere Reinigungsmittel gut ablüften lassen. Nur „Wundbenzin DAB7“ verwenden.

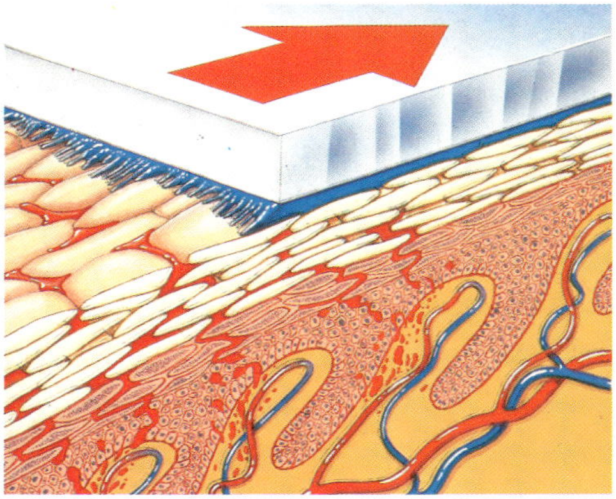

Schematische Darstellung einer mechanisch bedingten Hautreizung (Roter Pfeil = Zugrichtung).

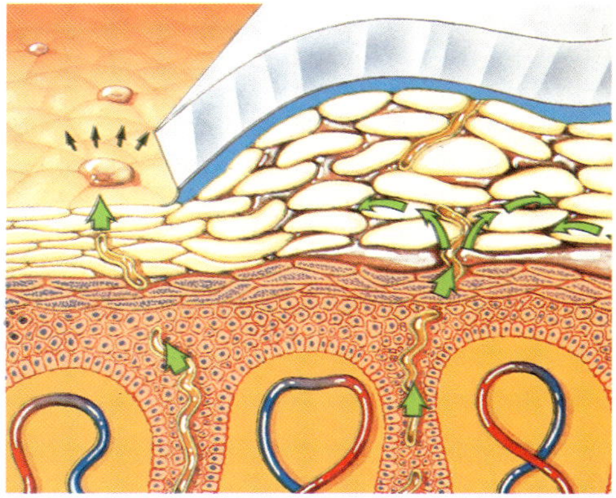

Mazeration: Unter dem okklusiven Pflaster ist durch den austretenden Wasserdampf die Hornschicht der Epidermis aufgequollen.

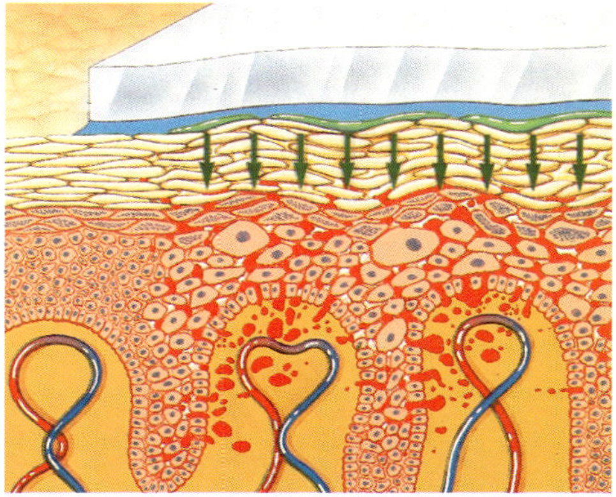

Chemische Reizung, die auslösende Noxe ist grün dargestellt. Durch die Reizung kommt es zu einer reaktiven Hyperämie und zu Blutungen in der Epidermis.

Funktionelle Verbände und die Gefäßsysteme

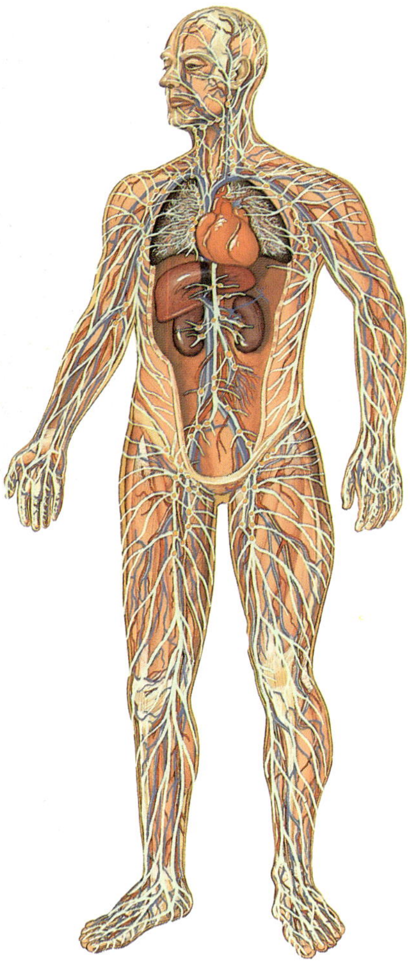

Vereinfachte Darstellung des arteriellen (rot), venösen (blau) und lymphatischen (grün) Gefäßsystems.

Auch wenn ein Funktioneller Verband angelegt wird, um auf den Bewegungsapparat in definierter Weise zu wirken, so werden auch gleichzeitig Venen und Lymphgefäße durch den Verband beeinflußt. Dies ist auch erwünscht, weil bei jeder Verletzung des Bewegungsapparates auch immer die Gefäßsysteme, in unterschiedlichem Ausmaß, mitbetroffen sind.
Die detaillierte Betrachtung der Einwirkung von Verbänden auf die Gefäßsysteme ist nicht die Aufgabe dieses Buches, vielmehr sollen hier nur die für den Funktionellen Verband wesentlichen Wechselwirkungen zwischen den Gefäßsystemen und dem Verband kurz dargestellt werden.

Widerlager für die Muskelpumpe
Der aus unnachgiebigem (Leukotape) oder nur gering dehnbarem (Tricoplast, Elastoplast, Acrylastic) Material angelegte Funktionelle Verband am Unterschenkel unter Einschluß des Fußes bietet für die sich kontrahierenden Muskeln (besonders der Wade) ein festes Widerlager. Die Venen und Lymphgefäße werden dabei an der Oberfläche und in der Tiefe kräfig ausgepreßt, gleichzeitig erhöht sich der Gewebedruck. Durch das Wechselspiel von Anspannung und Erschlaffung der Muskeln entsteht so eine starke Pumpwirkung im Verband. Schwellungen, die auf eine venöse Stauung zurückzuführen sind, und posttraumatische Ödeme bilden sich zurück. Das bedeutet jedoch auch, daß der Verband in diesem Fall schnell locker wird und gewechselt werden sollte, weil sich der Extremitätenumfang reduziert.
Funktionelle Verbände dieser Art entsprechen somit den Forderungen der Phlebologen für eine wirksame Entstauung, weil sie bei höchstem Arbeitsdruck nur einen sehr geringen Ruhedruck ausüben.

Hämatome
Durch einen unmittelbar nach dem Trauma angelegten komprimierenden Funktionellen Verband (ggf. mit Kühlung) kann die Ausbildung von Hämatomen sowie anderen Schwellungen verhindert bzw. reduziert werden.
Bereits gebildete Hämatome werden aufgrund der durch den Verband verbesserten trophischen Verhältnisse schneller resorbiert. Durch die Kombination mit entsprechenden Externa kann die Wirkung noch verstärkt werden.

Verbände kombinieren
Wenn bei der Therapie bestimmter venöser oder lymphatischer Erkrankungen, speziell der unteren Extremitäten, neben dem Grundleiden auch orthopädische Probleme auftreten, hat sich die Kombination z. B. eines elastischen klebenden Kompressionsverbandes mit Elementen der Funktionellen Verbandtechnik, wie z. B. Zügeln aus unelastischem Tape, in der Praxis bei bestimmten Indikationen bewährt.

Druckverlauf
Um das venöse Druckgefälle zu gewährleisten und keine Stauungen zu provozieren, müssen alle komprimierenden Verbände so angelegt werden, daß der Druck kontinuierlich von distal nach proximal abfällt.

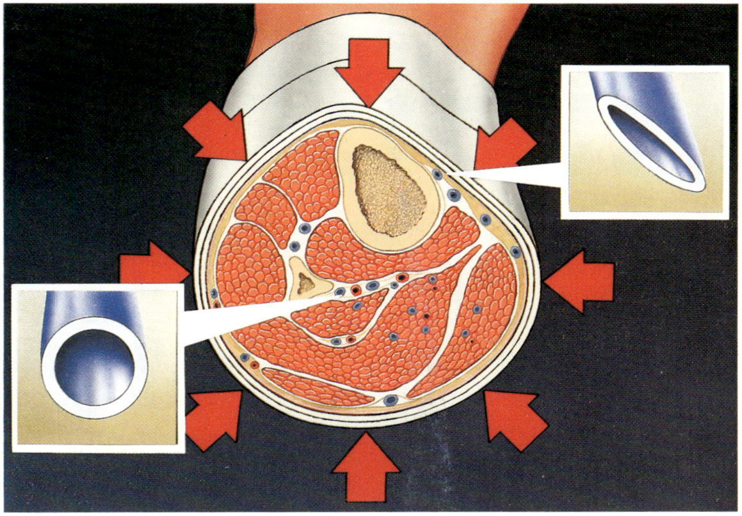

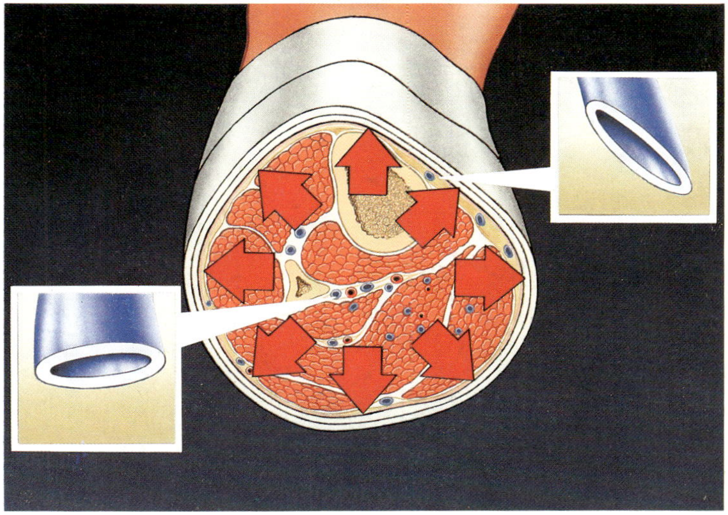

Schnitt durch den Unterschenkel (mit Verband) in Höhe der Wade.
Linkes Bild: Ruhedruck:
Die gedehnte Binde übt aufgrund Ihrer Rückstellkraft (rote Pfeile) einen ständigen Druck auf das Gewebe aus. Besonders die oberflächigen Venen werden dabei eingeengt.

Rechtes Bild: Arbeitsdruck:
Der sich ausdehnende, arbeitende Muskel drückt von innen gegen den Widerstand der Binde und engt so das Lumen der oberflächigen und tiefen Venen sowie das der Lymphgefäße ein.

Druckverhalten von Kompressionsverbänden

Grundsätzlich unterscheidet man bei allen Kompressionsverbänden zwischen Ruhe- und Arbeitsdruck:

Ruhedruck ist der Druck, den der Verband in Ruhe – also bei erschlaffter Muskulatur – auf das Gewebe und die umschlossenen Gefäße ausübt. Dabei sind der Bindentyp (unelastisch, elastisch), die Dehnbarkeit (Kurzzug- oder Langzugbinde), die Anzahl der Bindenlagen sowie die Kraft und Vordehnung beim Anlegen von Bedeutung.

Ruhedruck ist also der Druck, der von außen, von der Binde kommt.

Arbeitsdruck dagegen ist der Druck, der von innen, vom Muskel, kommt.

Der Arbeitsdruck entsteht durch die Kraft, die der sich kontrahierende, arbeitende Muskel durch Volumenzunahme von innen dem Widerstand der Binde entgegensetzt. Der Arbeitsdruck wird von den gleichen Parametern beeinflußt wie der Ruhedruck.

Als Regel gilt:
Unelastische Binden (Leukotape) besitzen praktisch keinen Ruhedruck und üben bei Muskelarbeit einen sehr hohen Arbeitsdruck aus. Ihre entstauende Wirkung bei Bewegung ist entsprechend hoch.
Elastische Klebebinden (Elastoplast, Acrylastic, Tricoplast) gehören zu der Gruppe der Kurzzugbinden (Dehnbarkeit 30–90%). Sie zeichnen sich durch einen leichten Ruhedruck und einen hohen Arbeitsdruck aus.

Bewegungsapparat und Funktioneller Verband

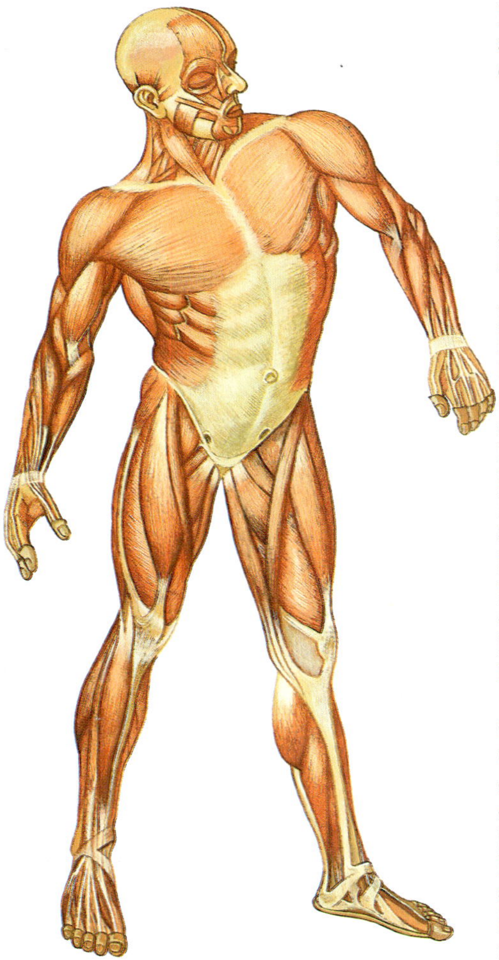

Die Wechselwirkungen zwischen Funktionellem Verband und Bewegungsapparat ergeben sich einerseits aus Aufbau und Eigenschaften des Verbandes und andererseits aus Anatomie und Funktion des Bewegungsapparates.

Der Bewegungsapparat ist aus zwei Systemen aufgebaut, dem passiven und dem aktiven Bewegungsapparat.

Der passive Bewegungsapparat

Das passive System ist das Skelettsystem. Es ist aus Knochen, Gelenken und Bändern zusammengesetzt.

Knochen

Die Knochen bilden das feste Gerüst des Körpers, durch das die Weichteile gestützt und gehalten werden. Außerdem sind sie Widerlager und Ansatz für die Muskulatur.

Durch eine ausgewogene sportliche Belastung kann sich der Knochen in seiner Struktur und Zusammensetzung der erhöhten Belastung anpassen. Eine unphysiologische Dauerbelastung kann dagegen durch Atrophie und Entmineralisierung des Knochens z. B. zu einem Ermüdungsbruch führen.

Gelenke

Gelenke sind die festen (Synarthrosen) oder beweglichen (Diarthrosen) Verbindungen zwischen zwei oder mehreren Knochen.

Bei den festen, unbeweglichen Knochenverbindungen haben nur die Membrana interossea cruris und die Syndesmosis tibiofibularis, die als Syndesmosen die Tibia und Fibula fest verbinden, eine Bedeutung für die beschriebenen Verbände.

Die Diarthrosen werden eingeteilt in:

- Kugelgelenke, z. B. Schultergelenk; sie erlauben die Bewegung um viele Achsen.
- Sattelgelenke, z. B. Daumensattelgelenk; Bewegung um zwei Achsen möglich.
- Scharniergelenke, z. B. Fingermittel- und Endgelenke; Bewegungen um eine Achse, Beugung und Streckung.
- Zapfengelenke, z. B. Gelenk zwischen dem 1. und 2. Halswirbel; Bewegung um eine Achse möglich.
- Kombinierte Gelenke, z. B. untere Sprunggelenke, Handgelenk; sie bestehen aus einer Kombination mehrerer Gelenktypen.

Die Diarthrosen lassen sich durch Funktionelle Verbände sowohl in ihrer Beweglichkeit gezielt einschränken als auch in ihrer Bewegung führen.

Die aus den beweglichen Knochenenden gebildete Gelenkfläche ist mit elastischem hyalinem Knorpel überzogen, so daß eine glatte Fläche entsteht und die Reibung weitgehend reduziert wird. Umschlossen wird das Gelenk von der Gelenkkapsel, sie schützt das Gelenk und schließt es luftdicht ab. Die Gelenkkapsel ist zweischichtig aufgebaut: Die äußere Schicht ist fest und besteht aus kollagenen Bindegewebsfasern, die innere Schicht produziert die Gelenkschmiere (Synovia), die bei der Bewegung die Reibung herabsetzt und gleichzeitig den hyalinen Gelenkknorpel der Gelenkfläche ernährt. Die Versorgung des gefäßfreien Gelenkknorpels erfolgt durch das Wechselspiel von Druck und Entlastung während der Gelenkbewegung. Bei einer totalen Immobilisation ist also die Versorgung des Knorpels der Gelenkfläche durch die fehlende Bewegung nicht gesichert. Bei bestimmten Kapselläsionen kann ein Funktioneller Verband die Gelenkkapsel von außen

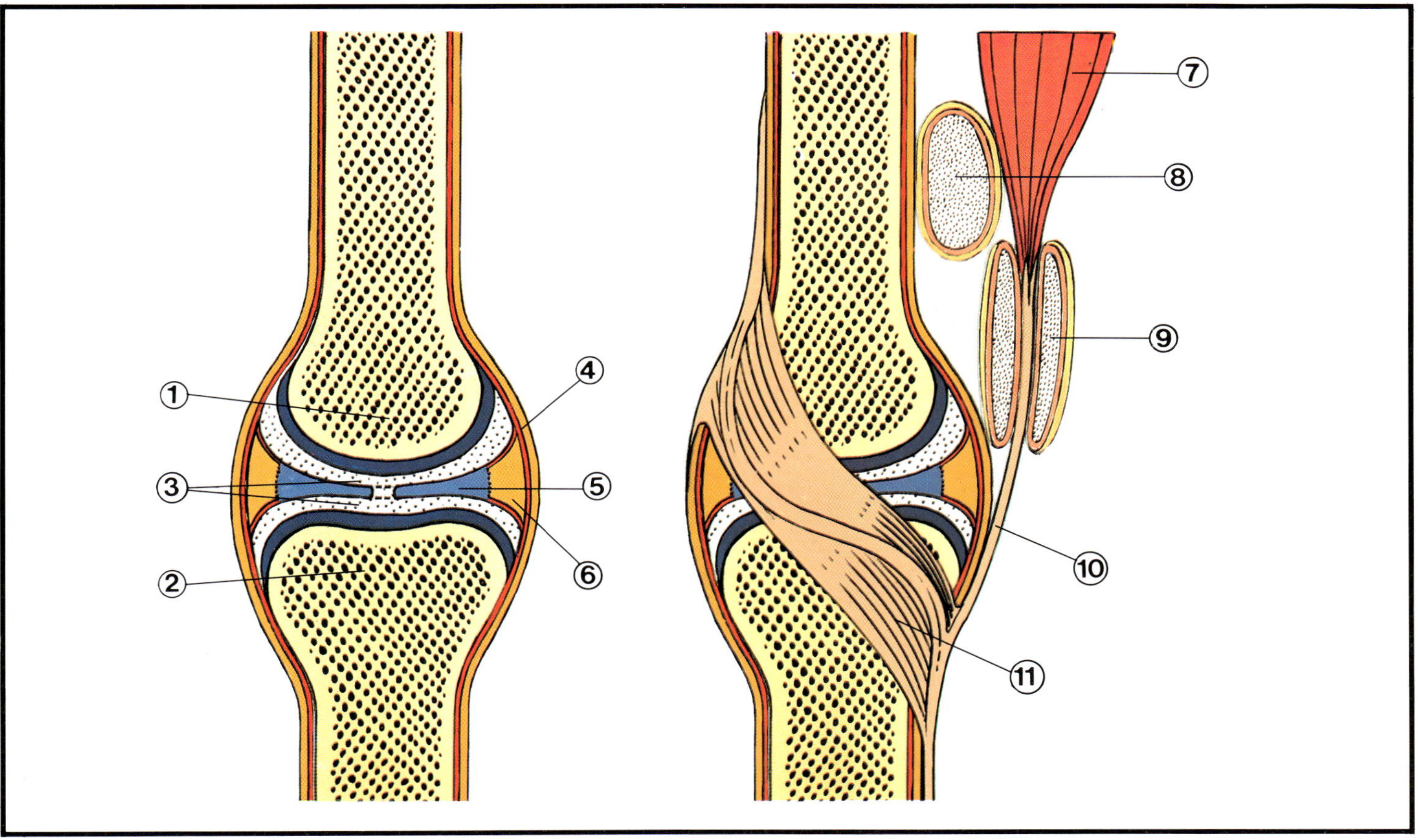

Schematischer Aufbau einer Diarthrose:
1 = Gelenkkopf
2 = Gelenkpfanne
3 = Gelenkfläche (Knorpel)
4 = Gelenkkapsel (Capsula articularis)
5 = Gelenkscheibe (Discus articularis)
6 = Gelenkschmiere (Synovla)

7 = Muskel
8 = Schleimbeutel (Bursa synovialis)
9 = Sehnenscheide (Vagina synovialis)
10 = Sehne (Tendo)
11 = Bänder (Ligamenta articularia)

Bewegungsapparat und Funktioneller Verband

gezielt stützen, ohne die für die Knorpelernährung wichtige Bewegung zu unterbinden.

Bänder
Die Ligamente sind die Stabilisatoren der Gelenke, sie laufen an den Seiten der Gelenke (z. B. Seitenbänder des Knies) oder in einem Gelenk (z. B. Kreuzbänder im Kniegelenk) oder verstärken die Gelenkkapsel. Je nach ihrer Lage und Funktion führen oder hemmen sie die Beweglichkeit eines Gelenkes. Ihre Funktion kann bei Verletzungen in gewissem Maße durch die Zügel von Funktionellen Verbänden übernommen werden.

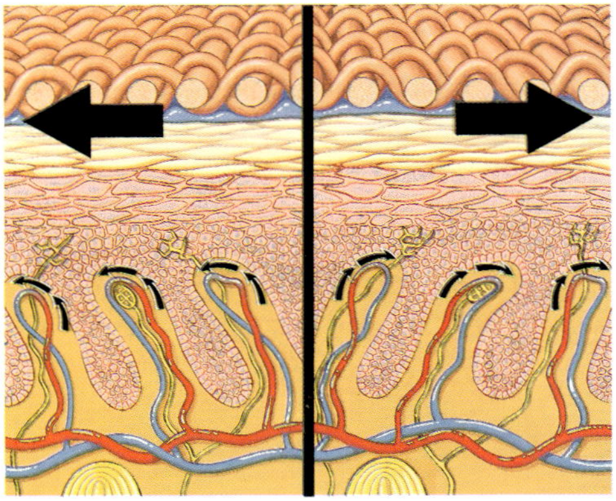

Die Bewegung des direkt mit der Haut verklebten Verbandes bewirkt einen massageähnlichen Effekt, der die Durchblutung und damit die Versorgung verbessert.

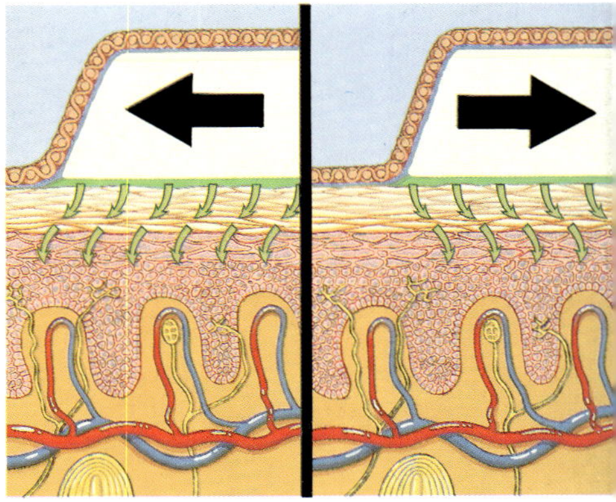

Bei als Medikamententräger dienenden Schaumgummiplatten (weiß) wird das Medikament durch die Bewegung zwischen Haut und Verband in die Haut einmassiert und so besser resorbiert (grüne Pfeile).

Der aktive Bewegungsapparat

Das aktive System des Bewegungsapparates besteht aus den Muskeln mit ihren Hilfseinrichtungen, wie Sehnen, Sehnenscheiden, Sehnenbeuteln etc.

Muskeln
Die Skelettmuskulatur umfaßt ca. 400 Einzelmuskeln, von denen einige aus mehreren Teilen zusammengesetzt sind. Bei einer Bewegung arbeiten immer mehrere Muskeln zusammen, sie werden als Synergisten bezeichnet. Die in Gegenrichtung arbeitenden Muskeln werden Antagonisten genannt. Bei der Kontraktion verkürzt sich der Muskel um bis zu 50% seiner Ausgangslänge, gleichzeitig nimmt sein Umfang zu. Umgeben ist der Muskel von einer festen bindegewebigen Hülle, der Muskelfaszie. Die Faszien führen den Muskel bzw. die Muskelgruppe.

Durch Funktionelle Verbände lassen sich das Ausmaß und die Richtung einer Bewegung bestimmen. Bei Muskelverletzung werden durch Entlastung sowie Blutstillung mittels Kompression bessere Heilungsbedingungen geschaffen.

Sehnen
Die Kraft der Muskeln wird über die unelastischen Sehnen (Tendines) auf den Knochen übertragen. Verankert ist die Sehne in einer besonders strukturierten Knochenzone.
Sesambeine sind verknöcherte Sehnenabschnitte, sie verstärken die Sehne und verbessern die Zugmechanik der Muskeln. Das größte Sesambein ist die Kniescheibe.

Sehnenscheiden
An besonders exponierten Stellen werden die Sehnen durch Sehnenscheiden (Vaginae tendinum) gesichert. Sie sind mit einer Gelenkschmiere absondernden Haut ausgekleidet, so daß die Reibung reduziert wird.

Schleimbeutel
Wo Muskeln oder Sehnen über Knochenvorsprünge gleiten, wird der entstehende Druck durch Schleimbeutel (Bursae), flüssigkeitsgefüllte Säckchen, abgepolstert.

Zu Reizerscheinungen der Sehnenscheiden, der Sehnenansätze am Knochen, der Schleimbeutel sowie der Sehnen selbst kann es durch hohe Dauerbelastung, z. B. beim Leistungssport, kommen. Zwei typische Beispiele sind die Epikondylitis, der „Tennisellenbogen“, und die Achillodynie, die Achillessehnenreizung. Funktionelle Verbände sind hier ebenfalls indiziert.

Repetitorium der wichtigsten anatomischen und biomechanischen Begriffe

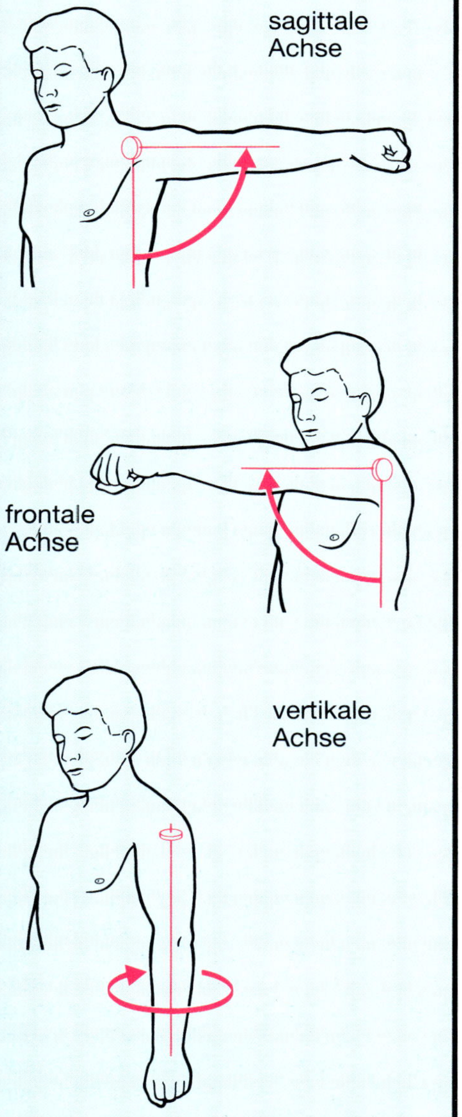

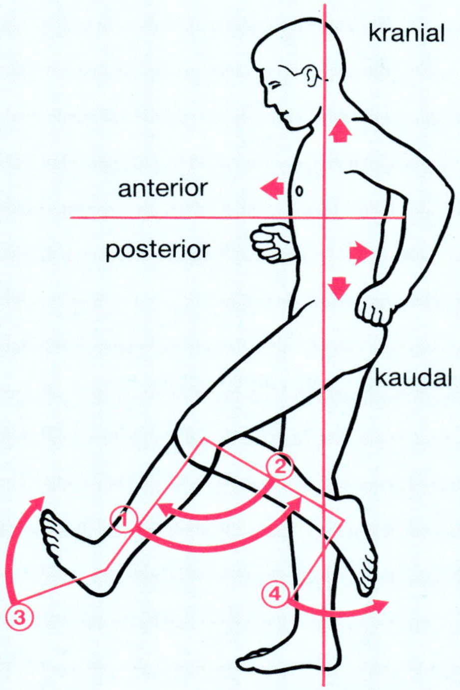

anterior = Vorderseite, vorderer Teil
posterior = Rückseite, rückseitiger hintere Teil
kranial = kopfwärts
kaudal = schwanzwärts, fußwärts abwärtsliegend
(1) Flexion = Beugung, hier des Knies
(2) Extension = Streckung
(3) Dorsalflexion = Beugung des Fußes (Richtung Fußrücken)
(4) Plantarextension = Streckung (Richtung Fußsohle). Die „Plantarextension" wird häufig auch als „Plantarflexion" bezeichnet.

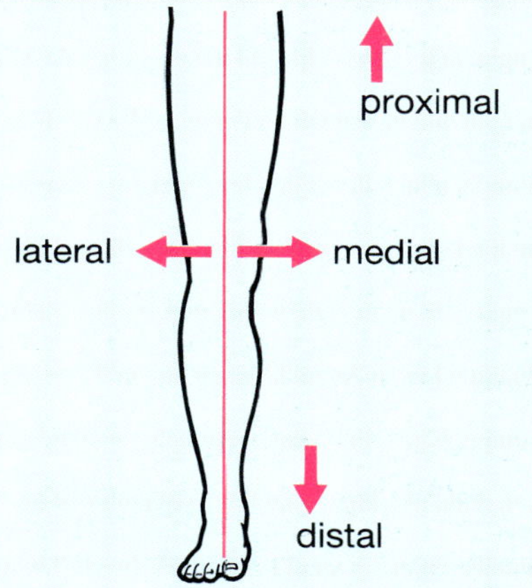

superior = oberhalb
proximal(is) = rumpfwärts
inferior = unterhalb
distal(is) = vom Rumpf entfernt
medial(is) = mittelwärts, zur Mittellinie gelegen
lateral(is) = außen, auswärts

Repetitorium der wichtigsten anatomischen und biomechanischen Begriffe

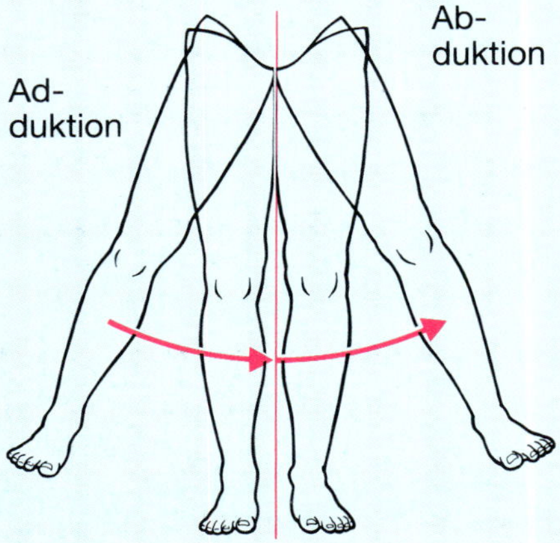

Adduktion = Heranführen eines Gliedes nach der Mittellinie des Körpers
Abduktion = Wegführen eines Gliedes von der Mittellinie

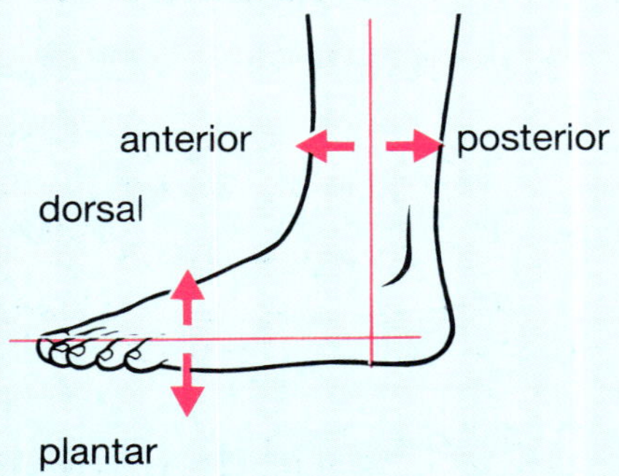

dorsal = fußrückenseits
plantar = fußsohlenseits

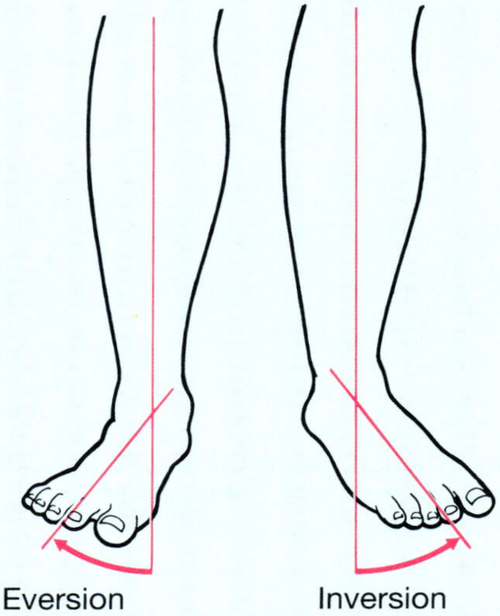

Eversion = Fußauswärtsdrehung
Inversion = Fußeinwärtsdrehung

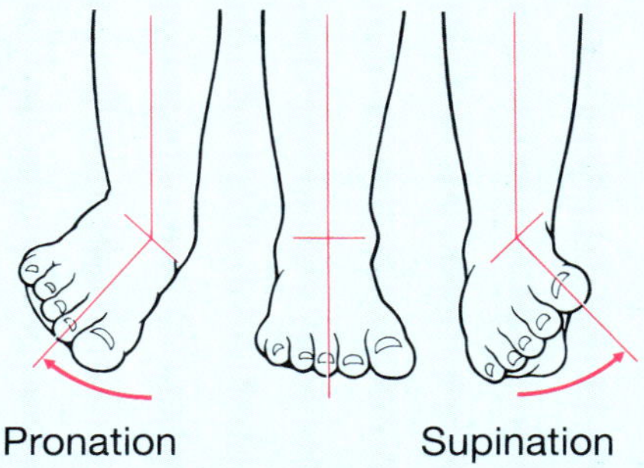

Supination = Auswärtsdrehung des Fußes, Hebung des inneren Fußrandes
Pronation = Einwärtsdrehung des Fußes, Hebung des äußeren Fußrandes

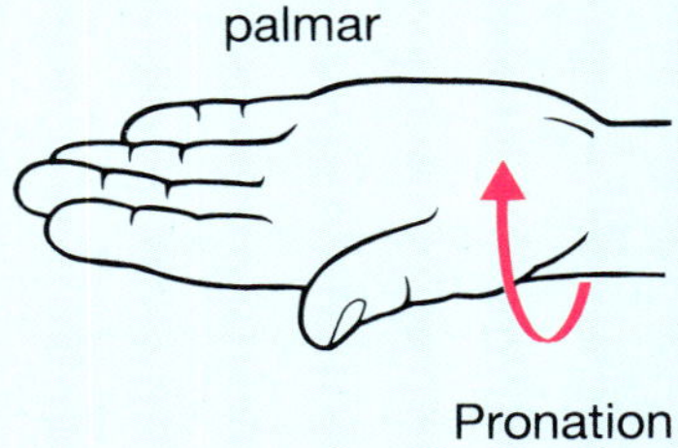

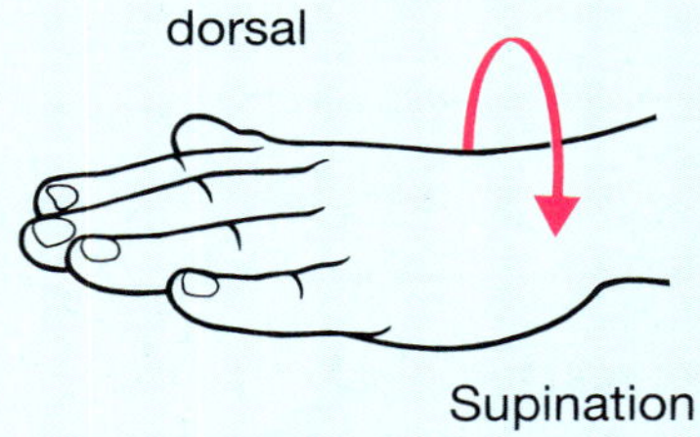

Supination = Auswärtsdrehung
Pronation = Einwärtsdrehung, hier der Hand
palmar = handflächenseits
dorsal = handrückenseits

Entsprechend:
Dorsalextension = Streckung der Hand
Palmarflexion = Beugung der Hand

Gelenkstellung – Winkelbestimmung – Funktionsstellung

Gelenkstellung

Vor dem Anlegen eines Verbandes sollte immer eine Prüfung der Gelenkbeweglichkeit zur Ermittlung der schmerzfreien Bewegungsebenen erfolgen.
Gelenke werden im Regelfall in der funktionellen Mittelstellung versorgt, Ausnahmen, wie z. B. beim Achillessehnenverband, sind im Kapitel „Verbandtechnik" bei den einzelnen Verbänden beschrieben. Der Patient hält diese Funktionsstellung aktiv, eine passive Unterstützung kann z. B. durch eine um den Vorfuß gelegte Binde erfolgen, deren Zügel der Patient selbst hält. Die Gelenkstellung darf während des gesamten Anlegevorganges nicht verändert werden, weil sonst Falten im Verband entstehen, die zu Druck- und Scheuerstellen führen können.
Die gezielte Einschränkung der Gelenkbeweglichkeit ist der Hauptzweck des Funktionellen Verbandes. Zur Ermittlung, ob und in welchem Grade dieses Ziel erreicht wurde, dient die abschließende Beweglichkeitsprüfung mit angelegtem Verband. Auf den folgenden Seiten sind die normalen Bewegungsgrade der wichtigsten Gelenke, die durch einen Funktionellen Verband beeinflußt werden können, dargestellt. Zugrunde gelegt wurde dabei die Neutral-Null-Methode. Die Angaben sind teilweise aus der Beiersdorf-Broschüre „Klinische Winkelbestimmungen am Bewegungsapparat" übernommen.

Neutral-Null-Methode

In den letzten Jahren hat sich für die Messung der Gelenkbeweglichkeit die Neutral-Null-Methode oder Nulldurchgangsmethode durchgesetzt. Sie orientiert sich an der Neutralhaltung (anatomische Normalstellung) im Stand. Dabei hängen die Arme, die Daumen sind nach vorn gerichtet und die Füße parallel. Von hier ausgehend werden Extension und Flexion gemessen und der Durchgang durch den Nullpunkt vermerkt.
Ist dies – z. B. wegen Kontrakturen – nicht möglich, steht die Null am Anfang bzw. am Ende der Zahlenreihe.

Beispiel:
Normalbefund für Extension/Flexion des Hüftgelenkes: 30° Extension und 120° Flexion; in der Neutral-Null-Schreibweise: 30/0/120.
Bei Kontraktur im Hüftgelenk: beweglich zwischen 20° Flexion und 60° Flexion; in der Neutral-Null-Schreibweise: 0/20/60.
Veränderungen von weniger als 5° sollten nur in Verbindung mit anderen Werten (Umfangsveränderungen o. ä.) berücksichtigt werden. Wichtig ist immer der Seitenvergleich, der meist aufschlußreicher ist als vorher erhobene Normwerte.

Vorbemerkung:
Die auf den folgenden Seiten angegebenen Werte beziehen sich auf Erwachsene mit durchschnittlicher Beweglichkeit; sie sind knapp gewählt, da die untere Grenze einer ausreichenden Beweglichkeit schärfer zu fassen ist.
Bei **hypermobilen** Patienten, Sportlern und Jugendlichen werden diese Werte weit überschritten. Diese Werte können nur ein Anhalt sein; weitaus wichtiger sind der **Seitenvergleich und die Verlaufskontrolle.** Am Beispiel der Altersabhängigkeit der Sprunggelenkbeweglichkeit wird der große Unterschied deutlich.
Die Neutral-Null-Stellung ist in den Abbildungen jeweils durch eine gestrichelte Linie angezeigt.

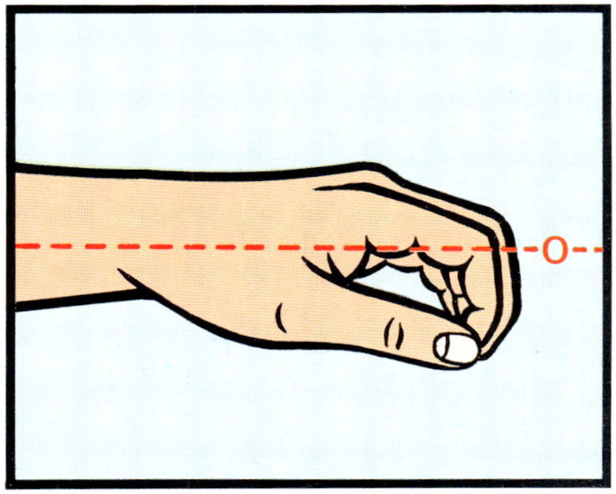

Funktionsstellung

Als Funktionsstellung wird die Ruhestellung – d. h. bei Muskelentspannung – eines Gelenkes oder einer Funktionseinheit bezeichnet. Die Werte können also von denen der Neutral-Null-Methode abweichen, wie das Beispiel der Hand zeigt.
Funktionsstellung der Hand:
Handgelenk in 20–30° Dorsalflexion, proximale und distale Gelenke mäßig gebeugt, die mittleren Gelenke fast bis zum rechten Winkel gebeugt, Daumen in Opposition, die ganze Hand in Greifstellung.

Winkelbestimmungen am Bewegungsapparat nach der Neutral-Null-Methode

Hüftgelenk:

Bei der Lagerung der Patienten ist zu berücksichtigen, daß die Lendenlordose normal stark ausgebildet ist (die Hand läßt sich eben zwischen Rükken und Tisch durchschieben). Bei Kontrakturen im Hüftgelenk erscheint die Extensionsfähigkeit erhalten, da der Patient mit dem Bein bis auf den Tisch kommt; die eingeschränkte Extension der Hüfte wird durch Hyperlordose der LWS ausgeglichen.

Messung in Seitlagerung (Blick von oben)

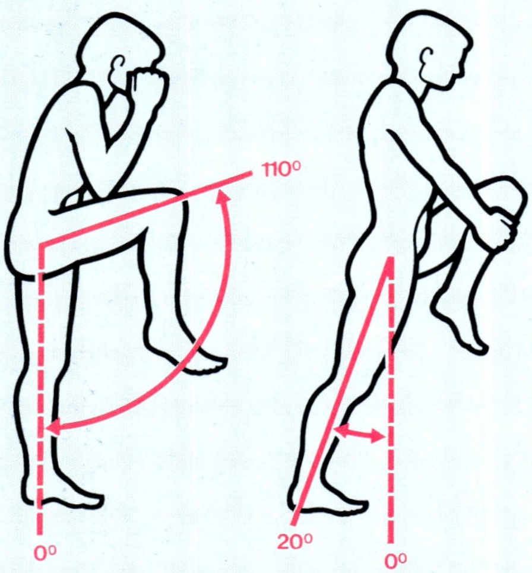

Flexion/Extension:
110/0/20

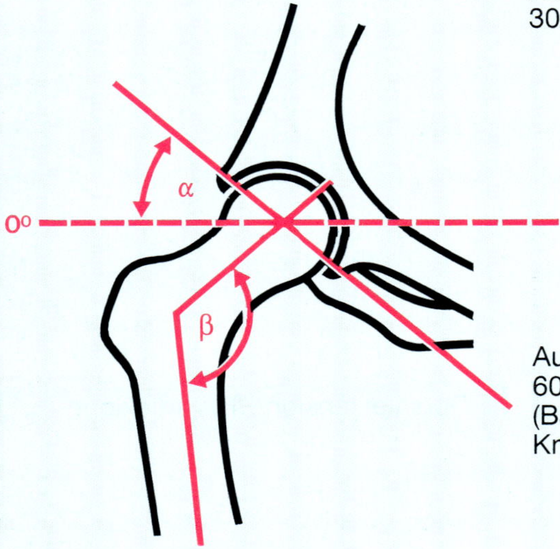

Neigung der Pfannenebene (α)	
Neugeborener:	60°
6 Monate alter Säugling:	56°
Zehnjähriger:	47°
Erwachsener:	41°

Schenkelhalswinkel (β)	
Neugeborener:	150°
Fünfjähriger:	142°
Zehnjähriger:	137°
Erwachsener:	126°
Greis:	120°

Adduktion/Abduktion:
30/0/40

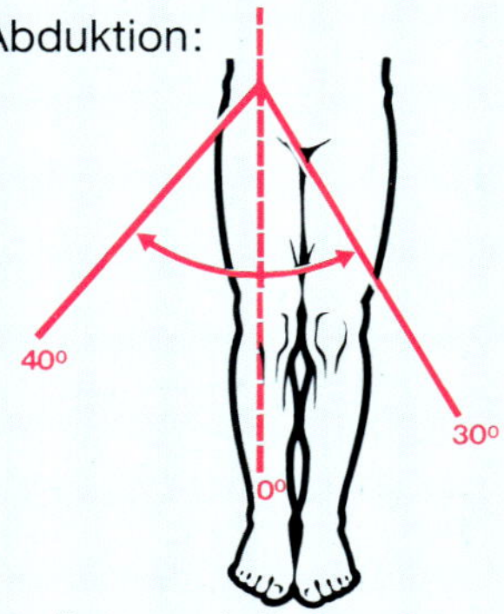

Außenrotation/Innenrotation:
60/0/40
(Bauchlage,
Knie gebeugt)

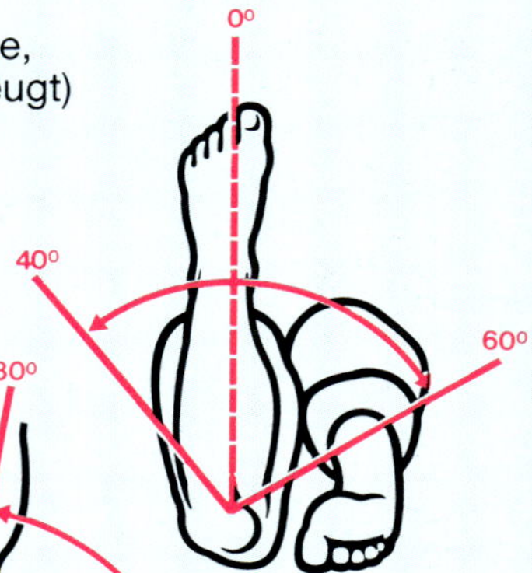

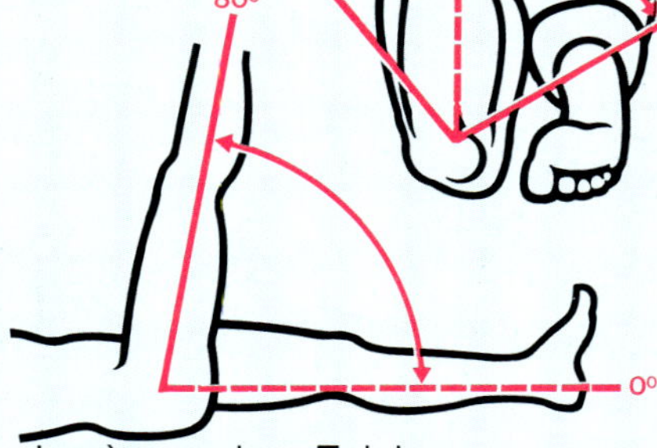

Lasèguesches Zeichen:
In flacher Rückenlage wird das gestreckte Bein im Hüftgelenk gebeugt. Bei Reizung des Ischiasnervs oder meningealer Reizung wird die Flexion muskelreflektorisch blockiert; wird unter ca. 80° als positiv gewertet.

Kniegelenk:

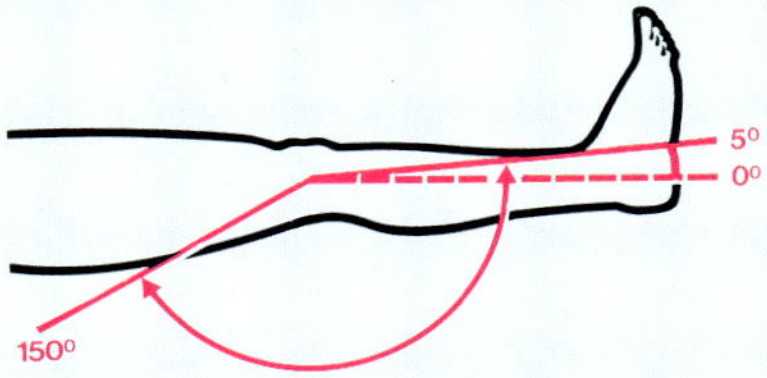

Flexion/Extension:
150/0/5

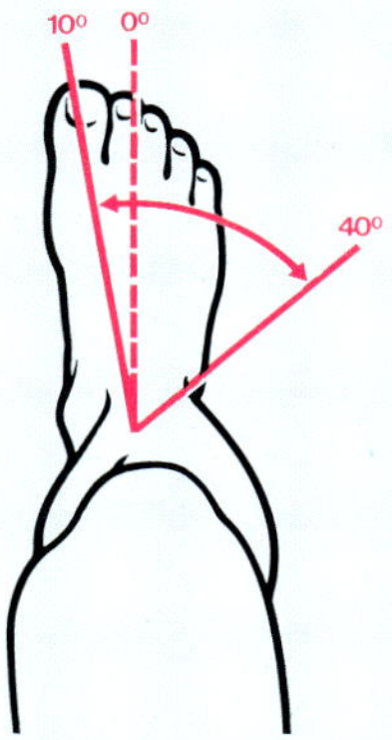

Innenrotation/Außenrotation:
10/0/40
(bei 90° gebeugtem Knie)

Sprunggelenke:

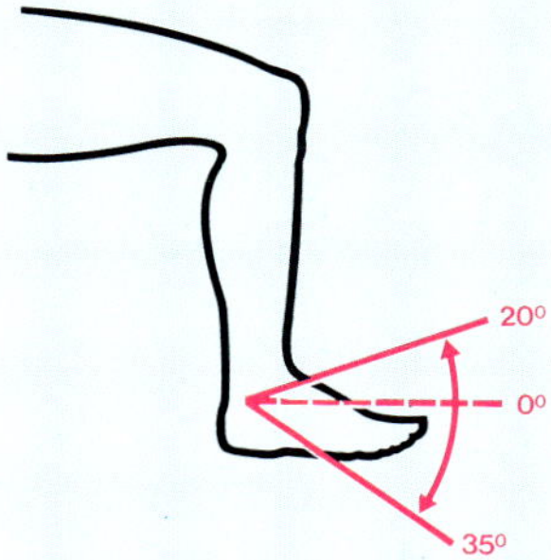

Dorsalextension/Plantarflexion:
Neugeborener: 70/0/60
Sechsjähriger: 35/0/45
Vierzigjähriger: 20/0/35
Siebzigjähriger: 15/0/35

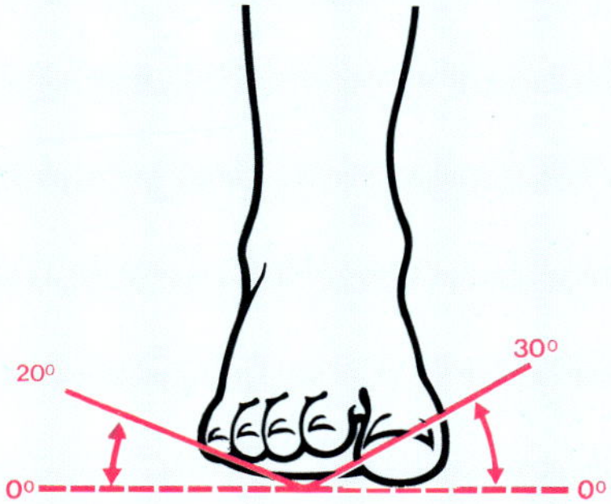

Pronation/Supination:
20/0/30

Zehengelenke:

Großzehe:

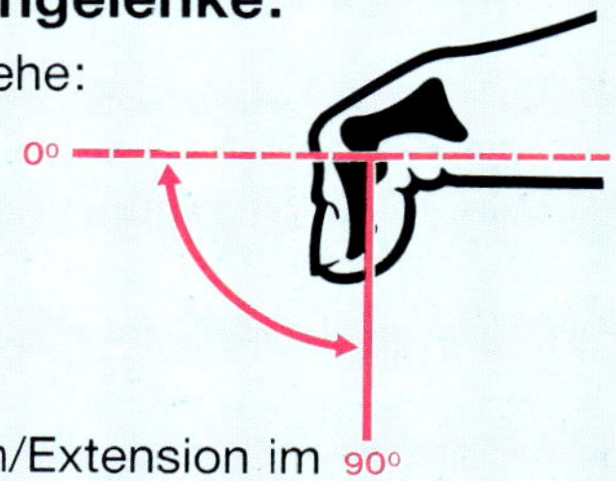

Flexion/Extension im
Interphalangealgelenk:
0/0/90

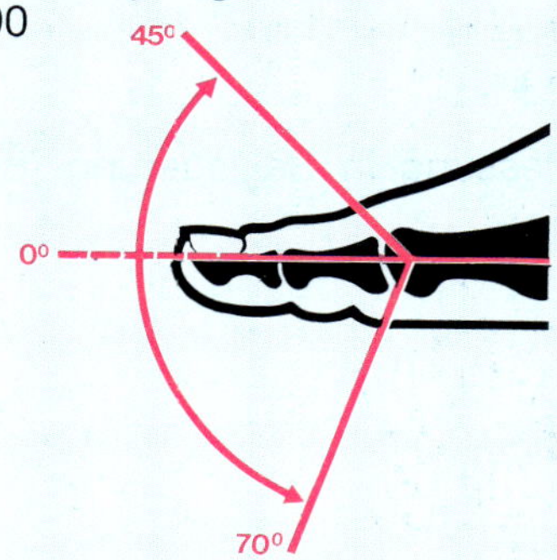

Flexion/Extension im
Metatarsophalangealgelenk:
70/0/45

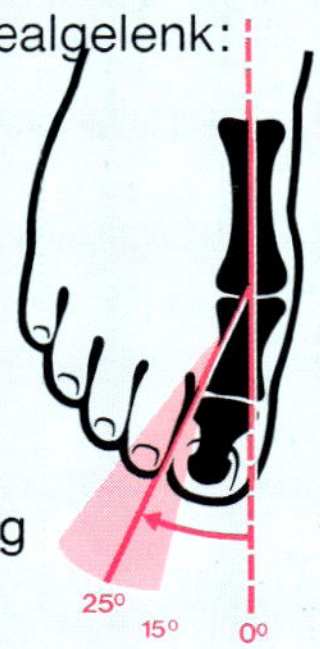

Achsenabweichung
im Metatarso-
phalangealgelenk:
Physiologisch bis 15°;
mittlerer Wert für
Hallux valgus ca. 25°

Winkelbestimmungen am Bewegungsapparat nach der Neutral-Null-Methode

Schultergelenk:

Schultergürtel insgesamt:
(Mitbewegung von
Skapula und Klavikula)
Flexion/Extension:
180/0/40

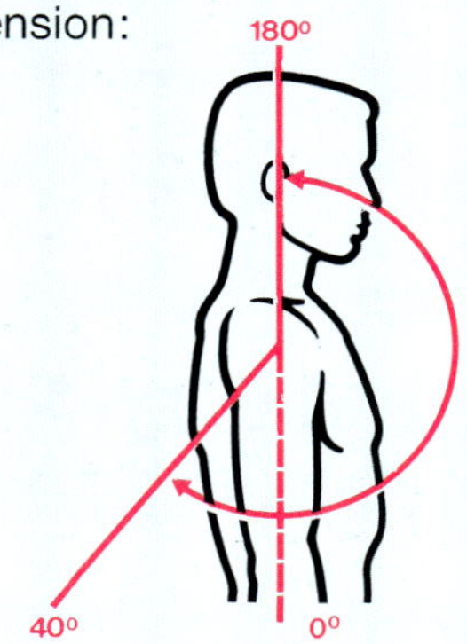

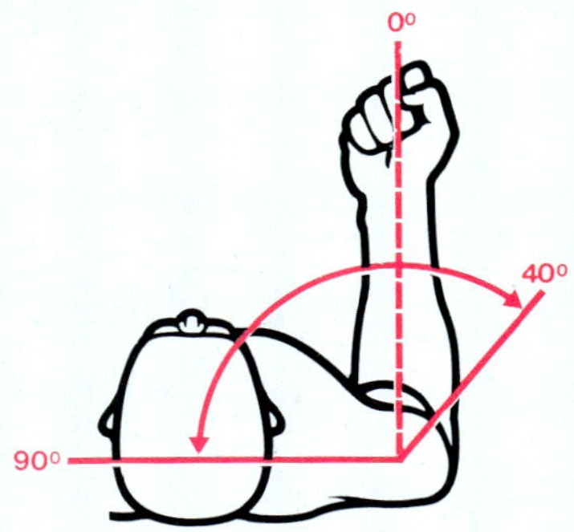

Außenrotation/Innenrotation:
90/0/40
(bei 90° Abduktion)

Ellenbogengelenk:

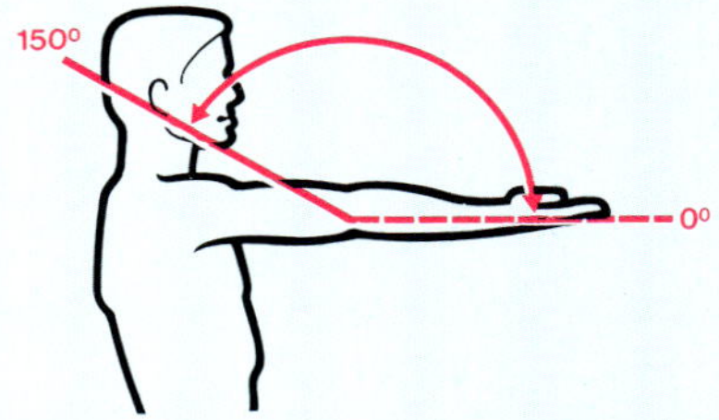

Flexion/Extension:
150/0/0

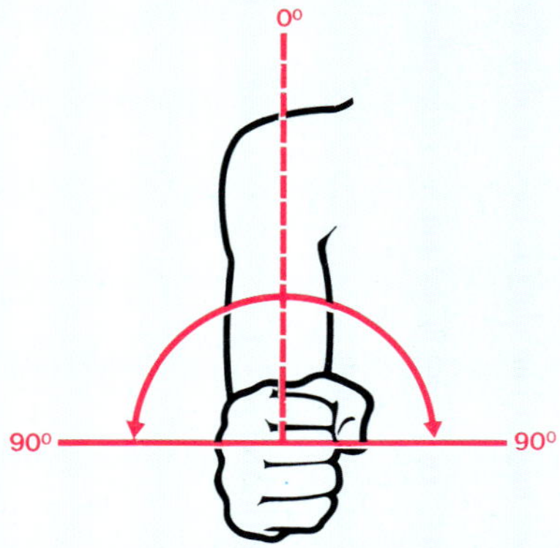

Supination/Pronation:
90/0/90

Handgelenk:

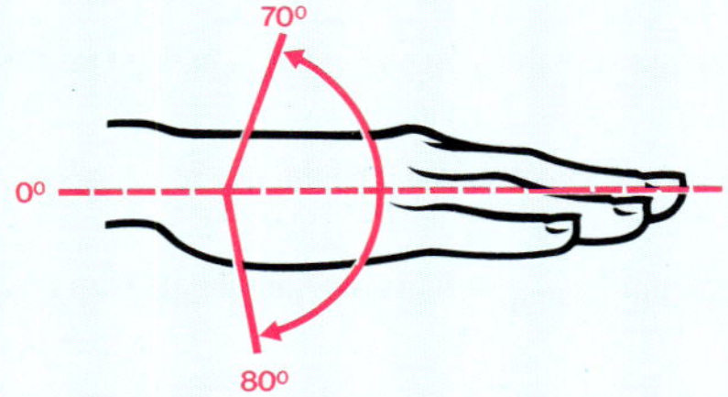

Flexion/Extension:
80/0/70

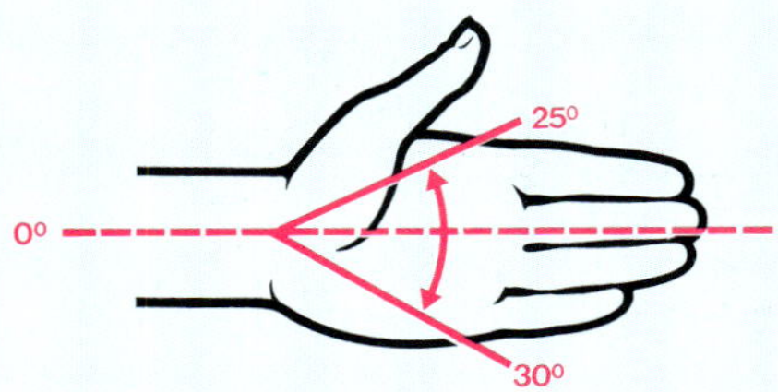

Radialabduktion/Ulnarabduktion:
25/0/30

Daumengelenke:

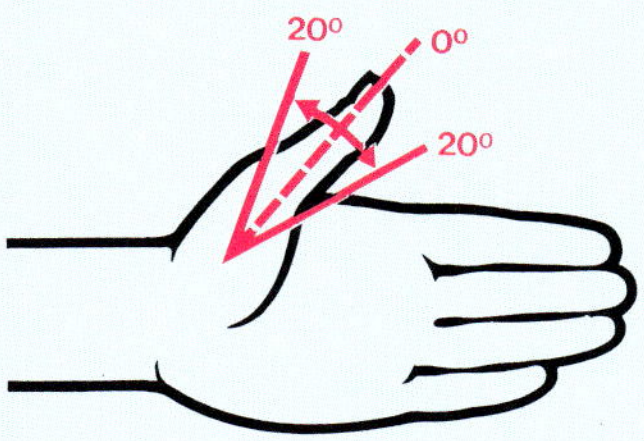

Adduktion/Abduktion:
40° Gesamtumfang

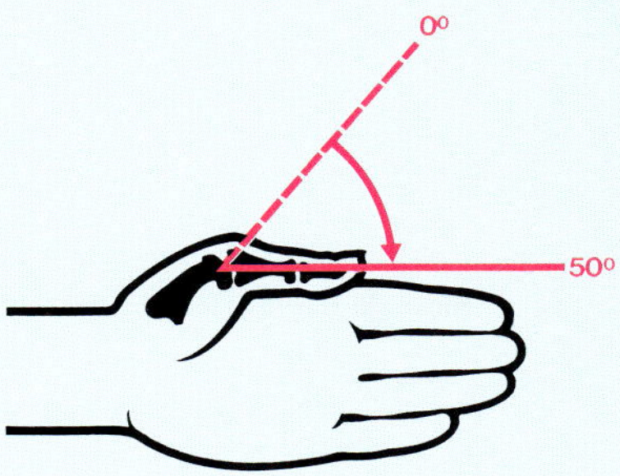

Flexion des
Metakarpophalangealgelenkes:
50° Gesamtumfang

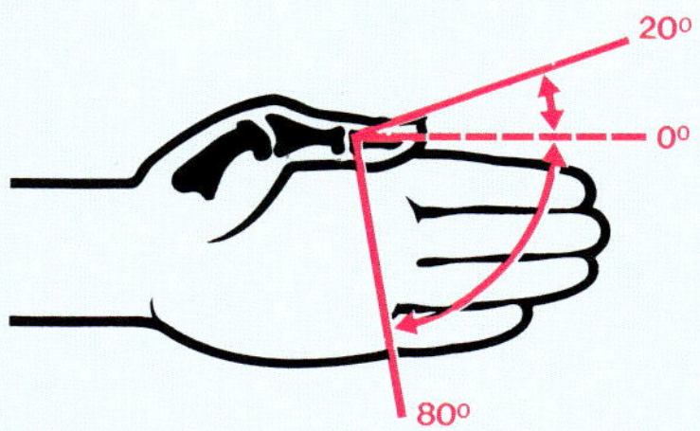

Flexion des
Interphalangealgelenkes:
(20° überstreckbar)
100° Gesamtumfang

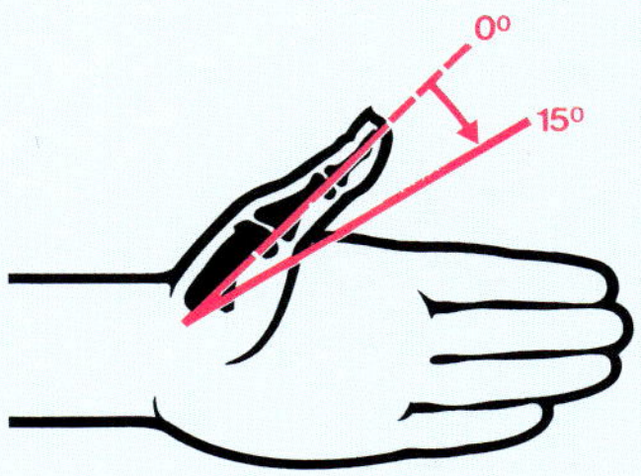

Flexion des
Metakarpophalangealgelenkes:
15° Gesamtumfang

Fingergelenke:

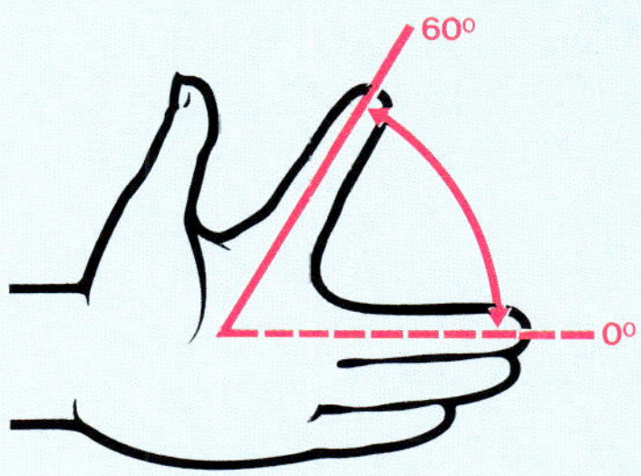

Adduktion/Abduktion:
II. Finger: 60° Gesamtumfang

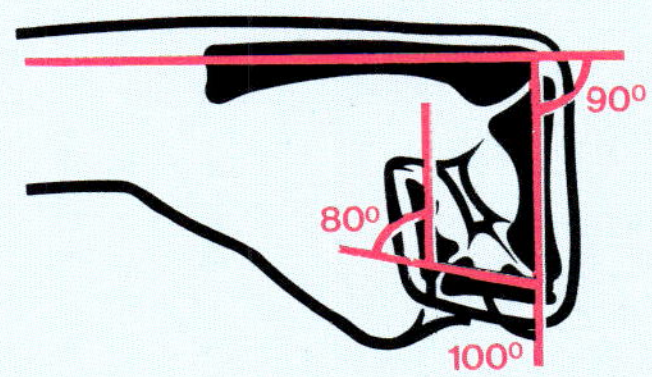

Flexion der Fingergelenke:
Distales Interphalangealgelenk:
80° Gesamtumfang
Proximales Interphalangealgelenk:
100° Gesamtumfang
Metakarpophalangealgelenk:
90° Gesamtumfang

Vorteile der Funktionellen Verbände

Der Funktionelle Verband hat gegenüber der konventionellen Verbandtechnik und insbesondere der totalen Immobilisation für eine Vielzahl von Indikationen einige gravierende Vorteile: Er begünstigt und verkürzt die Heilung und vermeidet unerwünschte Effekte.

Stoffwechselverhältnisse

Die Möglichkeit der weitgehenden Mobilität hat günstige Auswirkungen auf den Gewebestoffwechsel. Besonders aufgrund der Erhaltung der Gelenkbeweglichkeit im schmerzfreien Bewegungsraum bleibt der Gelenkstoffwechsel weitgehend unbeeinflußt. Speziell der Knorpel, der in erster Linie durch das Wechselspiel von Druck und Entlastung während der Bewegung versorgt wird, ist in seiner Versorgung nicht eingeschränkt. Auch der Muskel wird um so besser ernährt, um so mehr er arbeitet; durch den Funktionellen Verband wird so einer Muskelrückbildung entgegengewirkt. Die für die Entsorgung – sowohl des mit Stoffwechselschlacken belasteten venösen Blutes über die Venen als auch der lymphpflichtigen Last durch das Lymphsystem – ausschlaggebende Muskelpumpe bleibt in ihrer Funktion weitgehend erhalten. Bei einigen Unterschenkelverbänden wird ihre Wirkung sogar erheblich verstärkt, so daß sich die Durchblutungsverhältnisse verbessern und das Gewebe aktiv entstaut wird.
Darüber hinaus werden Schon- und Schutzhaltung vermieden, die indirekt den Stoffwechsel beeinflussen.

Entsorgung von Hämatomen und Ödemen

Die Resorption von Hämatomen wird durch die verbesserten Durchblutungsverhältnisse und den Drainageeffekt des Verbandes beschleunigt.
Durch die lokale perkutane Anwendung von antiphlogistischen und antithrombotischen Medikamenten (Salben, Flüssigkeiten, Gele etc.) kann dieser Effekt unterstützt werden. Die Kontrolle des Wundheilungsverlaufs ist beim Funktionellen Verband aufgrund der relativ kurzen Liegedauer einfach. Sie kann bei jedem Verbandwechsel erfolgen.

Psychische Aspekte

Da beim Funktionellen Verband trotz hoher Stabilität die Mobilität weitgehend erhalten bleibt, ist das Gefühl des Krank- bzw. Behindertseins wesentlich geringer als bei einer totalen Immmobilisation. Für den Sportler stellt sich schon bald das Erfolgserlebnis ein, wenn er trotz der Verletzung in der Gemeinschaft trainieren kann.
Außerdem sind die Möglichkeiten der persönlichen Hygiene deutlich besser als z. B. mit einem Gipsverband.

Aktive und passive Stabilität

Der Funktionelle Verband verleiht der verbundenen Funktionseinheit sowohl passive als auch aktive Stabilität:

- **Passive Stabilität:**
  Bedingt durch Menge und Art des verwendeten Materials, wird die verbundene Funktionseinheit in Form einer festen Hülle von außen passiv stabilisiert.
- **Aktive Stabilität:**
  Über die Reizung der Rezeptoren der Haut, die besonders bei auf der Haut klebenden Verbänden zum Tragen kommt, und der Propriozeptoren der Muskeln und Sehnen wird durch den Funktionellen Verband eine aktive Stabilisierung durch die Kontraktion bestimmter Muskelgruppen erzielt.

Frühfunktionelle Behandlung

Der Funktionelle Verband unterstützt die frühfunktionelle Behandlung nach einer Operation. Die Verbandtechnik muß besonders in diesem Fall exakt auf die anatomisch-physiologische Situation nach der Operation abgestimmt werden.

Physiotherapeutische Maßnahmen

Die Therapie mit dem Funktionellen Verband läßt sich erfolgreich mit vielen physiotherapeutischen Anwendungen kombinieren, entweder mit Verband oder beim Verbandwechsel, so z. B.:

Kryotherapie als wärmeregulierende oder stoffwechselreduzierende Maßnahme, um entzündliche Vorgänge zu dämpfen, oder als reflektorische reaktive Hyperämie, um die örtliche Durchblutung zu erhöhen, z. B. durch Kurzzeiteis (Eisabreibung, Eismassage, Eispackung 5–10 min, Eisteilbad).

Thermotherapie als örtliche Wärmeanwendung, um die Durchblutung zu verbessern, z. B. durch heiße Rolle, warme Bäder, Teil- und Wechselbäder, Bestrahlungen und Wärmepackungen.

Lymphdrainage, um die Entsorgung zu verbessern und gestaute Flüssigkeit abzutransportieren.

Klassische Massage als spannungs- und schmerzregulierende Maßnahme zur Verbesserung des Muskelstoffwechsels, zum Lösen von Verklebungen und zur Narbenbehandlung der Weichteilstrukturen.

Elektrotherapie je nach Anwendung, Indikation und Zeitpunkt als hämatomstabilisierende (gerinnungsfördernde) oder hämatomentsorgende (gerinnungshemmende), analgetische, muskelaktivierende oder muskelstimulierende Maßnahme sowie zur Einschleusung von Medikamenten durch Iontophorese oder Sonophorese.

Bewegungstherapie (aktiv und passiv) zum Muskelaufbau und zur Koordinationsschulung, Muskeldehntechniken und manuelle Therapie.

Sport- oder arbeitsspezifische Belastung

Mit dem Funktionellen Verband ist die gezielte Belastung meistens sofort möglich, z. B. für

- Das Kreislauftraining mit und ohne Geräten.
- Die Arbeitsbelastung. Da die normalen Tätigkeiten weniger behindert werden, ist häufig die frühzeitige Arbeitsfähigkeit gegeben.
- Die Sportbelastung. Die gezielt abgestufte Trainingsbelastung ist sehr früh möglich, so daß der Trainingsverlust reduziert wird und wenig technisches Können verlorengeht.
- Die Koordinationsschulung kann frühzeitig wieder einsetzen.

Auswirkungen der totalen Immobilisation

Der Funktionelle Verband ist kein Ersatz für einen Gipsverband, eine Operation oder eine andere Therapieform, wenn eine totale Immobilisation indiziert ist. Bei einer Vielzahl von Verletzungen am Bewegungsapparat (s. S. 42), bei denen nur eine partielle Ruhigstellung erforderlich wäre, wird aber heute noch eine totale Ruhigstellung verordnet. Die wichtigsten Nachteile dieser unnötigen Immobilisation sind im folgenden aufgeführt.
Wird eine Funktionseinheit, wie z. B. ein Gelenk, dessen Aufgabe die Bewegung ist, über einen längeren Zeitraum immobilisiert, so treten zwangsläufig durch die Inaktivität einige Veränderungen und Behinderungen auf. Sie können teilweise gravierender sein als der ursprüngliche Schaden. Darüber hinaus wird der Patient erheblich belastet und die evtl. erforderliche Zusatztherapie erschwert oder verhindert.
Es sollte deshalb immer der Grundsatz gelten:
Nur soviel wie nötig, aber so wenig wie möglich ruhigstellen.

Stoffwechselverhältnisse

Durch eine totale Ruhigstellung wird die Zirkulation negativ beeinflußt, insbesondere bedingt durch die nur eingeschränkt arbeitende Muskelpumpe. Vor allem der direkt von der Zirkulation abhängige Gewebestoffwechsel wird erheblich reduziert. Davon ist hauptsächlich die untere Extremität betroffen. Die Folgen können sein: Stauungen, Ödeme, erhöhte Thrombosegefahr, Atrophien an Knorpeln, Muskeln, Sehnen, Bändern etc. bis hin zum Sudeck-Syndrom. Darüber hinaus hat die Immobilisation eines Gelenks häufig auch Einfluß auf die Gesamtmobilität und damit auch auf den Organstoffwechsel.

Entsorgung von Hämatomen und Ödemen

Die Resorption von Hämatomen und Ödemen ist bei der totalen Immobilisation aufgrund der reduzierten Durchblutung erheblich verzögert. Außerdem ist die lokale Zusatztherapie mit antithrombotischen Externa meistens nicht möglich, so daß in der Regel nur die systemische Therapie möglich ist.

Psychische Aspekte

Die Behinderung durch z. B. einen Gipsverband kann auch zu einer Beeinträchtigung der Psyche des Patienten führen, da sich der Patient ausgeschlossen und krank fühlt. Auch die Einschränkung der persönlichen Hygiene und deren Folgen können sich auf die Psyche auswirken.

Verzögerte

Physiotherapeutische Maßnahmen

Die zusätzliche Anwendung von physiotherapeutischen Maßnahmen ist bei der totalen Immobilisation nur stark eingeschränkt möglich:

Kryo- und **Thermotherapie, Elektrotherapie** etc. sind örtlich nicht möglich und beschränken sich deshalb auf die freien Gebiete.

Klassische Massage ist nur reflektorisch oder konsensuell möglich.

Bewegungstherapie ist für die immobilisierte Region nur in Form von isometrischen oder reflektorischen Übungen möglich.

Sport- bzw. arbeitsspezifische Belastung

Bei der totalen Immobilisation sind die Möglichkeiten der gezielten Belastung stark behindert:

- Die Arbeitsbelastung ist nur erheblich eingeschränkt möglich.
- Die Sportbelastung ist auf das reduzierte Kreislauftraining begrenzt, die Koordinationsschulung ist nur geringfügig möglich. Darüber hinaus werden die statischen Verhältnisse durch das Gewicht des Gipsverbandes und evtl. Höhendifferenz (beim Gehgips) sowie durch eine Schutz- und Schonhaltung verändert.

Stabilität

Während der totalen Immobilisation, z. B. in einem Gipsverband, wird die entsprechende Region nur passiv stabilisiert. Die aktive Stabilisierung durch die Muskelreaktion dagegen entfällt.

Grad der Immobilisation durch verschiedene Verbände

Die Bewegungsebenen von Gelenken lassen sich durch spezielle Verbände einschränken und verändern. Dabei können, abhängig von Material und Technik, sehr viele Grade der Bewegungseinschränkung zwischen praktisch uneingeschränkter Mobilität über die selektive Immobilisation bis hin zur totalen Ruhigstellung erreicht werden. Die Übersicht stellt die wichtigsten Verbandgruppen gegenüber, geordnet nach ihrer Auswirkung auf die Gelenkmobilität und ergänzt durch die spezifischen Indikationen und Materialhinweise.
Der Vollständigkeit halber sei hier auch noch eine Reihe von Hilfsmitteln erwähnt, die der Gelenkführung bzw. -immobilisation dienen; dazu zählen: orthopädische Bandagen, Orthesen, Spezialschuhe, Bewegungsgipse etc.

Das Verhältnis von Mobilität zu Immobilisation

Im Gegensatz zu konventionellen Verbänden und vielen Orthesen sowie einigen Braces, bei denen Stabilität und Mobilität Gegensätze sind, leistet der Funktionelle Verband für die verletzte Struktur gezielte aktive und passive Stabilität bei gleichzeitig höchster Mobilität im freien Bewegungsraum. Darüber hinaus haben nicht mit der Haut verklebte Braces in erster Linie einen passiv stabilisierenden Effekt durch die äußerliche Hülle. Dagegen ist die aktive Stabilisierung von Braces aufgrund der reduzierten neuromuskulären Reaktionen gering.

Grad der Immobilisation	Schwach	Leicht
	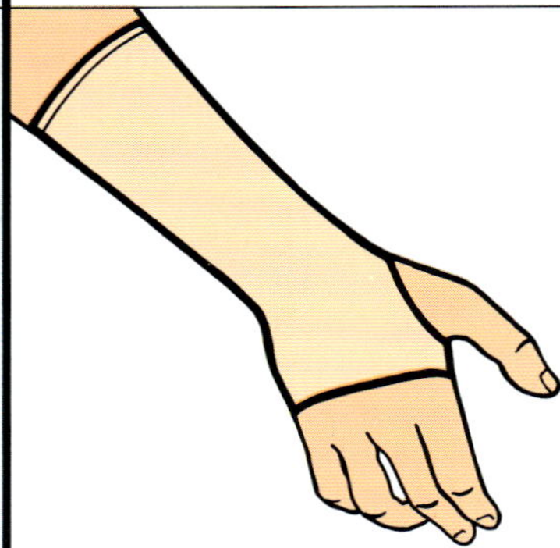	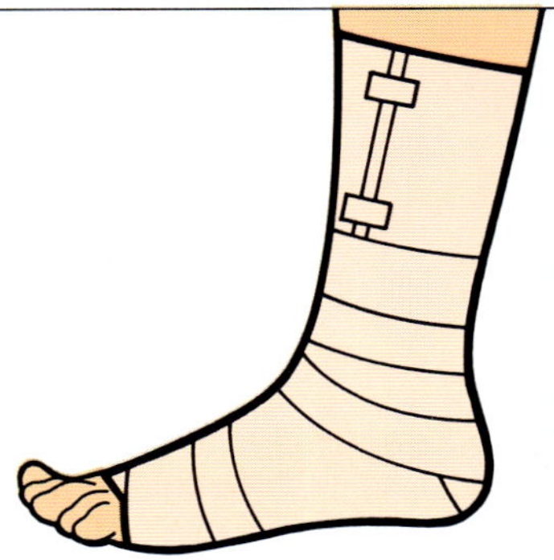
Verbandart	Leichte Stützverbände	Zirkuläre Stützverbände
Indikationen	Nachbehandlung nach Gipsabnahme Kühlende und wärmende Verbände Salbenverbände Venenerkrankungen (alle phlebologischen Kompressionsverbände)	Leichte Distorsionen Tendopathien Kontusionen Venenerkrankungen (Kompressionsverbände)
Material	Nichtklebende Kurz-, Mittel- oder Langzugbinden (Comprilan, Compridur, Elodur, Eloflex) Schlauchbandagen (Tricodur)	Elastische Klebebinden (Elastoplast, Acrylastic, Tricoplast) Zink-Gel-Binden (Gelocast, Gelostretch)

Mittel	Partiell	Stark	Total
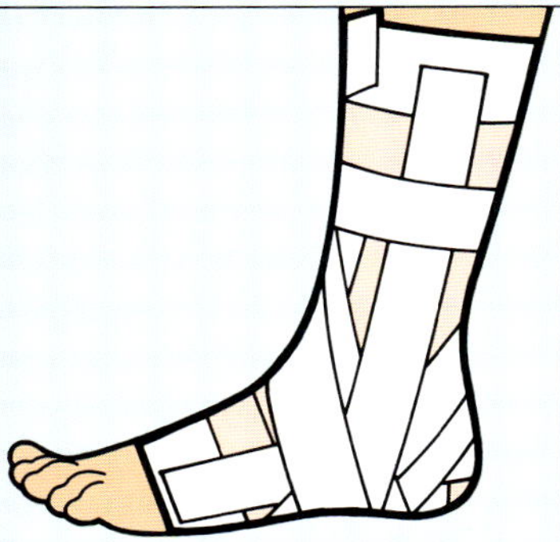	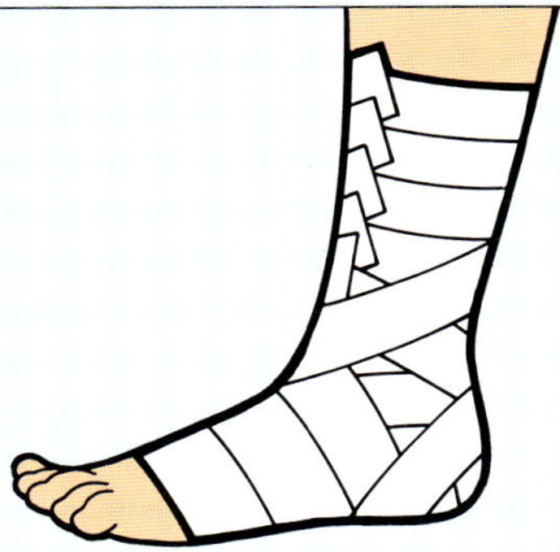	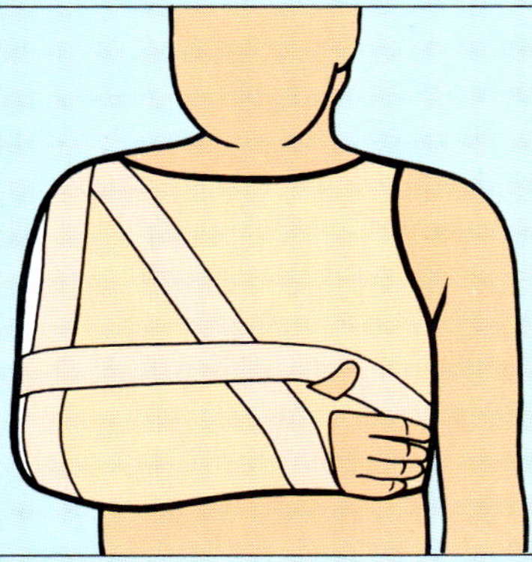	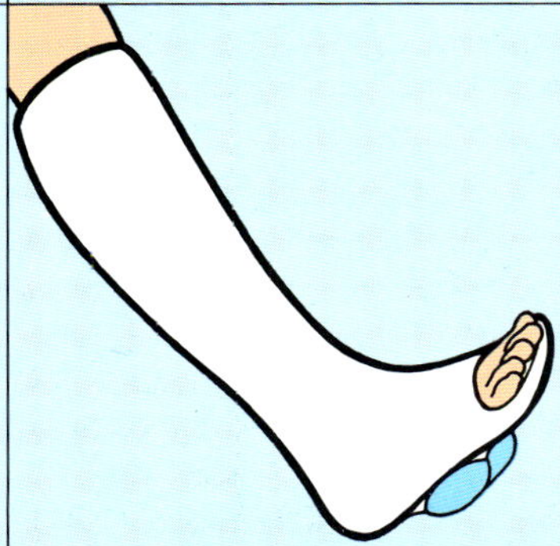
Funktionelle Tapeverbände (je nach Verbandart) Redressionsverbände		Extensionsverbände Schienenverbände Rucksackverbände (Desaultverbände)	Gipsverbände (Schienen-verbände)
Muskelüberdehnungen, -zerrungen, Muskelfaserriß Kontusionen, Distorsionen Kapsel-Band-Läsionen, Bandinstabilitäten Knochenfissuren, Periostitis, Tendopathien, Bursitis Prophylaktische Verbände (Sport) Postoperative Entlastungsverbände		Bestimmte Frakturen und Luxationen Schwere Bänderzerrungen Bänderrisse Muskelrisse	Frakturen Luxationen Bänderrisse Schwere Infektionen Schwere Muskelrisse Deformitäten
Unelastische Klebebinden/Tapes (Leukotape), ggf. kombiniert mit elastischen Klebebinden/Tapes (Elastoplast, Acrylastic, Tricoplast)		Unelastische Klebebinden (Leukotape) Schlauchverbände und Schlauchbandagen (Tricofix, Tricodur), ggf. kombiniert mit Klebebinden	Gipsbinden (Platrix, Biplatrix) Synthetische Hartverbände (Articast) Schienen

Indikationen für Funktionelle Verbände

Posttraumatisch

- **Muskulatur**
  Überdehnungen, Zerrungen, Quetschungen, Faserriß, Bündelriß, Entzündung, partielle Einrisse*, Faszienriß.

- **Bänder und Kapseln**
  Überdehnungen, Zerrungen, Quetschungen, Einrisse, isolierte Rupturen*.

- **Sehnen sowie Sehnenscheiden, bzw. -gleitgewebe**
  Zerrungen, Entzündungen (Tendovaginitis), Sehnenansatzreizungen (Tendoperiostitis, Insertionstendopathie), Bursitis*.

- **Knochen**
  Fissuren*, Reizungen und Entzündungen der Knochenhaut (Periostitis), bestimmte Frakturen* ohne Dislokation (an Hand und Fuß).

- **Knorpel**
  Leichte Defekte*.

- Reponierte Subluxationen und Luxationen*, Nachbehandlung nach konservativen, immobilisierenden Maßnahmen.

Postoperativ

- Ersatz bzw. Verkürzung der Dauer der totalen Immobilisation, z. B. nach Gelenkoperationen*.

- Therapie und Nachbehandlung nach totaler Immobilisation nach bestimmten Operationen am Bewegungsapparat*.

- Frühfunktionelle Nachbehandlung von z. B. Gelenkoperationen, ggf. in Kombination mit geeigneten Braces.

Degenerative Prozesse

- Insuffizienter Kapsel-Band-Apparat.

- Atrophische Muskulatur.

- Beginnende Arthrosen.

- Permanente Überlastungsreize an Muskulatur, Sehnen, Bändern, Knorpeln und Kapselstrukturen.

- Statische Veränderung, speziell am Fuß (Spreizfuß, Senkfuß).

- Überlastungsschäden am Bewegungsapparat.

* Nur bestimmte Lokalisationen.

Beispiele für Indikationen

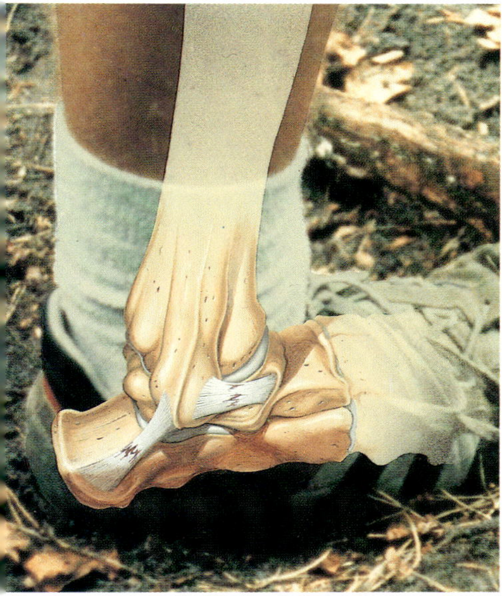

links:
Situation: Distorsion mit Zerrung, Überdehnung und partiellen Einrissen der fibularen Kapsel-Band-Strukturen, speziell des Lig. talofibulare anterius und des Lig. calcaneofibulare.
Verband: Sprunggelenkverband.

rechts:
Situation: Isolierte Bandruptur am Akromioklavikulargelenk (Tossy I) und ventraler Einriß der Schultergelenkkapsel.
Verband: AC-Gelenkverbände.

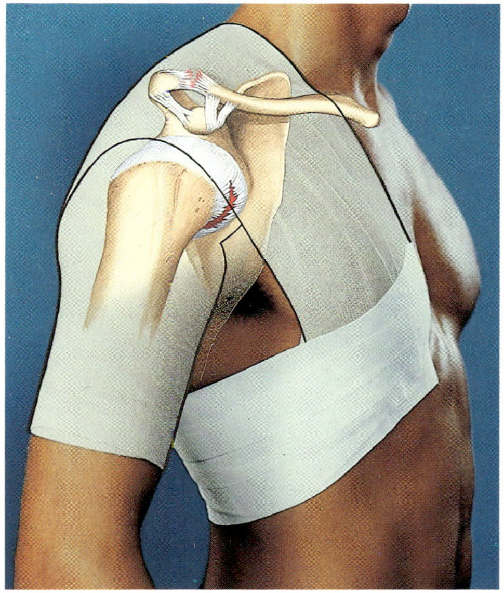

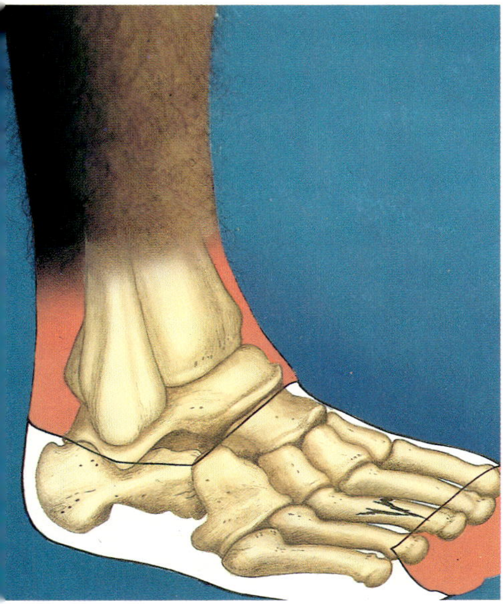

links:
Situation: Fissur oder Fraktur des Os metatarsale II ohne Disolkation.
Verband: Stütz- und Entlastungsverband für das Längs- und Quergewölbe, ggf. kombiniert mit Sprunggelenkverband.

rechts:
Situation: Partieller Einriß des Musculus rectus femoris.
Verband: Oberschenkel-Muskelfaserriß-Verband.

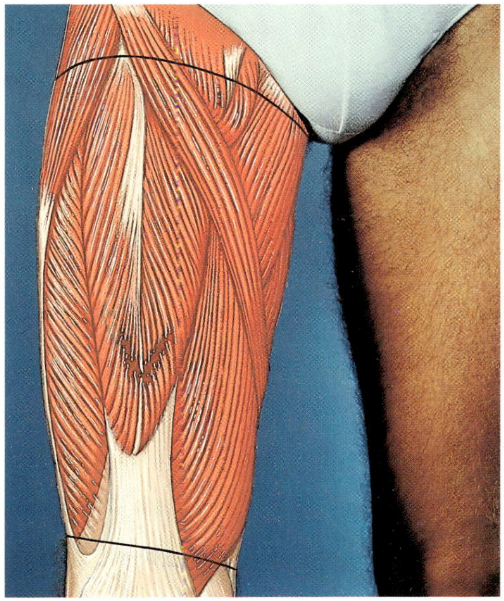

Versorgungskreis und Anwendungsbereiche

Sportliche Höchstleistung beinhaltet immer das Risiko von Verletzungen. Jeder Sportler bewegt sich in dem Belastungskreislauf:

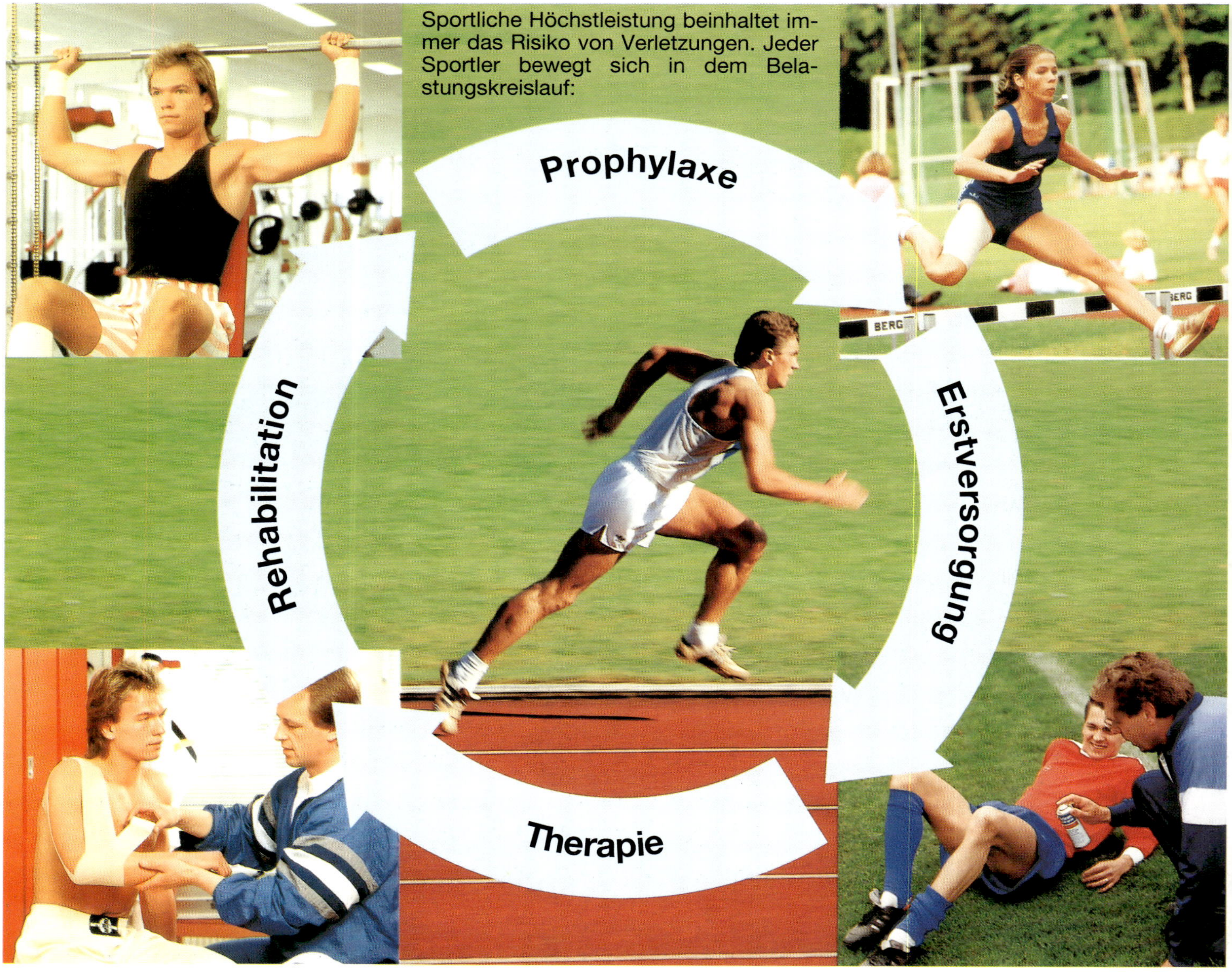

Prophylaxe Der prophylaktische Verband soll die Verletzungsgefahr reduzieren und insbesondere die Retraumatisierung vermeiden.	▶ Bei allen Sportarten mit zu erwartender Extrembelastung. ▶ Bei anderer vorhersehbarer extremer Belastung, z. B. im Beruf und Freizeit, für Muskeln, Sehnen, Bänder, Gelenkkapseln. ▶ Bei latenten Beschwerden durch Be- und Überlastung. ▶ Bei irreparablen Beschwerden an Gelenken und Muskulatur, z. B. instabiles Gelenk oder Bandinsuffizienz, und Sportwunsch. ▶ Als Schutzverband, z. B. gegen mechanische Belastungen der Haut an der Hand*. ▶ Am Fuß zur Korrektur bzw. Vermeidung statischer Fußprobleme*. Liegezeit: Nur für die Dauer der Belastung anlegen.
Erstversorgung Die Erstversorgung mit einem Funktionellen Verband hat die Aufgabe, einen bereits entstandenen Schaden zu begrenzen und die Therapie vorzubereiten.	▶ Funktionelle Verbände im klassischen Sinne können für die Erstversorgung nur selten angelegt werden. Die wichtigste Erstversorgungsmaßnahme bei stumpfen Traumen beinhaltet neben der ggf. erforderlichen Ruhigstellung **Kompression und Kühlung.** ▶ Bei Bagatelltraumen, um eine weitere Belastung, z. B. Fortsetzung des Wettkampfes, zu ermöglichen. Dabei muß aber unbedingt die definitive Versorgung gewährleistet sein. Liegezeit: Zeitlich begrenzt – je nach Situation und Ausmaß der Verletzung – maximal 1 Stunde.
Therapie Mit dem Funktionellen Verband soll die Heilung beschleunigt werden, um möglichst schnell die Funktion voll wiederherzustellen.	▶ Zur alleinigen Therapie bzw. zur Unterstützung der Therapie von Verletzungen und Erkrankungen, die bei den Indikationen sowie im Verbandteil bei den einzelnen Verbänden beschrieben sind, ggf. unterstützt durch medikamentöse und physikalische Therapie. Liegezeit: Je nach Indikation, Heilungsfortschritt, zusätzlich angewandten Verbandarten bis zu 8 Tagen.
Rehabilitation Der Funktionelle Verband unterstützt die Wiederherstellung und vermeidet die Retraumatisierung.	▶ Unterstützung rehabilitativer Maßnahmen, z. B. zeitlich begrenzte Übungs- und Trainingsbelastung. ▶ Nach posttraumatisch oder postoperativ angezeigter totaler Immobilisation zur Entlastung und Stützung insuffizient gewordener Strukturen, z. B. atrophierten Muskeln. ▶ Nach reponierten Subluxationen und bestimmten Luxationen. ▶ Zur Rehabilitation im Bewegungsbad. Liegezeit: Abhängig von der Indikation und den zusätzlichen Maßnahmen.

* Modifikationen; die Verbände sind in diesem Buch nicht gezeigt.

Kontraindikationen

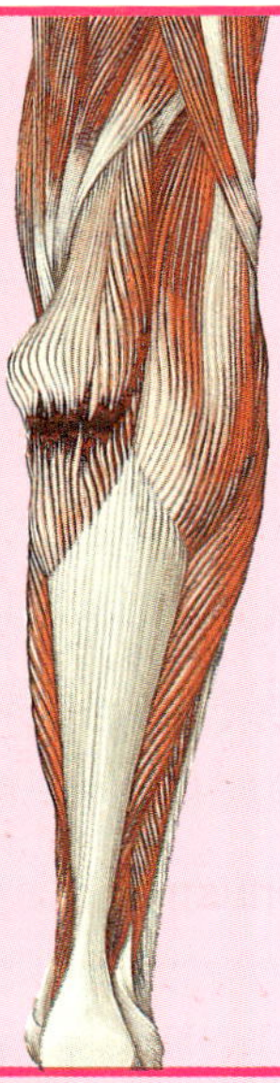

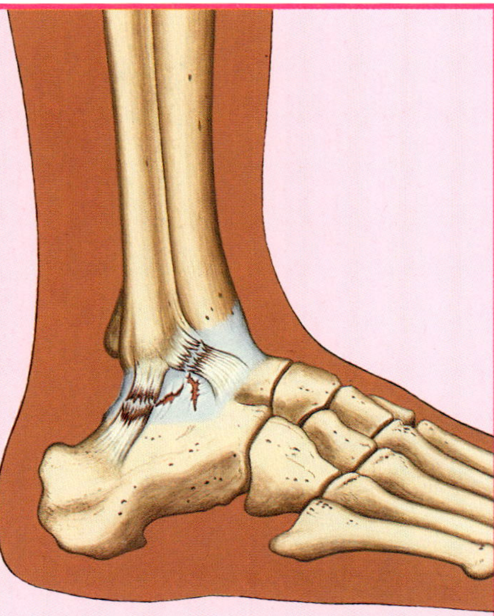

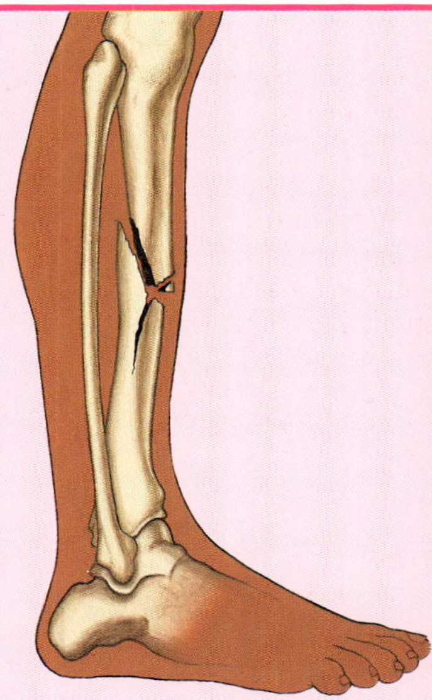

▶ **Muskulatur**
Komplette Muskelruptur, Muskelteilruptur*, massive Muskelquetschung, ausgedehnte Muskelentzündung, große Muskelhämatome, Muskelverletzungen mit arterieller Blutung, ausgedehnte Faszienrisse, entzündlicher Rheumatismus, Kompartment-Syndrom.

▶ **Bänder, Kapseln, Sehnen**
Komplette Kapsel-Bandrupturen, isolierte Bandrupturen*, knöcherne Bandausrisse, Sehnenrupturen, Sehnenausrisse, nicht reponierte Luxationen, Subluxationen, Gicht.

▶ **Knochen**
Frakturen (mit Dislokation auch an Hand und Fuß*), ausgedehnte Knochenhautfissuren, Ermüdungsfrakturen, Knochennekrosen, knöcherne Bandausrisse.

▶ **Knorpel**
Massive Knorpeldefekte, Knorpelfraktur, Arthritis, fortgeschrittene Arthrose.

Allgemeine Kontraindikationen

Die hier aufgeführten Kontraindikationen sind nicht absolut. Bei bestimmten Lokalisationen und in entsprechenden Situationen können auch einige komplette Muskel- bzw. Bandrupturen mit Erfolg durch Funktionelle Verbände versorgt werden.

Ausgedehnte Hämatome am Muskel und an Gelenken, großflächige Hautverletzungen, allergische Hautaffektionen, alle nicht diagnostisch abgeklärten Erkrankungen und Verletzungen.

Hinweis: Bei venösen und lymphatischen Abflußstörungen müssen die Verbände geschlossen sein und am Bein mindestens von den Großzehengrundgelenken bis zum Knie reichen. An der oberen Extremität sollte die Mittelhand und ggf. die Finger mit eingeschlossen sein.

* Nur bestimmte Lokalisationen.

Material und Verband

Hochwertiges, indikationsgerechtes Verbandmaterial hat bei den Funktionellen Verbänden den gleichen Stellenwert wie eine gekonnte Verbandtechnik. Ohne entsprechendes Verbandmaterial kann auch der mit ausgefeilter Technik angelegte Verband nur eingeschränkt wirksam sein. Detaillierte Kenntnisse über die unterschiedlichen Materialien sind deshalb für deren fachgerechte Anwendung unbedingt erforderlich.
Durch einen Funktionellen Verband sollen zwei wesentliche Ziele erreicht werden:

- **Bestmögliche aktive und passive Stabilität**
- **optimale, gezielte Mobilität**

Diese Zielsetzung wird am besten durch einen direkt mit der Haut verklebten Verband erreicht. Durch die Verklebung mit der Haut wird über die Mechano- und Nozirezeptoren die für die **aktive Stabilisierung** notwendige neuromuskuläre Reaktion ausgelöst. Die bestmögliche **passive Stabilität** ist durch möglichst wenige, sicher aufeinander klebende, feste Lagen aus Tape gewährleistet. Jede Lage bewegt sich leicht gegen die andere, woraus ein Stabilitätsverlust resultiert, der um so gravierender ist, je mehr Lagen angelegt werden. Viellagige Verbände sind darüber hinaus dicker und

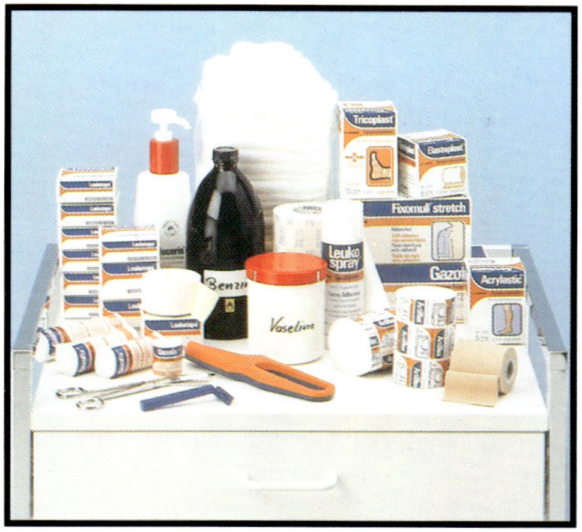

erschweren die Beschuhung. Die gezielte Mobilität kann durch die Verbandtechnik und durch die Kombination verschiedener Materialien bewirkt werden.

Die Basismaterialien des Tapings oder der Funktionellen Verbandtechnik sind die Tapes oder Pflasterbinden. Darunter verstehen wir unelastische oder elastische Gewebe unterschiedlicher Breite und Länge, die mit selbsthaftenden Klebemassen beschichtet sind.
Für die qualitative Beurteilung von Pflasterbinden sind folgende Kriterien von Bedeutung:

Klebkraft
Sofort- und Dauerklebkraft auch unter extremen Bedingungen. Die erforderliche Klebkraft ist dabei indikationsabhängig, so ist z. B. für einen Achillessehnenentlastungsverband, bei dem hohe Zugkräfte auftreten können, eine sehr hohe Verklebung erforderlich, während z. B. für einen zirkulären Kompressionsverband nur eine geringere Hautverklebung ausreicht.

Festigkeit des Gewebes
Für unelastische Tapes sind Stabilität, Zugfestigkeit und Reißbarkeit von Hand die wesentlichen Kriterien. Elastische Pflasterbinden sind fast ausschließlich aus textilelastischem Baumwollgewebe hergestellt. Sie sollten nur wenig dehnbar sein (30–60%), wenig Rückstellkraft haben, wenig „ermüden" (Elastizitätsverlust) und zugfest sein.

Hautverträglichkeit
Gute Hautverträglichkeit sowie Luft- und Wasserdampfdurchlässigkeit sind wesentliche Eigenschaften eines Tapes/einer Pflasterbinde – insbesondere wenn der Verband für einen längeren Zeitraum direkt auf die Haut geklebt wird, oder wenn die Verbände häufig, in Ausnahmefällen mehrmals täglich, gewechselt werden müssen.
Bei Dauerverbänden und/oder empfindlicher Haut kann auf einen zusätzlichen Hautschutz durch einen Unterzug meistens nicht verzichtet werden.

Darüber hinaus sollten Tapes/Pflasterbinden auf der Gewebeseite wasserabstoßend und schmutzabweisend imprägniert sein.

Pflasterbinden/Tapes

Unter „Tapes" oder „Pflasterbinden" versteht man mit einer selbstklebenden Masse beschichtete Gewebe (Träger) unterschiedlicher Art.
Grundsätzlich unterscheiden wir zwischen unelastischen und elastischen Tapes.

Unelastische Tapes
Das „Universal-Tape" (Leukotape) für die in diesem Buch beschriebenen Verbände ist weiß und zeichnet sich durch eine sehr starke Klebkraft sowie ein kräftiges Baumwollgewebe aus. Die Zinkoxid-Kautschuk-Klebemasse haftet zuverlässig auf Haut bzw. auf Unterzugbinden. Das Gewebe ist wasser- und schmutzabweisend imprägniert, hoch zugfest, aber aufgrund seines leicht gezahnten Randes ausgezeichnet reißbar.
Das Tape wird auf 10-m-Rollen geliefert, die am häufigsten verwendete Breite ist 3,75 cm.
Darüber hinaus ist – speziell für Finger- und Zehenverbände – auch 2 cm breites Tape verfügbar. Vor allem für Verbände am Thorax ist 5 cm breites Tape geeignet.
Für spezielle Anwendungsbereiche, wie beispielsweise einige Patellaverbände, werden entsprechend leichtere Tapes hergestellt.

Elastische Tapes
Ihre Elastizität erhalten die „Pflasterbinden", wie die elastischen Tapes auch genannt werden, durch stark gedrehte Fäden aus 100% Baumwolle und ein spezifisches Webverfahren. Die Dehnfähigkeit dieser Tapes beträgt etwa 60% in Längsrichtung.
Eine Sonderstellung nimmt Tricoplast ein. Diese Pflasterbinde ist nämlich sowohl in Längs- (ca. 60%) als auch in Querrichtung (ca. 30%) elastisch und eignet sich daher besonders für Gelenkverbände, z. B. am Sprunggelenk oder am Knie.
Auch in der Art ihrer Klebebeschichtung unterscheiden sich die elastischen Tapes.
Die Zinkoxid-Kautschuk-Klebemasse der Elastoplast-Pflasterbinde besitzt eine sehr hohe Klebkraft und ist deshalb speziell für Verbände geeignet, die einer hohen Zugbelastung ausgesetzt sind wie z. B. Achillessehnen-Entlastungsverbände.
Elastische Tapes mit einer Polyacrylat-Klebemasse (Acrylastic, Tricoplast) sind hypoallergen, das heißt, sie zeichnen sich durch eine sehr gute Hautverträglichkeit aus. Sie sind deshalb auch für Dauerverbände gut geeignet.

Auch die elastischen Tapes sind auf der Oberseite wasser- und schmutzabweisend imprägniert.

Beispiel für ein unelastisches Tape: Leukotape.

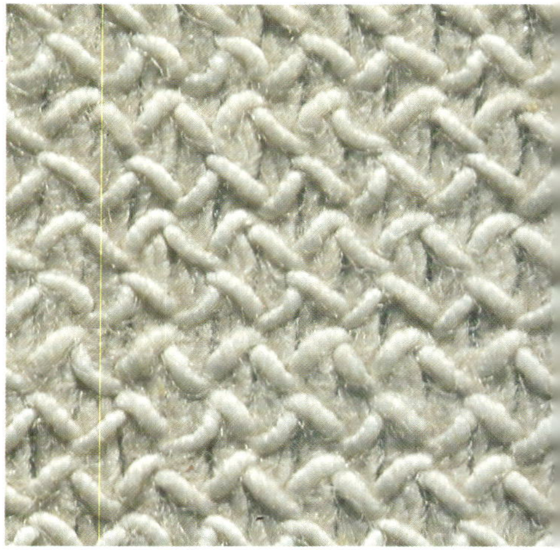

Beispiel für eine elastische Pflasterbinde: Acrylastic.

Unterzug- und Polstermaterial

Unterzüge
Zum Schutz empfindlicher Haut und um – falls erforderlich – den direkten Kontakt des Tapes mit der Haut zu vermeiden, werden je nach Art und Lokalisation des Funktionellen Verbandes Unterzüge aus verschiedenen Materialien eingesetzt. Darüber hinaus können mit Hilfe des Unterzugs Formteile und Polster auf der Haut fixiert werden.
Soll, z. B. bei Schwellungen, zusätzlich eine Kompressionswirkung erzielt werden, so ist die dünne längs- und querelastische Pflasterbinde Tricoplast ideal. Für großflächige Abdeckungen, beispielsweise am Thorax, eignet sich besonders gut Fixomull stretch, das selbstklebende, luftdurchlässige, hypoallergene Vlies.
Nicht klebende Unterzüge sollten, um einen guten Hautkontakt zu gewährleisten, immer in Kombination mit dem Sprühkleber Leukospray verwendet werden.
Die elastische Fixierbinde Gazofix ist kohäsiv, d. h., sie haftet nur auf sich selbst, aber nicht auf der Haut und den Haaren. Mit ihr lassen sich einfach, schnell und sicher nicht rutschende und faltenfreie Unterzüge, speziell an den Extremitäten, anlegen.
Dünne Schaumstoffbinden können ebenfalls als Unterzugmaterial verwendet werden.

Polster
Die Aufgabe des Polsters besteht darin, den Druck, den der Verband auf das Gewebe ausübt, gleichmäßig zu verteilen. Um Druckschäden zu vermeiden, werden Prominenzen, d. h. vorstehende Knochen, abgepolstert. Durch das Auffüllen von Vertiefungen lassen sich „Lückenödeme" verhindern. Außerdem kann das Polstermaterial auch als Träger für perkutan wirkende Medikamente verwendet werden.
Aus textilkaschiertem Schaumgummi (Artifoam) lassen sich einfach und zeitsparend entsprechende Formteile zuschneiden. Für die vollflächige Polsterung eignet sich die Vlies-Polsterbinde Artiflex.

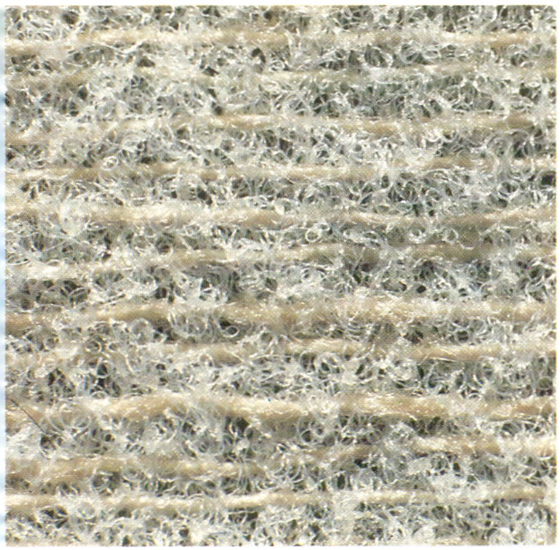

Gazofix ist eine kohäsive elastische Fixierbinde, die nur auf sich selbst haftet.

Fixomull stretch, das selbstklebende Vlies, eignet sich besonders als großflächiger Unterzug.

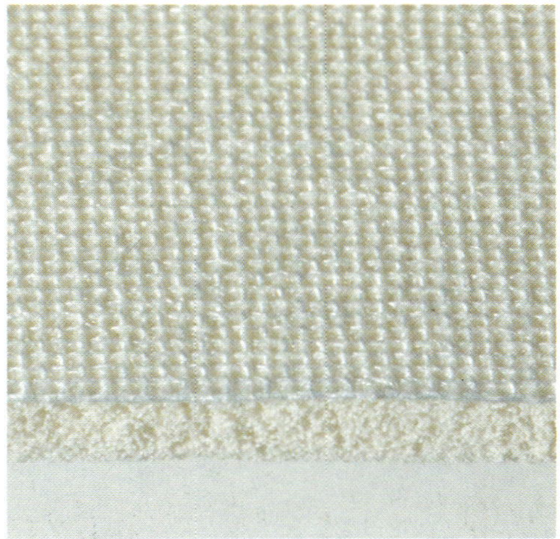

Aus Artifoam, einem weichen Latexschaum mit Textilkaschierung, kann man schnell paßgenaue Polsterteile zuschneiden.

Hilfsmittel für Funktionelle Verbände

Einige zusätzliche Hilfsmaterialien und Instrumente, die im folgenden beschrieben werden sollen, erleichtern das Anlegen und Wechseln der Verbände, verbessern die Wirkung und erhöhen den Tragekomfort.

Sprühkleber
Der Sprühkleber Leukospray, ein hypoallergener Kleber in Aerosolflaschen, wirkt dreifach. Der dünne selbstklebende Film
- Verbessert die Haftung zwischen Verbandmaterial und Haut deutlich.
- Wirkt als Hautschutz; bei Überempfindlichkeit gegen Kautschuk-Harz-Klebemassen verhindert der hypoallergene Klebefilm den direkten Kontakt zwischen Haut und Klebemasse der Tapes.
- Reduziert die Epilation, wenn die Haare nach dem Einsprühen in Wuchsrichtung angestrichen werden und der Verband in gleicher Richtung abgezogen wird (siehe auch S. 52 und 191).

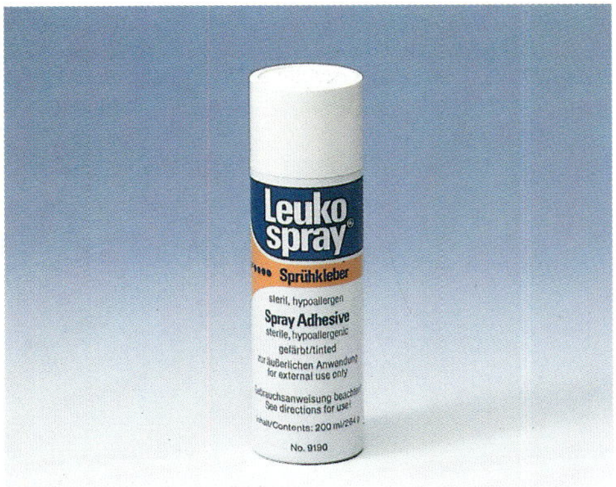

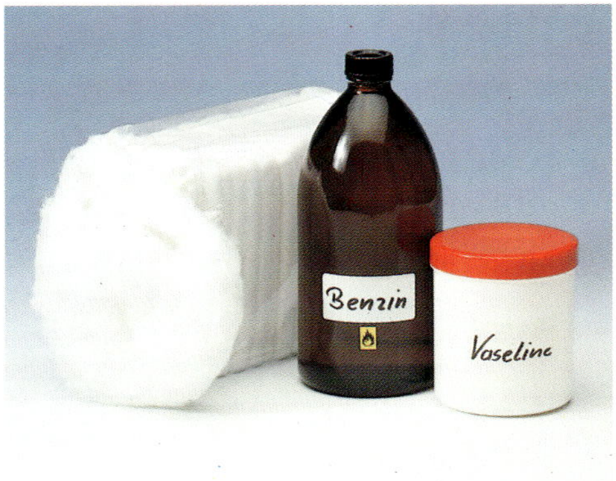

Benzin und Verbandwatte
Zur Reinigung fettiger Haut sowie zum schonenden Ablösen von Verbänden und zum Entfernen evtl. vorhandener Klebstoffrückstände eignet sich am besten ein mit gereinigtem Waschbenzin (sog. Wundbenzin DAB 7) getränkter Wattebausch.
Alkoholische Handdesinfektionsmittel (z. B. Sterillium, Fa. Bode) eignen sich ausgezeichnet zur schonenden Abnahme von Klebeverbänden (siehe auch S. 191).

Vaseline
Weiße Vaseline dient zum Einfetten der Spitze einer Verbandschere oder eines tape-cutters, um die Gleitfähigkeit der Instrumente bei der Verbandabnahme zu verbessern.

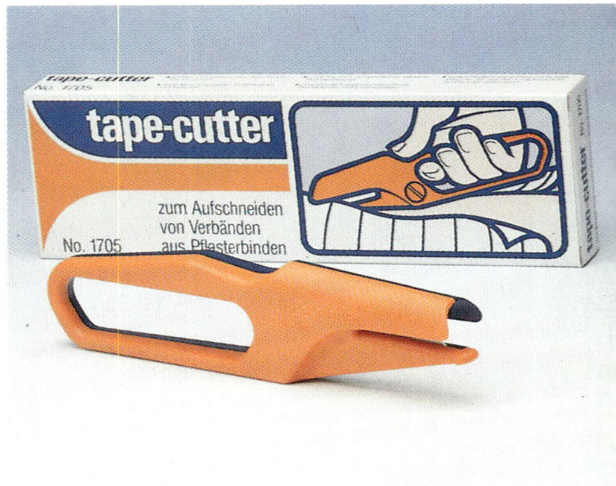

tape-cutter
der tape-cutter ist ein Instrument, das speziell zum leichten und schonenden Aufschneiden selbst größerer Verbände, sowohl aus elastischen als auch unelastischen Tapes, entwickelt wurde. Der tape-cutter ist aus bruchfestem Kunststoff hergestellt und mit auswechselbaren Skalpellklingen (Gr. 22) bestückt. Er ist so konstruiert, daß bei sachgerechter Anwendung Verletzungen ausgeschlossen sind.

Verbandschere / Rasierapparat
Für das Taping sind außerdem erforderlich: eine gut schneidende Verbandschere mit abgewinkelter flacher Spitze sowie zum schonenden Entfernen starker Behaarung ein Einmalrasierer oder ein Elektrorasierer mit Langhaarschneider.

Lagerung von Verbandmitteln

Wundversorgung
Offene Wunden müssen, wenn sie nicht aufgrund ihrer Schwere eine Kontraindikation darstellen, vor dem Anlegen eines Funktionellen Verbandes sachgerecht versorgt werden. Dazu eignen sich gebrauchsfertige Wundverbände (Hansamed) oder sterile Wundverbände (Hansapor steril) in verschiedenen Größen. Trockene oder schwach sezernierende Wunden können auch mit sterilen Folienverbänden (Cutifilm) abgedeckt werden.
Für den Wundverschluß sind die sterilen Wundnahtstreifen (Leukostrip) praktisch und sicher.

Hautpflege
Zur Hautpflege, insbesondere von z. B. durch häufigen Verbandwechsel belasteter Haut, empfiehlt es sich, die Haut mit sauer gepufferten Pflegemitteln zu behandeln (pH 5-Eucerin). Diese unterstützen die Regeneration des natürlichen Säureschutzmantels der Haut und erhalten ihren Fett- und Feuchtigkeitsgehalt.
Auf transdermal wirkende Medikamente, wie z. B. resorptionsfördernde Salben, Lotionen, Gele etc., sowie auf Kühlmittel, die mit Funktionellen Verbänden kombiniert werden können, soll in diesem Buch aus Gründen der Übersichtlichkeit nicht näher eingegangen werden.

Haltbarkeit und Lagerung

Die Haltbarkeit von Pflastern auf Kautschuk-Harz-Basis (z. B. Leukotape, Elastoplast) ist nicht unbegrenzt, da die Klebemasse zu etwa zwei Dritteln aus Substanzen besteht, die einer natürlichen Alterung unterliegen. Bei Zimmertemperatur, trocken und vor Licht geschützt aufbewahrt, behalten sie ihre Klebkraft jahrelang und sind bis zum letzten Zentimeter zu verwenden.
Durch Lagerung bei zu niedriger Temperatur wird die Fließfähigkeit und damit die Fähigkeit zur Benutzung erheblich reduziert, die Klebkraft nimmt ab. Dieser Vorgang ist reversibel, d. h., bei Erwärmung – z. B. durch die Haut – erhält das Pflaster seine volle Klebkraft wieder zurück.

Zu hohe Temperaturen vermeiden
Durch zu hohe Temperaturen über einen längeren Zeitraum, z. B. während des Sommers in einem Auto sowie auf oder in der Nähe der Heizung, geht die Klebkraft irreversibel verloren.

Dieser Vorgang ist endgültig, weil der unvernetzte Kautschuk schon bei ca. 60–70°C denaturiert und so die Klebemasse ihre innere Festigkeit (Kohäsion) verliert. Die gilt auch für die kohäsive Beschichtung von Binden (Kautschuk) (z. B. Gazofix) sowie für Latex-Schaum (Artifoam). Die überwärmte Klebemasse wird schmierig, zieht Fäden und zersetzt sich später unter bräunlicher Verfärbung und dem Verlust der Klebkraft. Bei hohen Temperaturen, z. B. beim Aufenthalt in tropischen Klimazonen, empfiehlt es sich daher, das Tapematerial im Kühlschrank zu lagern und in Thermotaschen oder der Eisbox zu transportieren.
Die ultravioletten Strahlen des Sonnenlichts und noch mehr die intensiven UV-Strahlen der Höhensonne haben, sofern sie direkt und längere Zeit auf die Pflastermasse einwirken können, dieselbe denaturierende Wirkung auf den Kautschuk wie zu hohe Temperatur. Kohäsive Binden verlieren ihr Haftvermögen, Latex-Schaum wird brüchig.

Manche Tapes können mehr vertragen
Selbstklebemassen auf Polyacrylat-Basis (z. B. Acrylastic, Tricoplast, Fixomull stretch) sind unempfindlicher gegen äußere Einflüsse, da es sich hier um vollständig vernetzte beständige chemische Verbindungen handelt. Sie behalten ihre Klebkraft noch bei Temperaturen von −40°C und werden auch durch Temperaturen bis +140°C nicht zerstört. Auch ihre Beständigkeit gegen Strahlung ist ausgezeichnet.
Tapes mit Polyacrylat-Kleber sind daher länger haltbar. Abgesehen von der Trokkenheit des Lagerraumes sind keine besonderen Bedingungen bei der Lagerung zu beachten.

Vorbereitung der Haut, Hautschutz

Weitgehend intakte Haut ist die Voraussetzung für das Anlegen von Funktionellen Verbänden. Während kleinere Hautdefekte z. B. mit dem sterilen Wundverband Hansapor steril abgedeckt werden können, sind große Wundflächen und allergische Hautreaktionen als Gegenanzeigen für einen Funktionellen Verband anzusehen.

Der innige Kontakt zwischen Verband und Haut ist eine wichtige Voraussetzung für die Wirksamkeit und den sicheren und dauerhaften Sitz des Funktionellen Verbandes. Die Haut des Patienten muß deshalb trocken und sauber sein. Rückstände von Schweiß, Öl, Fett oder Puder bilden auf der Haut einen Trennfilm, der den direkten Kontakt zwischen Kleber und Haut verhindert – schlechte Haftung des Verbandes ist die Folge (siehe auch „Haut und Funktioneller Verband", S. 22).

Für die Hände des Verbindenden gelten die gleichen Forderungen, weil sie mit der Haut des Patienten und beim Arbeiten mit dem Material auch mit der Klebeschicht von Pflasterbinden, z. B. beim Reißen von Leukotape, in Kontakt kommen können. Die Hände sollten deshalb gewaschen, sorgfältig getrocknet und ggf. mit Benzin gereinigt werden.

Eine Rasur der Haut ist nur in Ausnahmefällen, bei extrem starker Behaarung, erforderlich.

Eine dünn aufgesprühte Schicht des Sprühklebers Leukospray (Abb. unten links) erfüllt mehrere Aufgaben:

- Sie verbessert die Haftung zwischen Verbandmaterial und Haut deutlich.
- Sie wirkt bei Überempfindlichkeit gegen Kautschuk-Harz-Klebemassen als Hautschutz, da der dünne hypoallergene Klebefilm den direkten Hautkontakt mit der Klebeschicht verhindert.
- Sie reduziert die Epilation, wenn die Haare nach dem Einsprühen in Wuchsrichtung angestrichen werden (Abb. unten rechts) und der Verband in Wuchsrichtung abgezogen wird.

Bei sehr empfindlicher Haut und für Dauerverbände empfiehlt es sich, zusätzlich einen Unterzug als Hautschutz

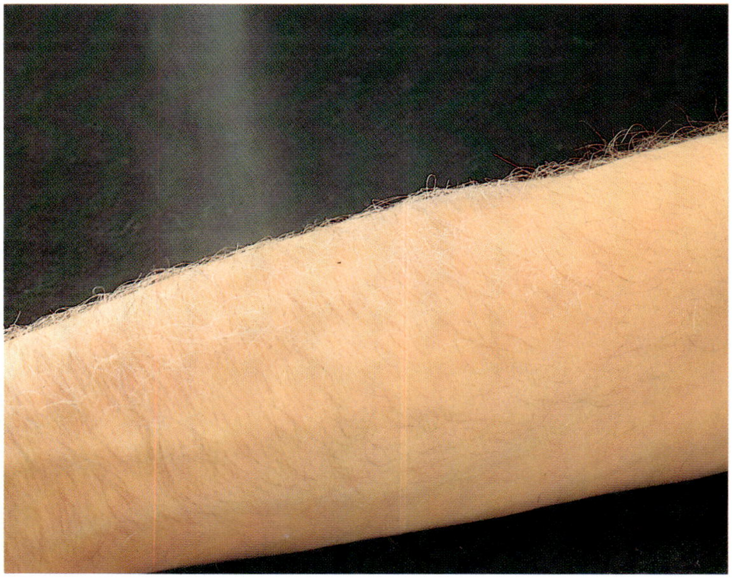

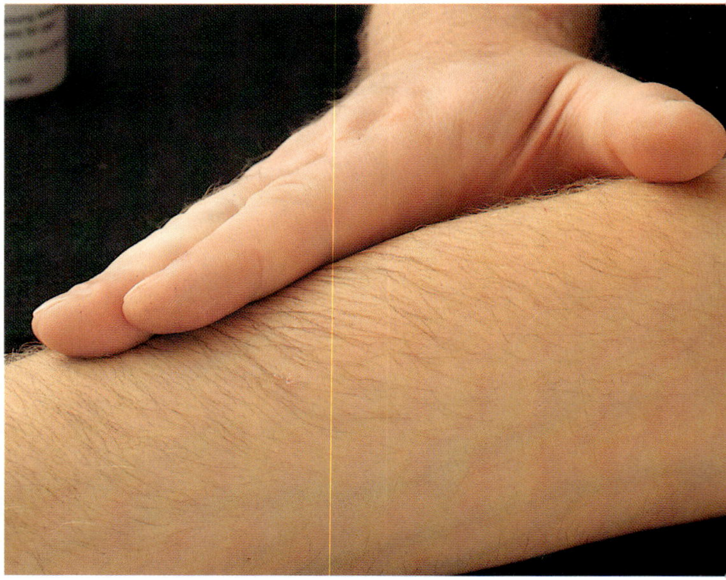

Nachbehandlung der Haut

anzulegen. Dafür geeignet sind elastische Klebebinden mit hypoallergener Klebemasse, z. B. Tricoplast, oder für einige Indikationen das Klebevlies Fixomull stretch, jeweils zur Haftverbesserung auf mit Leukospray eingesprühter Haut zu kleben. Als sehr dünner Hautschutz eignet sich auch die auf dem Leukospray-Film angelegte elastische kohäsive Fixierbinde Gazofix.

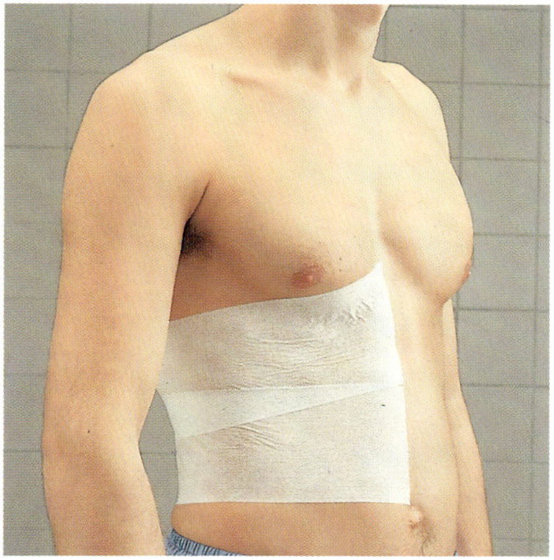

Als großflächiger Hautschutz eignet sich hervorragend das selbstklebende Vlies Fixomull stretch.

Nachbehandlung

Nachdem der Verband entfernt ist, wird die Haut sorgfältig gereinigt. Mit Benzin und Watte lassen sich Rückstände des Sprühklebers und der Pflastermasse leicht von der Haut entfernen. Danach empfiehlt sich die Hautpflege mit einer unparfümierten Hautcreme, z. B. pH5-Eucerin, die den Säureschutzmantel sowie den Fett- und Feuchtigkeitsgehalt der Haut erhält.

Soll ein Folgeverband angelegt werden, muß, um eine sichere Haftung des neuen Klebeverbandes zu gewährleisten, entweder auf das Eincremen verzichtet oder abgewartet werden, bis das Hautpflegemittel vollständig von der Haut aufgenommen wurde.

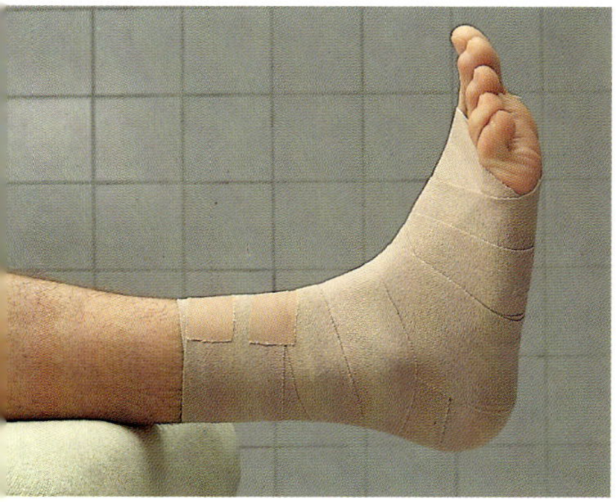

Ein mit der längs- und querelastischen hypoallergen Pflasterbinde Tricoplast angelegter Basisverband wirkt komprimierend und schützt empfindliche Haut.

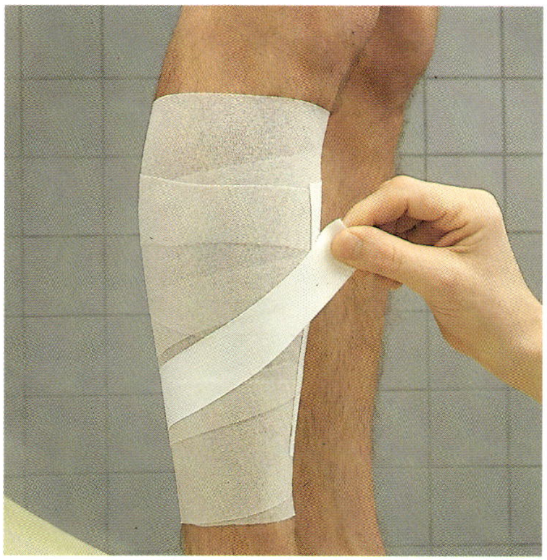

Die als Hautschutz auf einen Leukospray-Film angelegte kohäsive elastische Fixierbinde Gazofix ist sehr dünn.

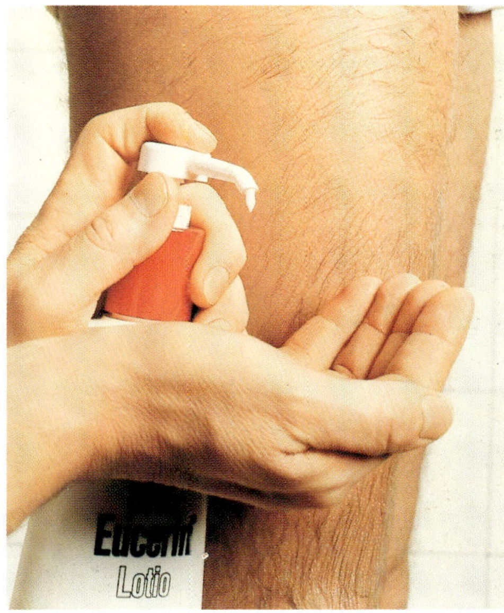

Unelastische Tapes – Handhabung

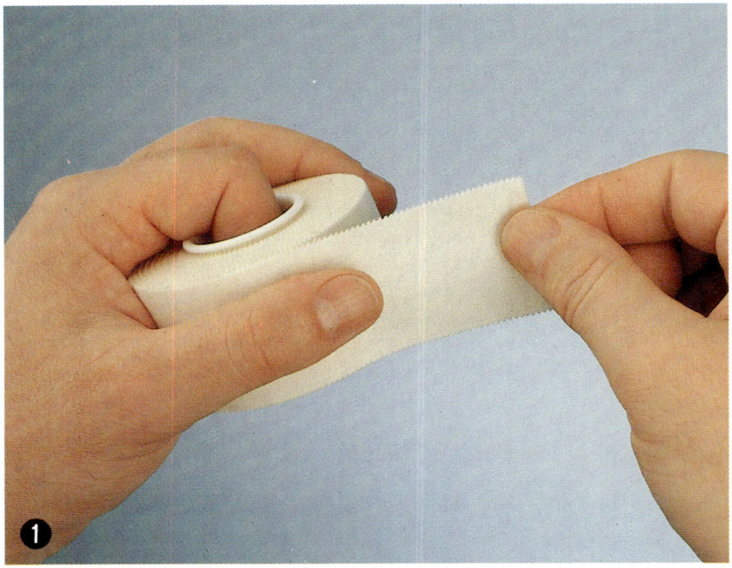

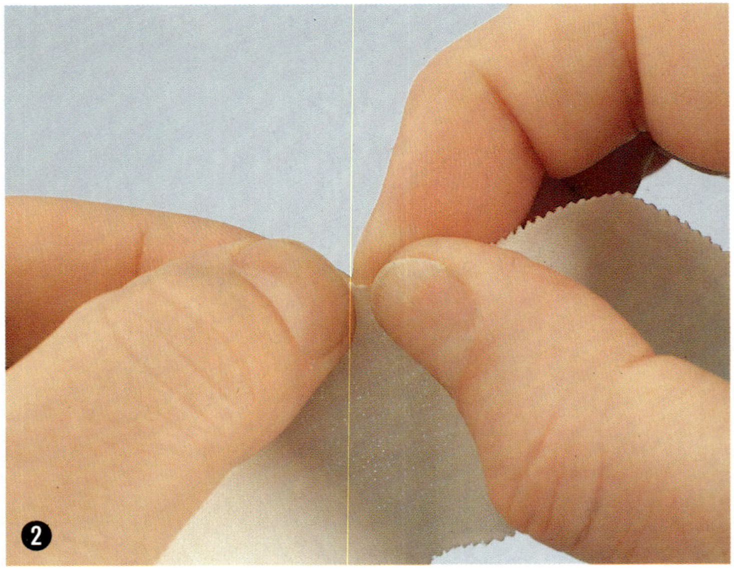

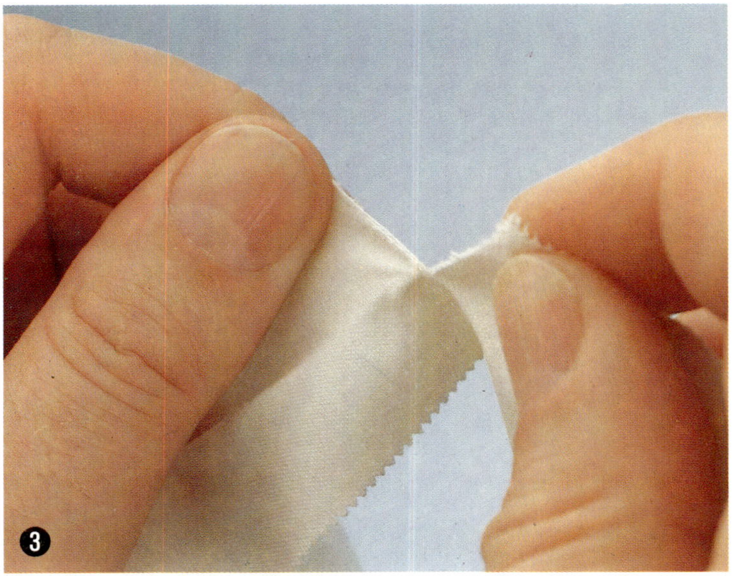

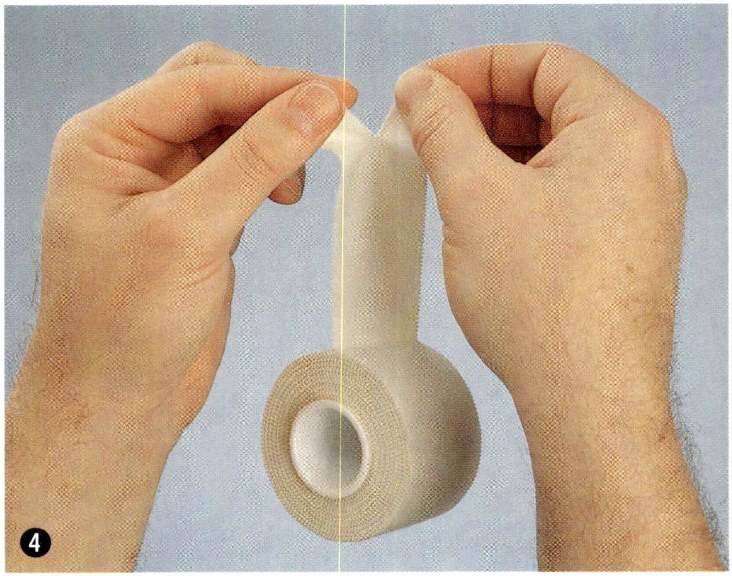

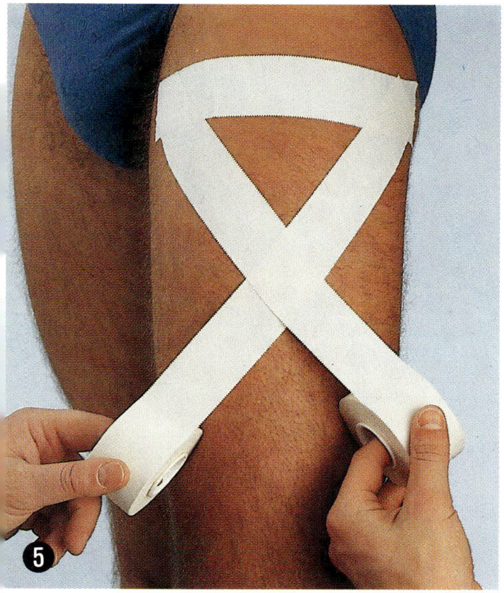

5

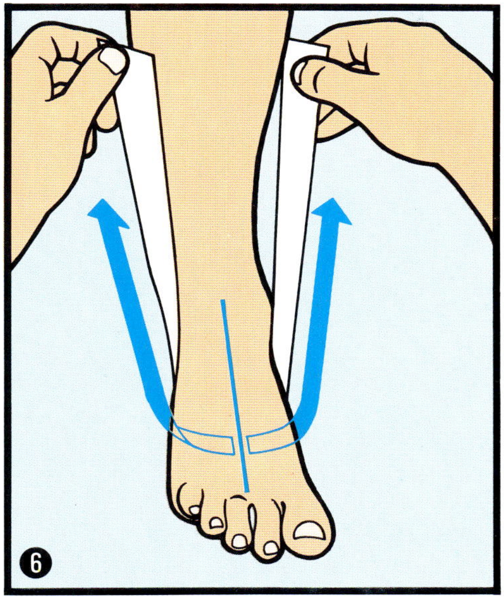

6

– Zirkuläre Leukotape-Streifen dürfen, wie auch alle anderen unelastischen Verbandmaterialien (Gips, Zinkleim etc.), um Abschnürungen zu vermeiden, nur locker ohne Zug und bei angespannter Muskulatur angelegt werden. Besteht die Tendenz zu Schwellungen, so darf mit Leukotape nur semizirkulär verbunden werden.
– Bei in „Kornährenform" angelegten Verbänden die Zugrichtung (auf- oder absteigend) beibehalten, ggf. Rolle wechseln (Abb. 5).

Zirkuläre Leukotape-Streifen nur ohne Zug anlegen.
Bei Schwellungsneigung nur semizirkulär tapen!

Leukotape ist eine unelastische Pflasterbinde. Sie unterscheidet sich in ihren Eigenschaften und in ihrer Handhabung von anderen Binden. Folgende praktische Hinweise und Tips sollen die Anwendung dieses Verbandmaterials erleichtern:

Reißen von Leukotape:

– Die Rolle wird locker zwischen Daumen und Mittelfinger gehalten, der Zeigefinger wird durch den Bindenkern gesteckt (Abb. 1). Die Rolle bleibt normalerweise während des Verbandanlegens in der Hand.
– Ein wesentlicher Vorteil des Leukotape ist seine Reißbarkeit. Dadurch kann sehr zügig gearbeitet werden, weil nicht mit einer Schere manipuliert werden muß. Der Rand von Leukotape besitzt einen Zackenschnitt, der verhindert, daß ein Endfaden bleibt.
– Leukotape mit beiden Händen zwischen Daumen und Zeigefinger möglichst dicht fassen – die Daumenbeeren sollten sich dabei fast berühren (Abb. 2) – und mit einem kurzen Ruck in sehr spitzem Winkel abreißen (Abb. 3). Leukotape läßt sich ebenso in Längsrichtung teilen (Abb. 4), z. B. als geschlitzter Zügel.
– Damit Leukotape nicht unbeabsichtigt unter Zug angelegt wird, sollte die benötigte Länge für die einzelnen Streifen des Verbandes erst von der Rolle abgezogen werden. Dann reißt man den Streifen ab und appliziert ihn, oder man legt ihn auf, drückt den Streifen an und reißt dann ab.

Längere Zügel, z. B. U-Zügel bei Sprunggelenkverbänden, sollten immer unter gleichmäßigem gezieltem Zug angelegt werden, um keine Fehlstellung zu provozieren. Deshalb – wie in Abbildung 6 gezeigt – den Zügel erst an der Ferse ankleben und dann medial und lateral gleichzeitig mit gleichem Zug die Zügelschenkel anlegen.
Soll eine Fehlstellung korrigiert werden, so müssen die Schenkel des Zügels ggf. mit unterschiedlichem Zug angelegt werden.

Vor der Verwendung sollte jedes Tape sorgfältig geprüft werden, da das Klebeverhalten durch die Lagerbedingungen (Dauer, Temperatur, Luftfeuchtigkeit) beeinflußt wird.

Elastische Tapes – Handhabung

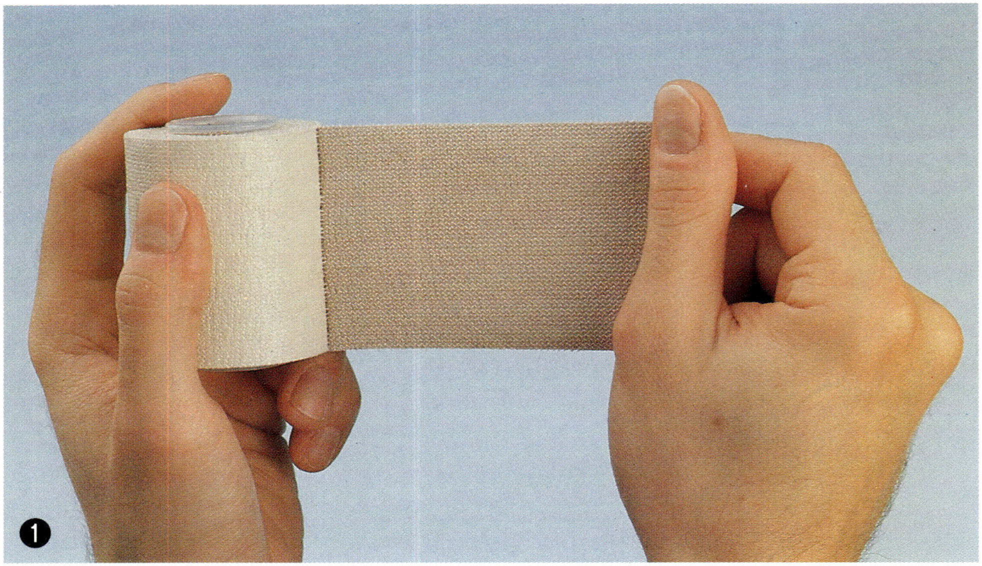

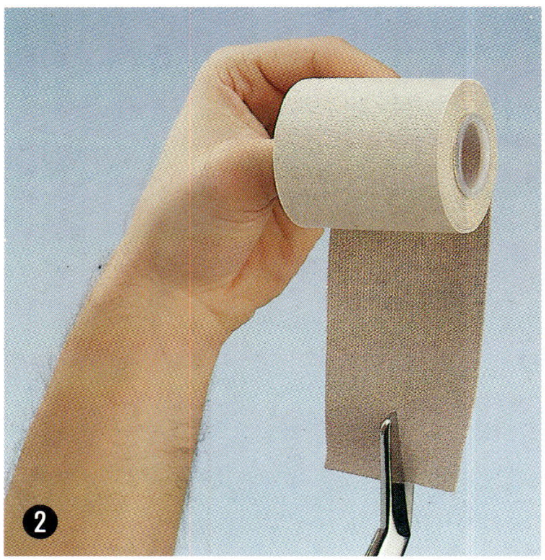

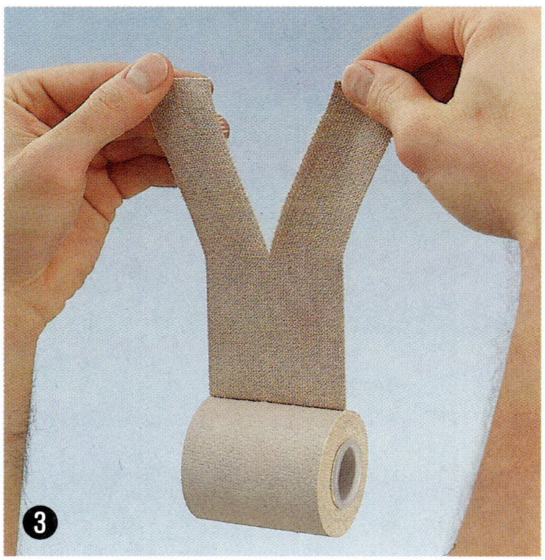

Elastische Klebebinden werden aus hochgedrehten Baumwollfäden gewebt. Ihre Dehnbarkeit in Längsrichtung beträgt ca. 60% (Tricoplast längsdehnbar 60%, querdehnbar 30%).

Hier einige praktische Tips zur Handhabung dieser Binden:

- Elastische Klebebinden werden für Funktionelle Verbände, wenn nicht anders angegeben, leicht gedehnt angelegt (etwa ½ der maximalen Dehnung) (Abb. 1).
  Elastoplast sollte aufgrund seiner stärkeren Rückseitenverklebung nicht direkt von der Rolle angelegt werden, sondern vorher abschnittweise abgezogen werden.
- Geschlitzte Zügel: Binde entsprechend einschneiden (Abb. 2) und dann in der erforderlichen Länge einreißen, dabei nicht im Winkel ziehen (Abb. 3). Anschließend den eingerissenen Teil unter Spannung halten und die Rißfäden in Richtung Trägerseite ausstreichen.
- Elastische Binden schrumpfen, wenn sie feucht werden. Deshalb Nässe vermeiden; zum Duschen etc. mit Plastikfolie abdecken.
- Nasse Verbände schonend trocknen, z. B. durch Überwickeln mit einer Idealbinde. Keinen Fön verwenden.
- Langzeitverbände, die locker geworden sind, aber nicht gewechselt werden sollen, leicht anfeuchten. Dadurch schrumpfen die Baumwollfäden, der Verband wird enger. Anschließend vorsichtig trocknen.

Hinweise für Patienten

Die Compliance der Patienten ist beim Funktionellen Verband, wie bei jeder anderen therapeutischen Maßnahme, von ausschlaggebender Bedeutung für den Behandlungserfolg.
Die Leitidee und einer der Hauptvorteile des Tapings ist die weitgehende Erhaltung der Mobilität. Deshalb ist es unabdinglich, daß sich der Patient mit dem Verband auch im schmerzfreien Bereich bewegt. Darüber hinaus sollte der Verband selbstverständlich pfleglich behandelt werden.
Da auch bei einem korrekt angelegten Verband Komplikationen auftreten können, sollte der Patient für diesen, wenn auch seltenen Fall darüber informiert werden, was bei diesen Komplikationen zu tun ist.
Die wichtigsten Patienteninformationen sind auf dem nebenstehenden Muster für ein Patientenmerkblatt zusammengefaßt.

Tapeverband
angelegt am ....

Zur Kontrolle
bitte vorstellen am ....

Vorgesehene Abnahme am ....

Stempel

Wichtige Hinweise für Patienten mit einem Tapeverband

Der Verband, den Sie tragen, dient der Heilung, er muß Ihnen gut passen. Sie dürfen keine zusätzlichen Beschwerden haben.

Beachten Sie bitte folgende Hinweise:

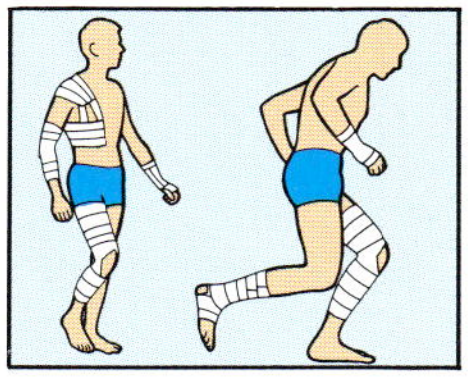

Der Vorteil des Tapeverbandes ist die Erhaltung der Mobilität. Durch Bewegung, solange sie nicht schmerzt, wird die Heilung beschleunigt.

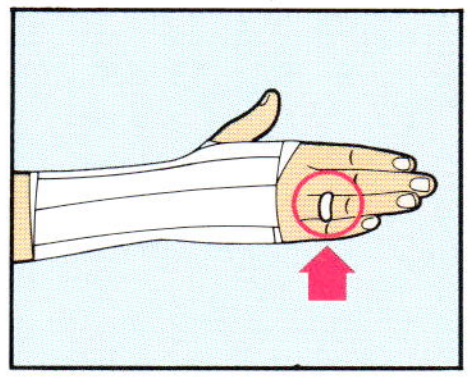

Tragen Sie bei Arm- und Handverbänden keine Ringe, da diese sich bei Schwellungen nicht mehr abnehmen lassen und es dadurch zu Durchblutungsstörungen kommen kann. Leichte Schwellungen verschwinden meist, wenn die Gliedmaße hochgelagert wird.

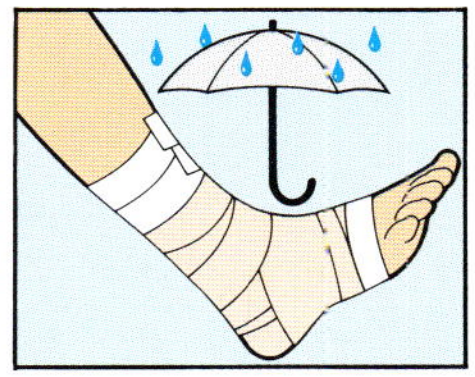

Tapeverbände vor Nässe schützen, sie können, wenn sie naß werden, enger werden oder ihre Haftfähigkeit verlieren. Vor Verschmutzung und Nässe schützt eine locker über den Verband gewickelte elastische Binde oder ein Trikotschlauch.

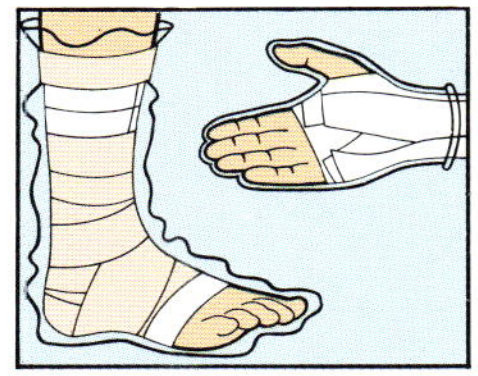

Beim Duschen dient eine Plastiktüte oder -folie zum Schutz des Verbandes. Handverbände können mit einem Einmalhandschuh geschützt werden.

Kleidung/Schuhe

Es empfiehlt sich, bequeme Kleidung und bei Fuß- oder Beinverbänden auch flache Schuhe zu tragen.

Auch bei einem korrekt angelegten Tapeverband können Komplikationen auftreten.

Der Verband muß sofort aufgeschnitten oder abgenommen werden bei:

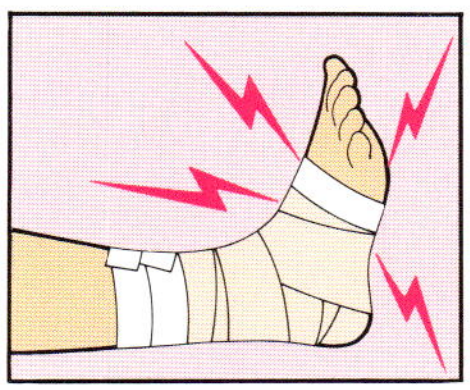

Starken zunehmenden Schmerzen.

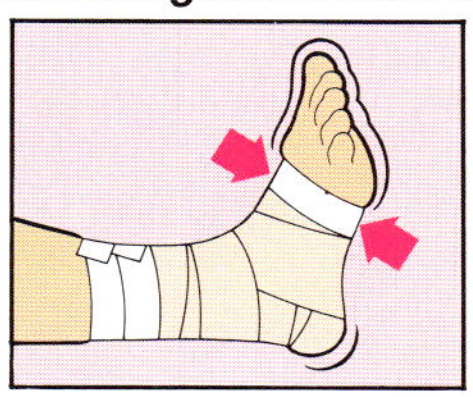

Starken Schwellungen, besonders der Finger oder Zehen, die auch bei Hochlagerung nicht zurückgehen.

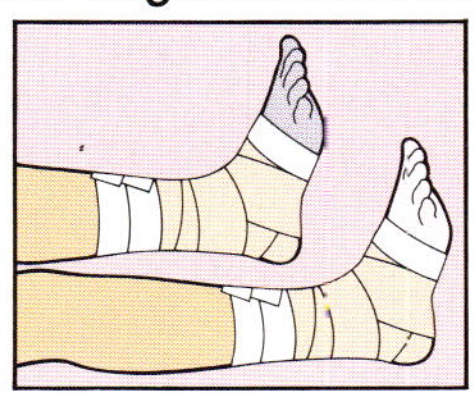

Blauer oder weißer Verfärbung von Fingern oder Zehen, die auch bei Hochlagerung nicht zurückgeht.

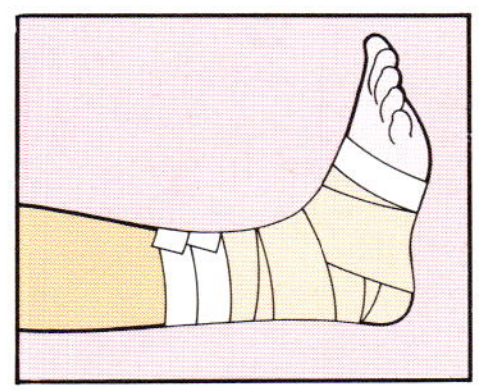

Taubheitsgefühl, „Kribbeln, Ameisenlaufen"; plötzlich auftretenden Bewegungseinschränkungen.

Starker **Juckreiz** kann ein Zeichen für eine Hautreaktion sein. Der Verband muß ggf. durch einen neuen mit zusätzlichem Hautschutz ersetzt werden.

Lagerung des Patienten

Generelle Hinweise
Durch die Lokalisation und die Funktion des geplanten Verbandes wird bestimmt, ob der Verband in Be- oder Entlastung angelegt wird und ob der Patient liegt, steht oder sitzt. Dabei ist zu beachten, daß:

- Der Patient die vorgegebene Stellung des zu versorgenen Gelenks oder der Muskelgruppe möglichst unverkrampft einhalten kann.
- Das freie und ungehinderte Arbeiten an der zu versorgenden Region gewährleistet ist.
- Im Regelfall werden Gelenke in ihrer Funktionsstellung versorgt. Ist keine schmerzfreie Funktionsstellung möglich, so wird in der schmerzfreien Ruhestellung verbunden.
- Der Patient sollte die vorgegebene Stellung des Gelenks oder der Muskelgruppe möglichst unverkrampft aktiv einhalten. Gegebenenfalls kann ihm das durch eine passive Unterstützung, wie in Abbildung 1 gezeigt, erleichtert werden.

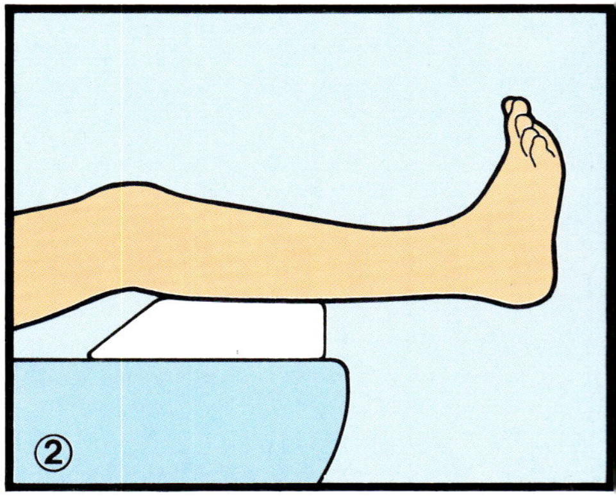

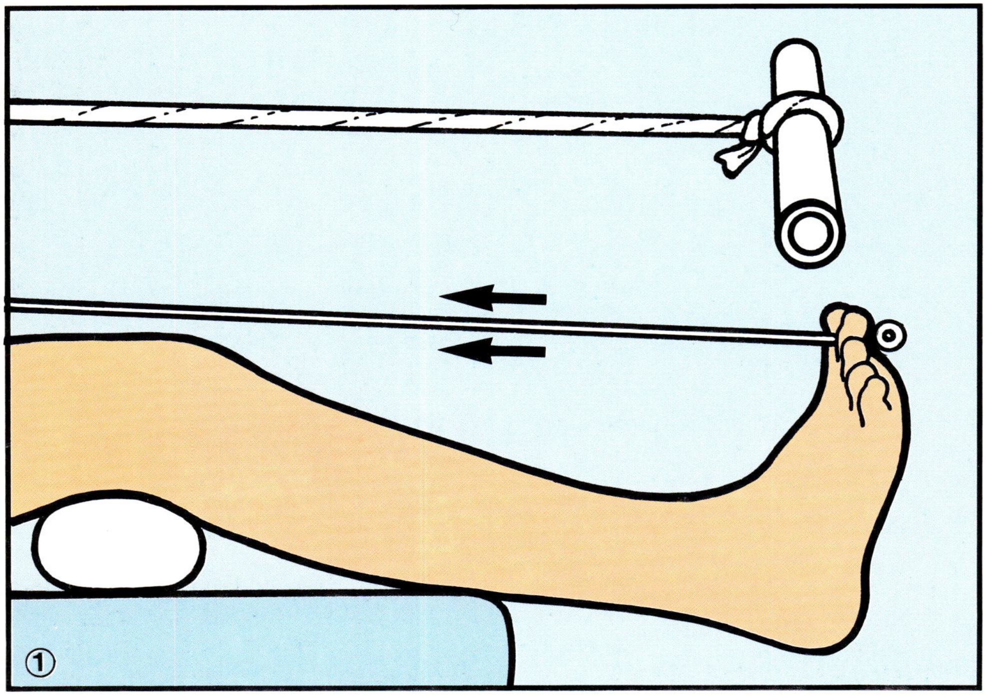

Bei Fuß- und Unterschenkelverbänden wird der Patient auf einer Untersuchungsliege oder Massagebank gelagert; der zu versorgende Teil des Unterschenkels ragt über das Ende der Liege hinaus, das Knie kann mit einer Nackenrolle etc. unterstützt werden (Abb. 1). Zur Entspannung des M. triceps surae kann der gesamte Unterschenkel höher gelagert werden (Abb. 2).

Die im Bild gezeigte Haltehilfe läßt sich leicht aus dem Pappkern einer Gazofix-Binde und einem Stück Gazofix herstellen,

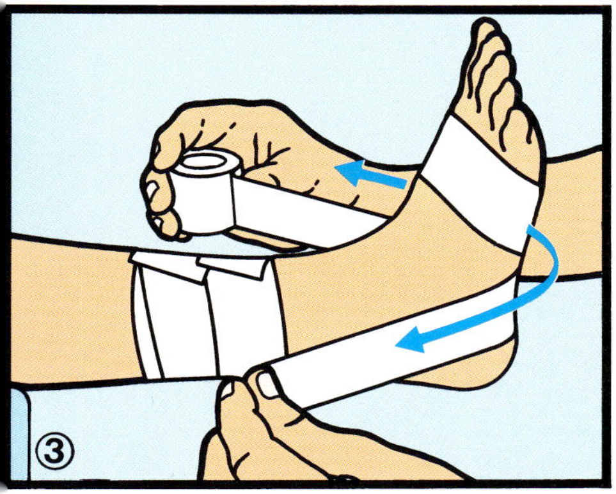

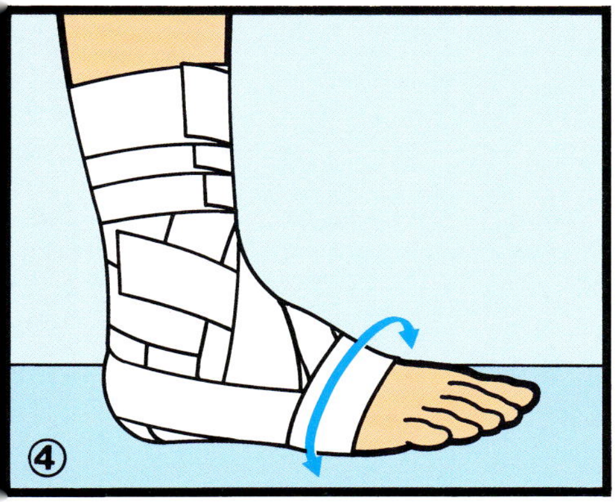

Bei Verbänden, die den Fuß mit einschließen, sollte der Verband in Entlastung begonnen werden (der Patient liegt, Abb. 3) und in Belastung geschlossen werden (der Patient steht jetzt, Abb. 4).
Gegebenenfalls ist eine Korrektur des Verbandes erforderlich, weil sich der Fuß unter Belastung in die Länge und Breite ausdehnt.

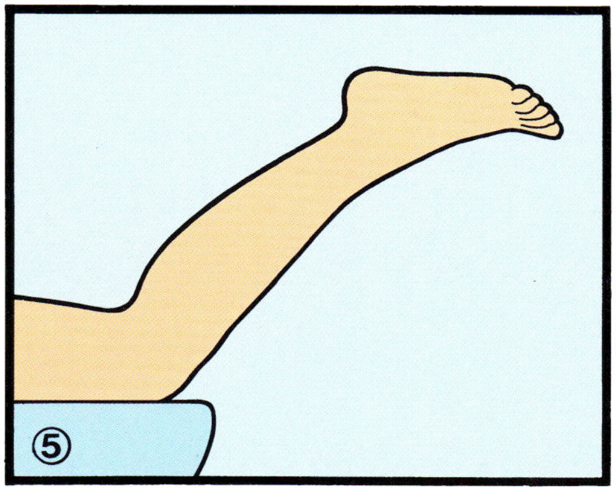

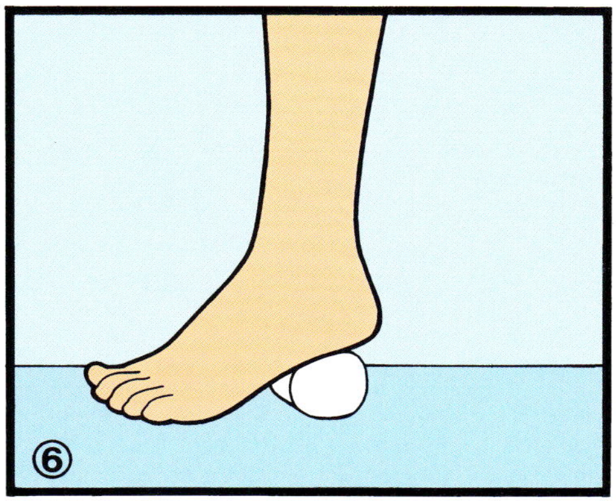

Für die Versorgung der dorsalen Unterschenkelseite (Achillessehne) liegt der Patient in Bauchlage, das Knie ist gebeugt, der Fuß in starker Plantarextension (Abb. 5).
Knie- und Oberschenkelverbände: Der Patient steht auf der Liege. Je nach Indikation ist die Kniebeugung und ggf. eine Fersenunterstützung, z. B. durch eine Taperolle, vorzunehmen (Abb. 6).

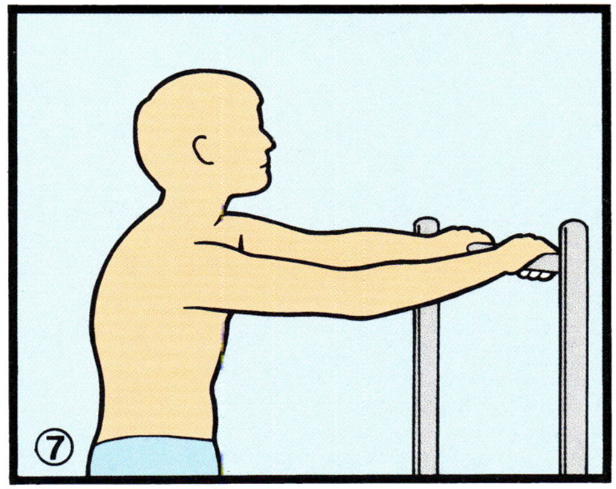

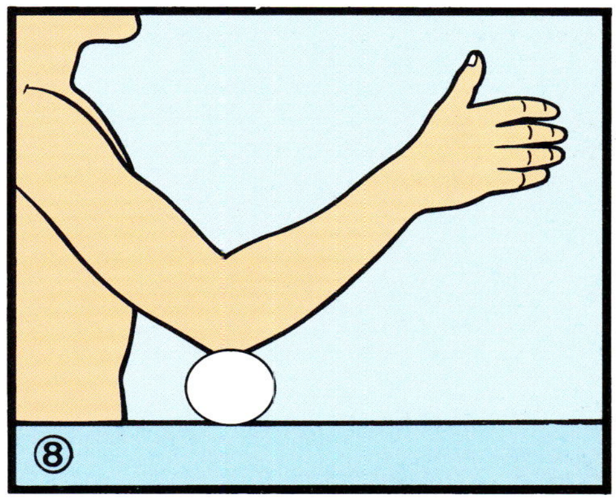

Verbände für Hals-, Brust- oder Lendenwirbelsäule: Der Patient steht und stützt sich mit den Händen ab (Abb. 7).
Verbände am Thorax: Der Patient steht, beide Arme sind leicht abduziert.

Bei Hand-, Finger- und Ellenbogenverbänden sitzt der Patient und stützt ggf. den Ellenbogen auf einer Nackenrolle auf (Abb. 8).

Polsterung von Verbänden

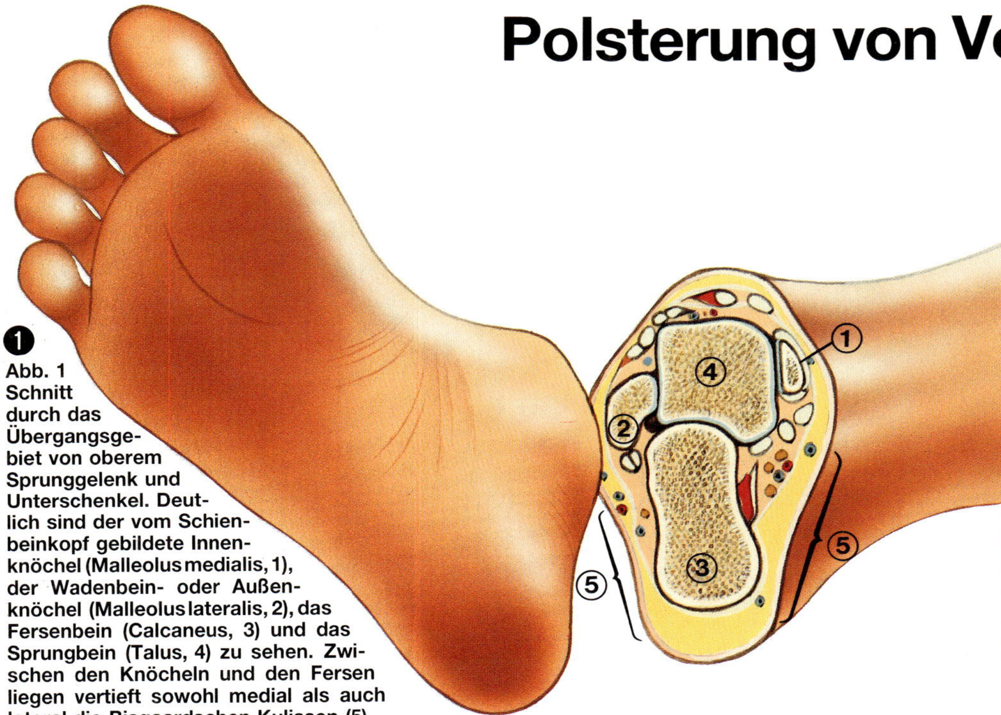

❶

Abb. 1 Schnitt durch das Übergangsgebiet von oberem Sprunggelenk und Unterschenkel. Deutlich sind der vom Schienbeinkopf gebildete Innenknöchel (Malleolus medialis, 1), der Wadenbein- oder Außenknöchel (Malleolus lateralis, 2), das Fersenbein (Calcaneus, 3) und das Sprungbein (Talus, 4) zu sehen. Zwischen den Knöcheln und den Fersen liegen vertieft sowohl medial als auch lateral die Bisgaardschen Kulissen (5).

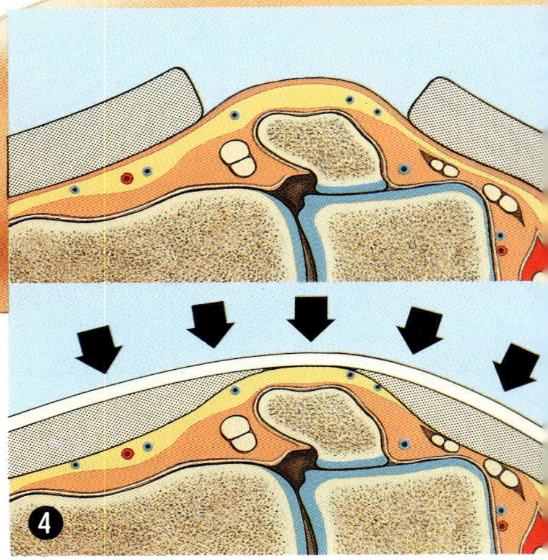

❹

Abb. 4 Vergrößerung aus Abbildung 3. Das obere Bild zeigt die Lage des Schaumgummipolsters, ohne Verband. Die Ränder des Schaumgummis sollten abgeschrägt werden. Unteres Bild: Die gleiche Situation mit Verband – der Druck ist gleichmäßig verteilt.

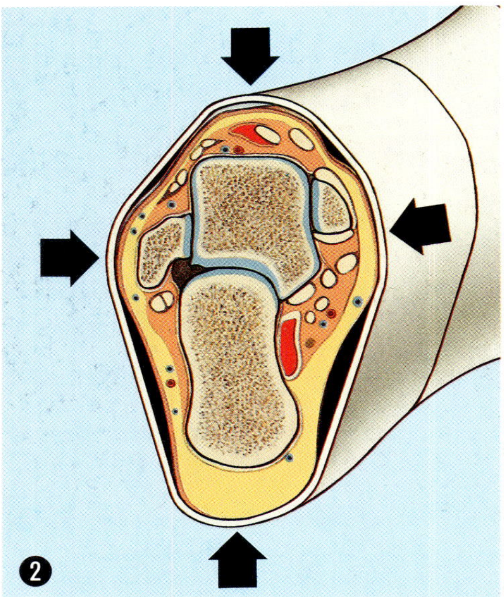

❷

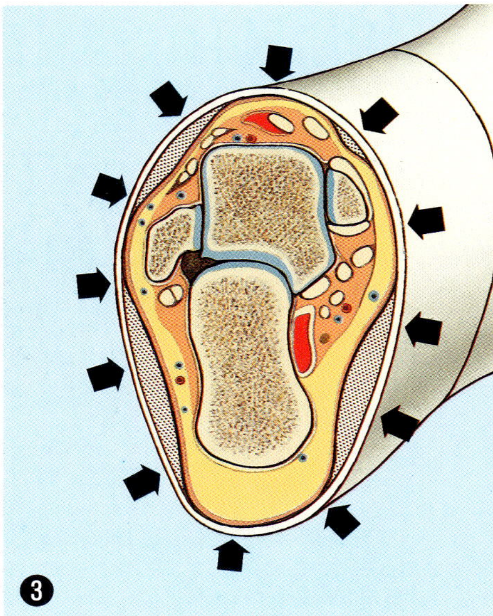

❸

Abb. 2 Legt man in diesem Bereich einen Funktionellen Verband an, so liegt der Druck nur auf den Prominenzen, während die Bisgaardschen Kulissen druckfrei sind. Die Folgen sind häufig sogenannte Kulissenödeme bzw. Druckstellen auf den Knochenvorsprüngen.

Abb. 3 Das Ziel einer der Anatomie angepaßten Polsterung muß es sein, den Druck gleichmäßig zu verteilen. Prominenzen werden hohlgelegt (nicht abgepolstert!), Vertiefungen aufgefüllt.

Funktionelle Verbände werden in der überwiegenden Zahl ungepolstert direkt auf der Haut angelegt. Jede Polsterung reduziert den direkten Hautkontakt und beeinträchtigt die Stabilität. Es sollte deshalb nur gepolstert werden, wenn es unbedingt erforderlich ist, z. B. um:

- Druckgefährdete Partien (z. B. Prominenzen, Knochenvorsprünge) zu entlasten
- Vertiefungen auszufüllen, um den Druck gleichmäßig zu verteilen und z. B. Kulissenödeme zu vermeiden
- Eine lokale Druckerhöhung zu erreichen.

Darüber hinaus sollte gepolstert werden:

- Bei flächigen Narben oder Wunden
- An sehr dünnen Extremitäten
- Wenn zusätzlich Externa wie Salben oder Flüssigkeiten appliziert werden sollen, z. B. zur Verbesserung der Resorption von Hämatomen oder lokalen Ödemen.

Für die Polsterung und das Hohllegen haben sich textilkaschierte Schaumgummiplatten (Artifoam) bewährt. Schaumgummi besitzt im Gegensatz zu den meisten Kunststoffschäumen die richtige Festigkeit, gute Polsterwirkung und gute Dauerelastizität. Für feste Polsterungen kann auch Filz verwendet werden, für großflächige Polsterungen eignen sich hochgebauschte Vliespolsterbinden (Artiflex).

Werden die Schaumgummiplatten nur zur Polsterung bzw. zum Hohllegen angewandt, so kommt die unkaschierte Seite, die durch Einsprühen mit Leukospray klebend gemacht wird, auf die Haut. Durch weiteres Einsprühen des aufgeklebten Formteils wird die Haftung des danach anzulegenden Verbandes verbessert.
Soll der Schaumgummizuschnitt als Träger für Medikamente dienen, so wird in der Regel auch die **unkaschierte** Seite mit den Salben oder Flüssigkeiten bestrichen. Der Schaumgummizuschnitt muß in diesem Fall durch Anlegen einer Gazofix-Fixierbinde in Position gehalten werden.

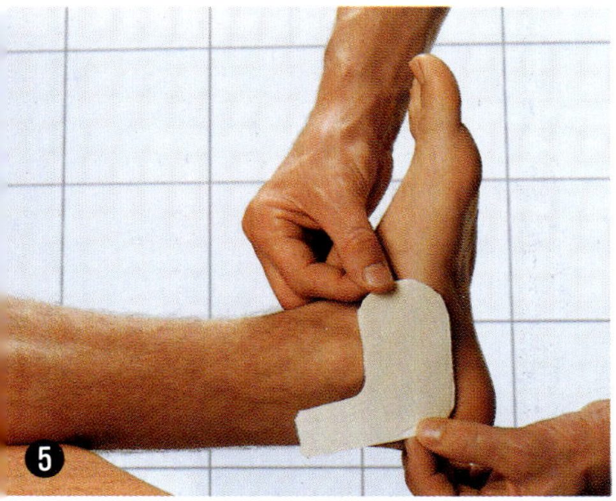

Abb. 5 Für den Innenknöchelbereich wird der Schaumstoff Bumerang-L-förmig zugeschnitten.

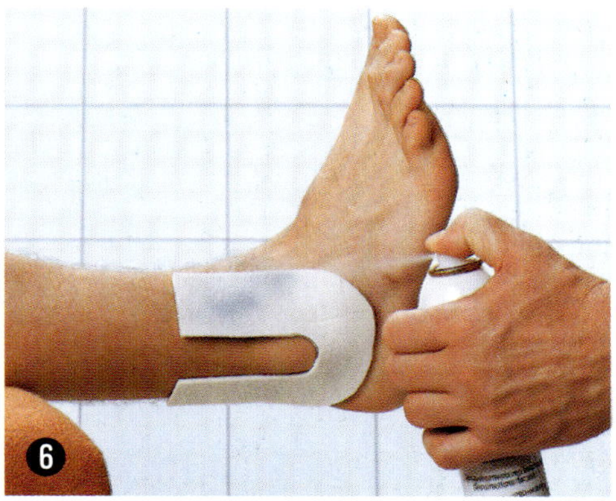

Abb. 6 Das Kulissenpolster hat am Außenknöchel einen U-förmigen Zuschnitt.

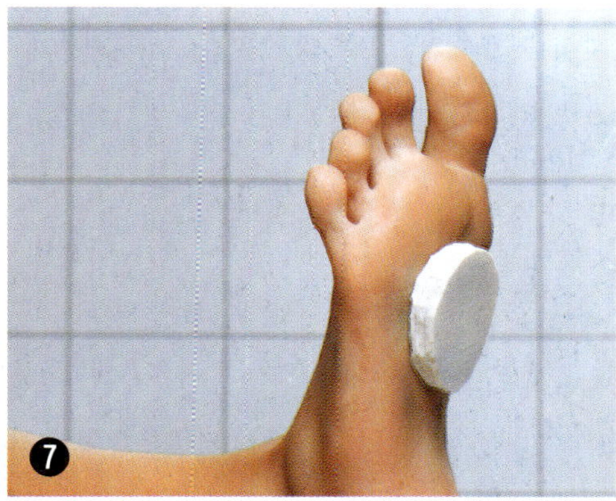

Abb. 7 Lokale Druckerhöhung auf das Fußgewölbe. Durch das mehrlagige Artifoam-Schaumgummipolster wird das Fußgewölbe entlastet.

:ungsgruppen

Bei der funktionellen Verbandtechnik müssen die scheinbaren Gegensätze Mobilität einerseits und Stabilität andererseits miteinander kombiniert werden. Beide Parameter sind variabel. Für jeden Patienten und jede Indikation müssen die Grade der Stabilität und Mobilität, die durch den Verband erreicht werden sollen, individuell festgelegt werden.
Ein Beispiel: Während bei einer Sprunggelenkdistorsion für einen wenig aktiven Patienten ein Verband mit einer relativ geringen Stabilität ausreicht, ist bei einem Hochleistungssportler, der möglichst umgehend das Training wieder aufnehmen will, für die gleiche Verletzung ein Verband mit wesentlich höherer Stabilität erforderlich.
Entsprechend der Indikation und der zu erwartenden Belastung können die Verbände in drei verschiedene Belastungsgruppen eingeteilt werden. Die in den Verbandübersichten angegebenen Belastungsgruppen sind Richtwerte, die erreicht werden, wenn die empfohlenen Materialien sowie die beschriebene Verbandtechnik angewandt werden.

Belastungsgruppe I (leicht)
Material:
- Elastische Pflasterbinden evtl. mit unelastischem Tape partiell verstärkt

Anwendungsgebiete:
- Geringe Überdehnung der Bandstrukturen von Gelenken ohne Hämatombildung
- Leichte Kontusionen
- Leichte Muskelüberdehnungen
- Sehnenscheidenreizungen
- Bursitis
- Arthrosen
- Schwellungszustände

Prophylaktisch:
- Bei Unsicherheitsgefühl
- Schutz bei leichter Bandinsuffizienz

Belastungsgruppe II (mittel)
Material:
- Elastische Pflasterbinden und unelastisches Tape, kombiniert entsprechend den anatomisch-physiologischen Gegebenheiten.

Anwendungsgebiete:
- Mittelschwere Distorsionen mit Hämatombildung
- Muskelzerrungen
- Muskelfaserrisse an bestimmten Lokalisationen
- Muskelprellungen
- Muskelentzündungen
- Postoperativ, nach totaler Immobilisation, nach Luxationen
- Insertionstendopathien
- Periostitis
- Statische Veränderungen am Fuß

Prophylaktisch:
- Entlastung von stark belasteten oder überlasteten Strukturen für alle Bewegungsformen in Beruf, Freizeit, Sport

Belastungsgruppe III (stark)
Material:
- Unelastisches Tape, direkt auf die Haut geklebt, ggf. unterstützt mit längselastischen Pflasterbinden

Anwendungsgebiete:
- Schwere Distorsionen mit Bandteilrupturen und Hämatomen
- Kapsel-Band-Läsionen
- Schwere Gelenk- und Muskelkontusionen mit Hämatomen
- Knochenfissuren und -frakturen*
- Luxationen und Subluxationen*
- Schwere Muskelfaser-, Muskelbündel-, Muskelteilrisse
- Inkomplette Sehnenruptur
- Komplette Sehnenruptur
- Postoperative Versorgung nach Gelenkrekonstruktionen

Prophylaktisch:
- Wie Belastungsgruppe II, jedoch bei zu erwartender extremer Belastung z. B. im Hochleistungssport

* Nur bestimmte Lokalisationen

Tips zum Tapen

Um Fehler beim Anlegen von Tape-Verbänden, besonders aus unelastischem Tape (Leukotape), zu vermeiden nachstehend eine Zusammenfassung der wichtigsten Tips, die beim Taper beachtet werden sollten.

Die 5 „A" beim Tapen
Das Tape immer in dieser Reihenfolge anlegen:
1. **A**bmessen
2. **A**nsetzen
3. **A**breißen
4. **A**nlegen
5. **A**nmodellieren

1. Abmessen
Tape in der Länge, die etwa der geplanten Tour entspricht, von der Rolle abziehen. Dabei die Tape-Rolle locker ir die Hand nehmen. Nicht mit dem Daumen auf die Rolle drücken.

2. Ansetzen
Tape zum Verarbeiten gespannt halten Geeigneten Ansatzpunkt aussuchen z. B. für einen U-Zügel am Sprunggelenk die plantare Seite der Ferse. Am Körpe die benötigte exakte Länge feststellen.

3. Abreißen
Tape nicht direkt am Verband abreißen sondern vor dem Anlegen.

4. Anlegen
Tape entsprechend der geplanten Tou anlegen. Dabei keinesfalls eine nicht physiologische Verlaufsrichtung erzwingen.

5. Anmodellieren
Durch leichten Druck das Tape anmodellieren. So wird der innige Kontakt mit de Haut bzw. der darunterliegenden Tou und damit eine gute Verklebung sowie de sichere Sitz des Verbandes erreicht.

Grundregeln für das Tapen

Beim Anlegen jedes Tapeverbandes müssen einige wichtige Punkte in zeitlicher Abfolge beachtet werden.

▶ Diagnose

Die exakte, klare Diagnose durch den Arzt ist die selbstverständliche Grundvoraussetzung für einen Tapeverband. Nur durch die eindeutige Feststellung der Funktionsstörung kann die Basis für einen Funktionellen Verband gelegt werden.

Bei unklarer Diagnose niemals tapen!

Weil bei prophylaktischen Verbänden eine gefährdete, aber nicht gestörte Struktur geschützt werden soll, ist hier eine Diagnose nicht erforderlich; der Verband wird funktionsgerecht angelegt.

▶ Indikation, Behandlungsziel

Eine klare und eindeutige Bestimmung des Behandlungszieles folgt der Diagnose und legt die Art des Verbandes sowie die Auswahl des Materials fest.

▶ Lagerung

Es sollte immer die bestmögliche Lagerung für Patient und Therapeut angestrebt werden, so daß der Patient nicht unnötig belastet wird und der Therapeut frei arbeiten kann.

▶ Material

Das Material muß in entsprechender Qualität und Menge in Griffweite vorbereitet sein.

▶ Hautbehandlung

Die Haut muß auf die Belastung durch den Verband entsprechend vorbereitet und ggf. geschützt werden.

▶ Gelenkposition bestimmen

Bestimmung und evtl. Korrektur der Gelenkposition, abgestimmt auf den schmerzfreien Bereich und die Schmerzsituation, erfolgen vor dem Anlegen des Verbandes. Dadurch ergibt sich auch die Position der verletzten und unverletzten Strukturen (Muskeln, Sehnen, Bänder). Be- und Entlastung sind zu beachten. Ausgangsbasis ist die Null- bzw. Funktionsstellung der Gelenke. Diese sind individuell unterschiedlich und können bei Sportlern erheblich von den „Normwerten“ abweichen. Prophylaktische Verbände orientieren sich an der zu erwartenden Belastung.

▶ Fixierung der Gelenkposition

Die Gelenkposition wird für jeden Verband, abgestimmt auf die jeweilige Situation, neu eingestellt. Der Patient hält die vorgegebene Gelenkposition aktiv, ggf. kann passiv unterstützt werden. Während des Anlegevorganges darf die Position nicht geändert werden. Ausnahmen sind Verbände, die in Entlastung begonnen und in Belastung beendet werden.

▶ Schnelles, exaktes Anlegen

Nicht nur funktionelle, sondern auch optisch ästhetische Aspekte sollten beim Anlegen des Verbandes berücksichtigt werden. Jeder Verband ist für den Patienten wie ein Kleidungsstück und für den Therapeuten als Visitenkarte anzusehen.

▶ Prüfung des Verbandes

Jeder Verband muß nach dem Anlegen unter aktiver Belastung, z. B. durch Gehen, auf seine Festigkeit und Funktion hin überprüft werden. Dabei steht die schmerzfreie Belastungsebene im Vordergrund.

▶ Information

Der Patient muß über Zweck des Verbandes, Belastbarkeit, Pflege und mögliche Komplikationen aufgeklärt werden.

▶ Kontrolle

Für länger liegende Verbände kann eine Kontrolle nach einigen Tagen erforderlich sein.

▶ Schonendes Abnehmen

Jedes Abnehmen eines Verbandes belastet die Haut mehr oder weniger stark, der Verband sollte deshalb so schonend wie möglich abgenommen bzw. gewechselt werden. Bei extrem sensiblen Patienten kann der Verband ggf. mit Benzin aufgeweicht werden, die Reste der Klebemasse lassen sich leicht mit Benzin entfernen.

Hauptsegmente

Segment	Funktion	Material
Ankerstreifen 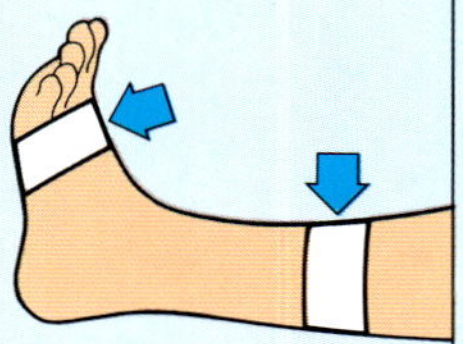	Ankerstreifen sind die ersten Elemente des Verbandes, an denen die Zügel aufgehängt werden. Sie liegen an den Enden des Verbandes und werden **ohne Zug** angelegt. Ihre Laufrichtung wird durch die funktionellen und anatomischen Gegebenheiten bestimmt.	Unelastisches Tape (Leukotape), ohne Zug angelegt.
Basistouren 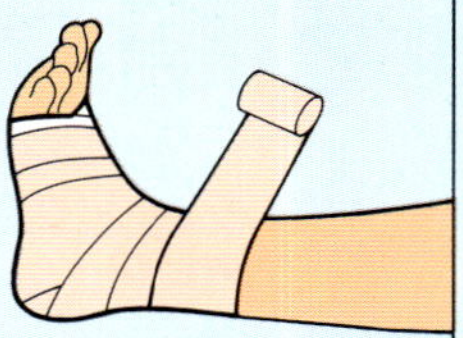	Basistouren werden als Grundverband angelegt, wenn zusätzlich eine Kompressionswirkung erzielt werden soll.	Für komprimierende Basistouren elastische Pflasterbinden (Elastoplast, Acrylastic, Tricoplast), mit dosiertem Zug angelegt.
Zügel 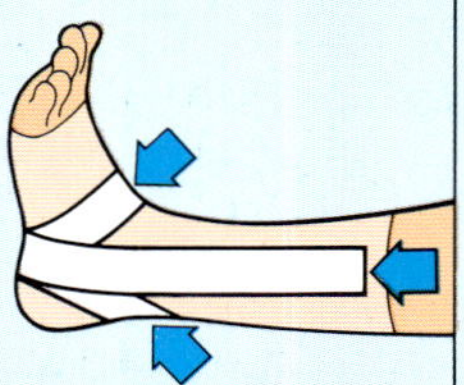	Zügel sind die tragenden Teile des Funktionellen Verbandes. Durch die Zügel wird die Funktion des Verbandes bestimmt, sie entlasten Muskeln, Bänder und Innenstrukturen sowie andere Gelenkanteile und führen Bewegungen. Ihre Anzahl, ihr Verlauf sowie die Art der Zügelung richten sich nach der Anatomie, der Indikation und der Größe des Gebietes.	Je nach Aufgabe des Verbandes unelastische Pflasterbinden/Tapes (Leukotape) oder elastische Pflasterbinden (Elastoplast, Acrylastic) mit hoher Klebkraft.
Fixierstreifen 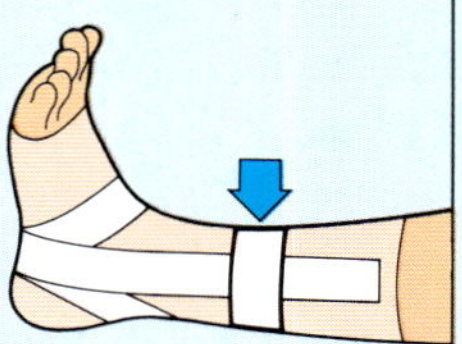	Mit Fixierstreifen werden die Zügel, die teilweise unter Zug stehen, Lage für Lage auf den Ankerstreifen befestigt, so daß sich die Zügel nicht ablösen können. Fixierstreifen werden meist semizirkulär angelegt und verlaufen in der Regel quer zu den Zügeln.	Unelastische Pflasterbinden/Tapes (Leukotape).
Verschalungsstreifen 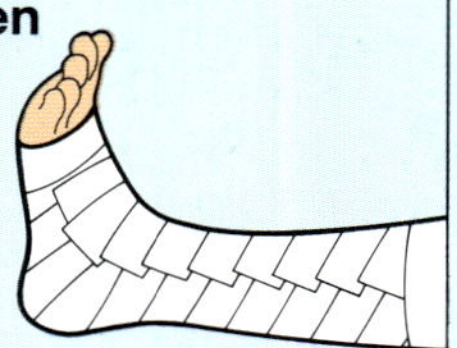	Durch Verschalungsstreifen wird der Verband geschlossen. Durch sie bekommen die Zügel untereinander einen festen Halt, und der Verband erhält eine feste, geschlossene Hülle.	Gleiches Material wie für die Zügel.

Ergänzungselemente

Element	Funktion	Material
Haftvermittler 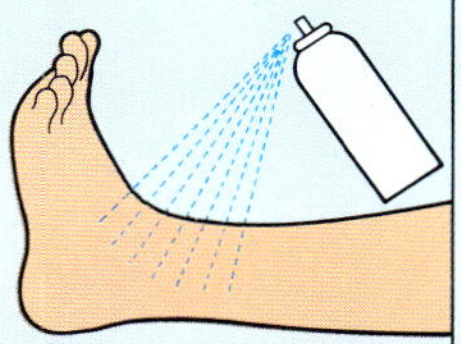	Haftvermittler verbessern die Haftung zwischen Haut- und Verbandmaterial deutlich, wirken als Hautschutz und reduzieren die Epilation.	Hypoallergener Sprühkleber (Leukospray).
Polsterung 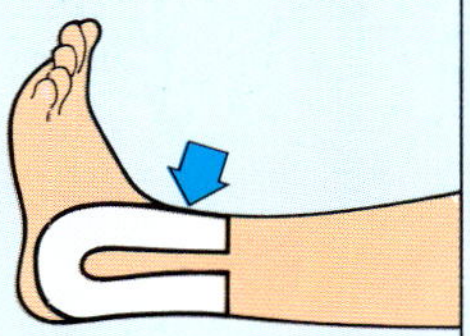	Polstermaterial dient zum Auffüllen von Vertiefungen und zum Abpolstern oder Hohllegen von Prominenzen sowie als Träger für perkutan wirkende Medikamente, z. B. antiphlogistische Salben.	Textilkaschierter Schaumgummi (Artifoam), hochgebauschte Polsterbinden (Artiflex), Filz.
Unterzug (Hautschutz) 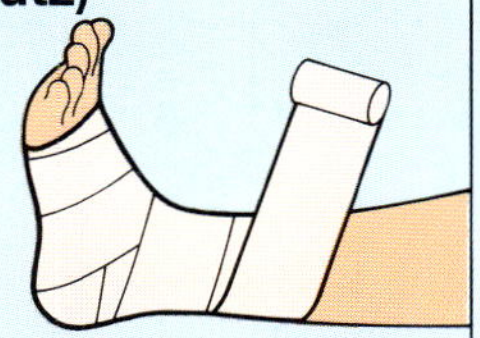	Ein Unterzug schützt empfindliche Haut, reduziert oder verhindert den direkten Hautkontakt und fixiert Formteile und Polster.	Unterzug mit Kompressionswirkung: Längs- und querelastische hypoallergene Pflasterbinde (Tricoplast). Sehr dünn, kohäsiv: Kohäsive Fixierbinde (Gazofix) (muß mit Sprühkleber auf der Haut fixiert werden). Sehr dünn, adhäsiv: Selbstklebendes hypoallergenes, elastisches Vlies (Fixomull stretch).
Sicherungsstreifen 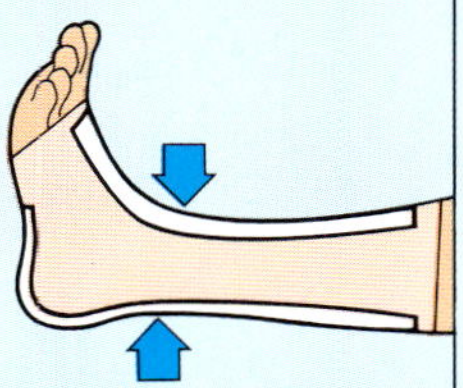	Durch den auf den fertigen Verband aufgeklebten Sicherungsstreifen wird der Verband an mechanisch besonders belasteten Stellen, z. B. der Ferse, zusätzlich geschützt.	Unelastische Pflasterbinden/Tapes (Leukotape) oder hautfarbene Verbandpflaster (Leukoplast).
Überzug 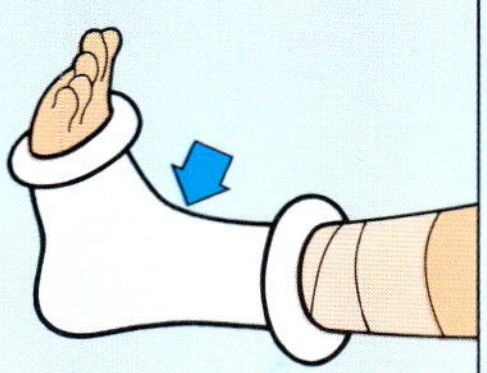	Ein Überzug aus einem Schlauchverband schützt den Verband vor Verschmutzung und verhindert die Manipulation durch den Patienten.	Dehnbarer Schlauchverband (Tricofix).

Verletzungen der Bänder an den Sprunggelenken

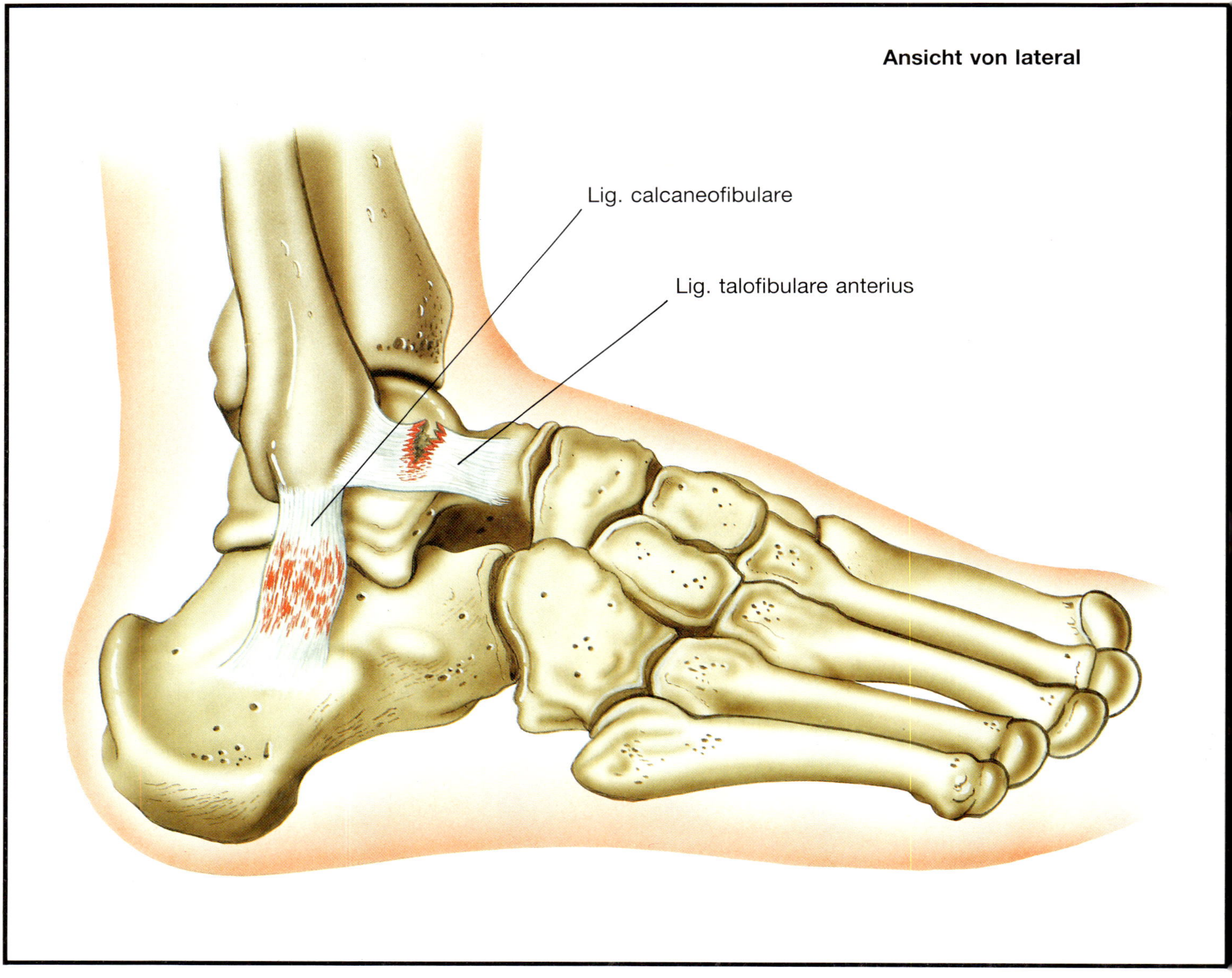

Ansicht von medial

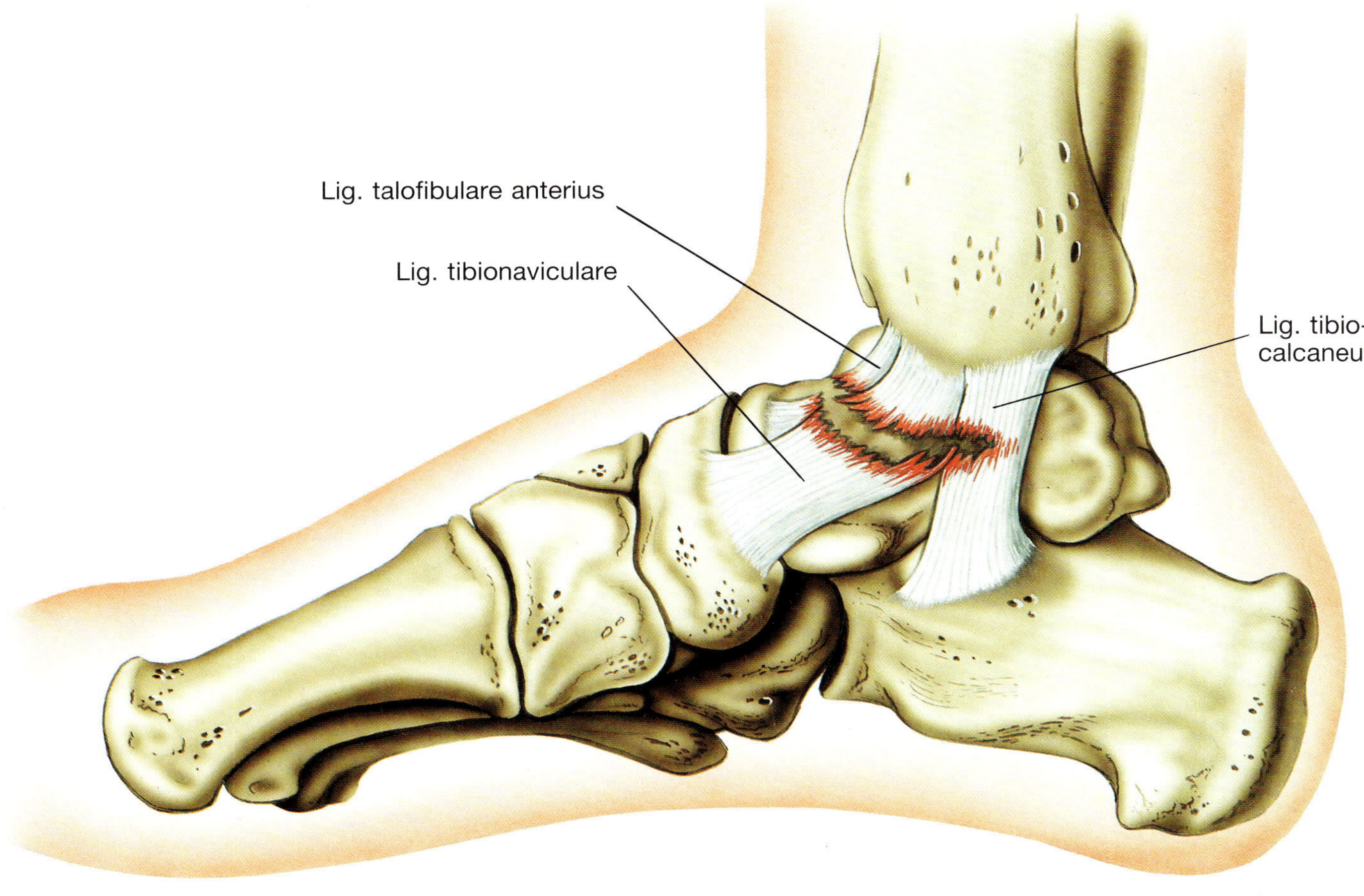

Übersicht der Verbände an den Sprunggelenken

Verbandart		**Klassischer Sprunggelenkverband**		**Plantarflexions-entlastungsverband**	
Beschrieben auf Seite	Belastungs-gruppe	Seite 70	II (III)*	Seite 76	II
Funktion des Verbandes		Stabilisiert das obere und untere Sprunggelenk in seiner physiologischen Funktionsebene Wirkt komprimierend auf Hämatome (Entstehungsprophylaxe und Resorptionsverbesserung)		Gezielte Einschränkung der Plantarflexion mit Fixierung des unteren Sprunggelenkes Leichte Einschränkung der Supination und Pronation	
Indikationen		Mittelschwere Distorsionen der Sprunggelenke Überdehnungen des fibularen Bandapparates Kapseleinrisse Bandinsuffizienz Subluxation des Os naviculare		Leichte Distorsionen der Sprunggelenke Flexionstrauma Kapselüberdehnung Muskelschwäche der Extensoren	
Kontraindikationen		Komplette Bandrupturen** Knöcherne Bandausrisse Gelenkfrakturen Massive, ausgedehnte Hämatome		Komplette Bandrupturen** Knöcherne Bandausrisse Gelenkfrakturen Massive, ausgedehnte Hämatome	
Material		Unterzug: Tricoplast 8 cm : 2,5 m oder Gazofix 8 cm : 4 m Tape: Leukotape 3,75 cm: ca. 10 m Artifoam/Leukospray		Elastoplast 8 cm : 2,5 m Leukotape 3,75 cm : 4,5 m Leukospray	
Sonstige Hinweise		Ggf. externe medikamentöse Begleittherapie		Dorsalen Zügel und geschlitzten Zügel nicht zu fest anziehen Nach ca. 5 min die Belastung durch Gehen überprüfen	
Liegedauer/Kontrolle		Maximal 4 Tage		Maximal 4 Tage	

* Belastungsgruppe III, wenn direkt ohne Unterzug auf die Haut geklebt wird.

Elastischer Sprunggelenkverband		Leichter Sprunggelenkverband		Kombinationstapeverband	
Seite 79	II	Seite 81	II	Seite 84	III
Elastische Stabilisierung der Supination Gute Kompressionswirkung Hämatom- und Ödemprophylaxe		Stabilisierung des Sprunggelenks in allen Funktionsebenen Gute Kompressionswirkung Prophylaxe und Therapie von Hämatomen und Ödemen		Hochgradige Stabilisierung des Sprunggelenks Spezielle Einschränkung der Inversions- und Eversionsrichtung Gute Kompressionswirkung Hämatom- und Ödemtherapie	
Mittelschwere Distorsionen der Sprunggelenke Überdehnungen des fibularen Bandapparates Kapseleinrisse Bandinsuffizienz Subluxation des Os naviculare		Leichte Distorsionen Überdehnung des fibularen Bandapparates Leichte Kapseleinrisse Leichte Bandinsuffizienz Leichte Subluxation des Os naviculare Zur Prophylaxe		Schwere Distorsionen mit Kapselrissen am oberen Sprunggelenk Teilrupturen der fibularen Bänder Verletzungen der Syndesmose (Grad I)	
Komplette Bandrupturen** Knöcherne Bandausrisse Gelenkfrakturen Massive, ausgedehnte Hämatome		Komplette Bandrupturen** Knöcherne Bandausrisse Gelenkfrakturen Massive, ausgedehnte Hämatome		Komplette Bandrupturen** Knöcherne Bandausrisse Gelenkfrakturen Massive, ausgedehnte Hämatome	
Acrylastic 8 cm: 2,5 m Elastoplast 8 cm: 2,5 m plus Unterzug Ggf. Artifoam, Leukospray		Unterzug: Tricoplast 8 cm: 2,5 m oder Gazofix 8 cm: 4 m Leukotape 3,75 cm: ca. 5 m Artifoam, Leukospray		Fixomull stretch ca. 5 cm breit und ca. 20 cm lang Acrylastic 8 cm: 2,5 m Leukotape 3,75 cm: ca. 5 m Leukospray	
Langzeitverband Ggf. externe medikamentöse Begleittherapie Diese Wickeltechnik eignet sich auch für Unterzüge		Ggf. externe medikamentöse Begleittherapie		Schmerzfreie Gelenkstellung beachten Nach 5 Minuten die Belastung durch Gehen überprüfen Hautschutz mit Fixomull stretch bzw. mit Gazofix und Leukospray	
Maximal 10 Tage		Stunden bis maximal 2 Tage		Mit Unterzug 10 bis 14 Tage (ohne Unterzug maximal 8 Tage). Kontrolle am 2. und 8. Tag	

** Einige skandinavische Autoren beschreiben auch die erfolgreiche Anwendung von Tapeverbänden bei kompletten Bandrupturen.

Klassischer Sprunggelenkverband

Indikationen
- Mittelschwere Distorsionen
- Überdehnungen des fibularen Bandapparates
- Kapseleinrisse
- Bandinsuffizienz
- Subluxation des Os naviculare

Material
- Unterzug: Tricoplast 8 cm: 2,5 m oder Gazofix 8 cm: 4 m
- Leukotape 3,75 cm: ca. 10 m
- Artifoam, Leukospray

Sonstige Hinweise
- Ggf. externe medikamentöse Begleittherapie

Liegedauer
Maximal 4 Tage

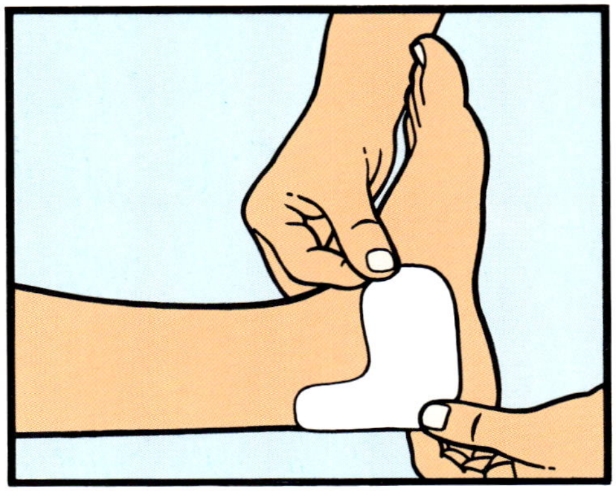

Auf die mediale Seite des Gelenkes wird ein bumerangförmig zurechtgeschnittenes Stück Artifoam gelegt. Artifoam, wenn es nicht als Medikamententräger dient, leicht mit Leukospray einsprühen.

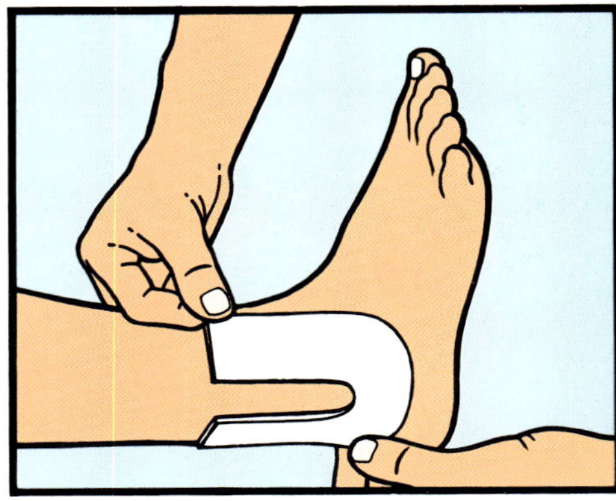

Auf die laterale Gelenkseite wird ein un gleichschenkeliges U-Formteil gelegt.

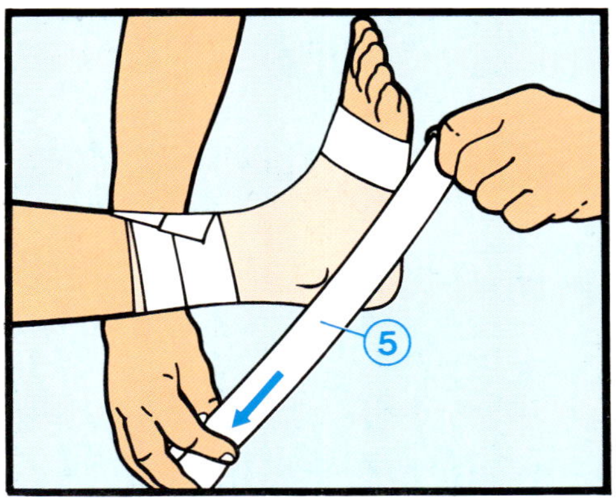

Zur Sicherung des Talusvorschubes dient der Zügel ⑤. Er beginnt plantar am distalen Anker, umfaßt die Ferse zunächst lateral, distal des äußeren Malleolus, …

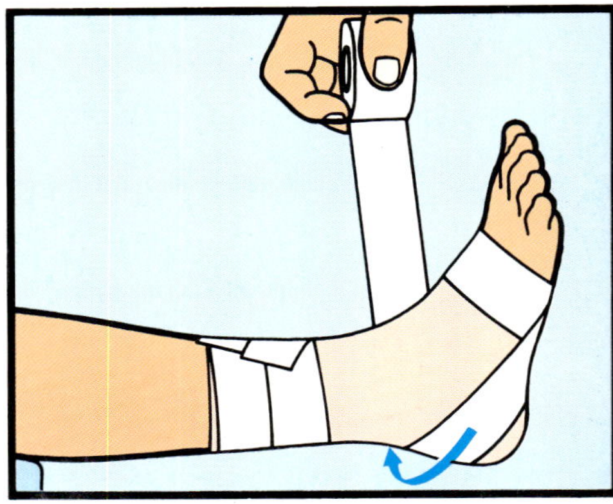

… dann von dorsal, den medialen Malleolus umschließend, …

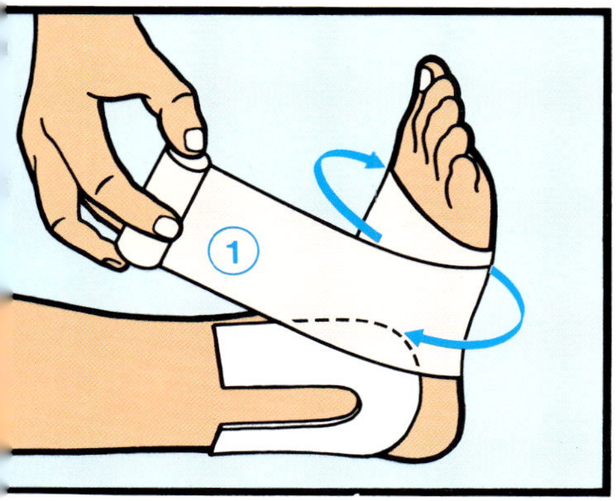

Haut mit Leukospray einsprühen. Mit einer Gazofix-Binde ① wird der Fuß umwickelt, die Formteile werden fixiert und der Unterschenkel im unteren Drittel abgedeckt.

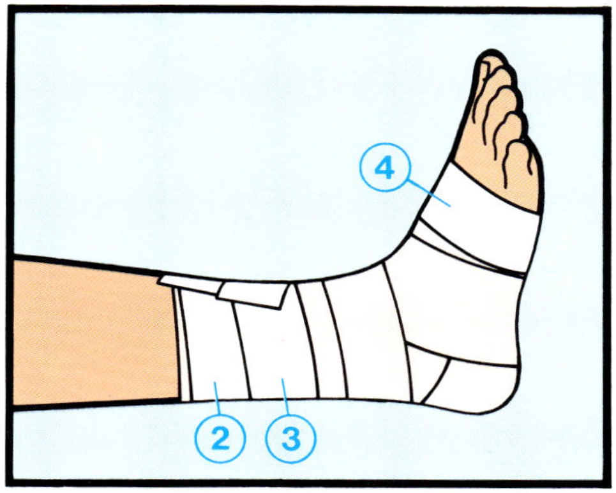

Der proximale Rand der Unterzugbinde wird mit den Ankern ② und ③ semizirkulär oder zirkulär kurz überlappend fixiert. Anker ④ fixiert den distalen Bindenrand von dorsal nach plantar.*

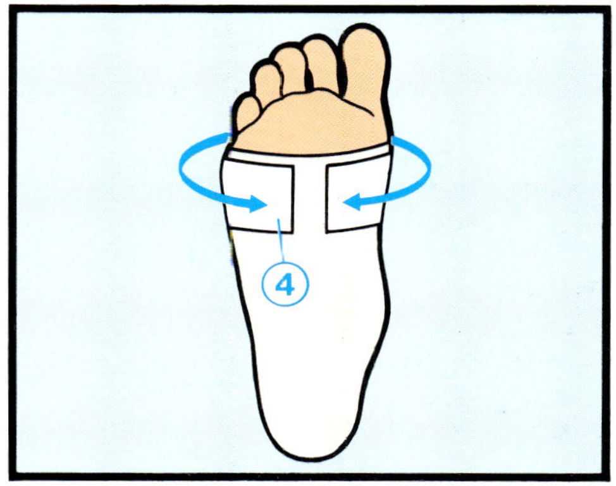

Der distale Anker ④ bleibt plantar 1 bis 2 cm offen.

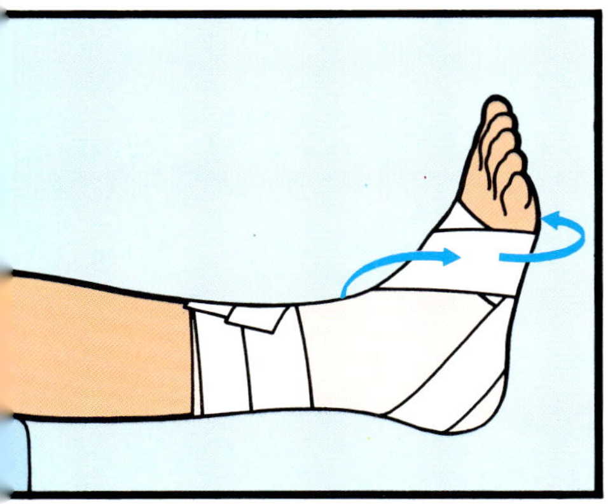

... und läuft über den Fußrücken wieder nach lateral plantar.

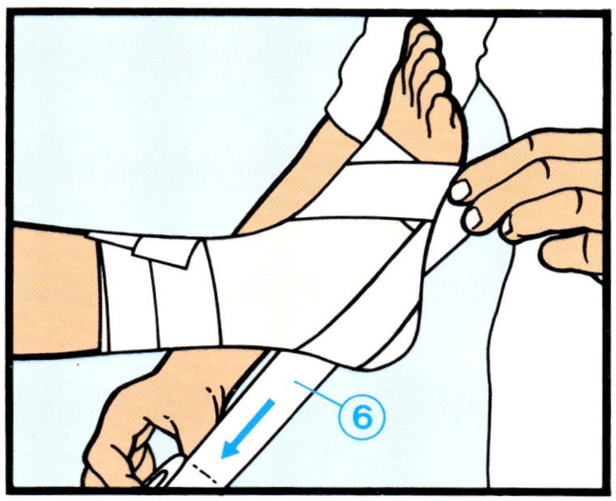

Der Zügel ⑥ verläuft spiegelbildlich zu Zügel ⑤, ...

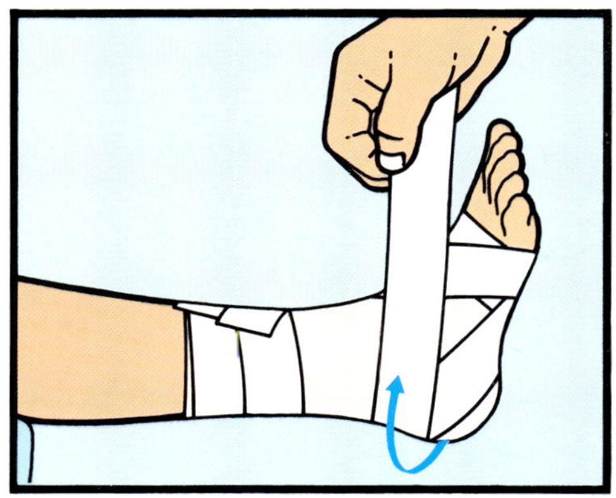

... umfaßt die Ferse in entgegengesetzter Richtung, ...

---

* Auf die Konturen der Unterzüge haben wir im folgenden aus Gründen der Übersichtlichkeit verzichtet.

Klassischer Sprunggelenkverband

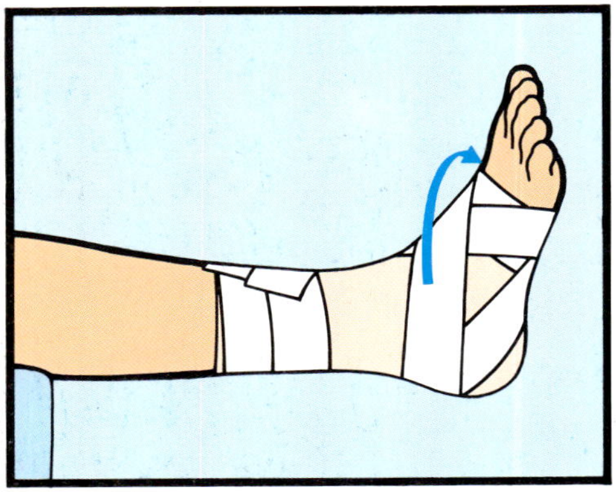

... kreuzt Zügel ⑤ auf dem Fußrücken und endet plantar.

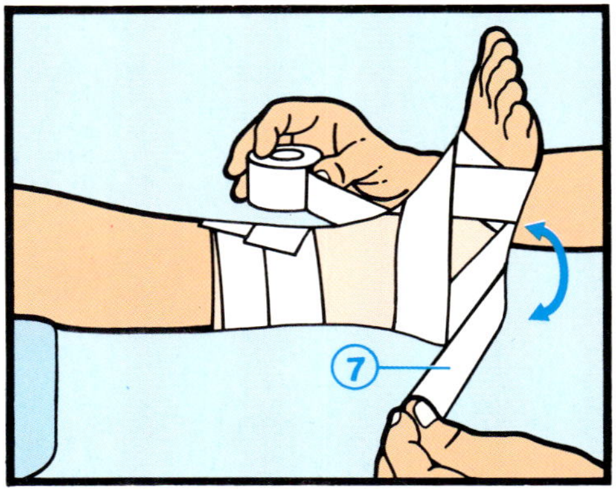

Der erste aufsteigende U-Zügel ⑦ wird plantar angesetzt und verläuft von der Ferse nach lateral und medial zu den proximalen Ankern ② und ③ .

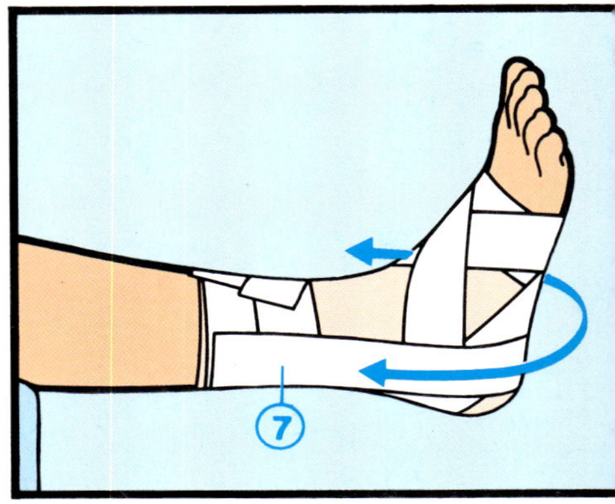

Dabei liegt er mit zwei Drittel dorsal de Malleolen und mit einem Drittel auf der Malleolen.

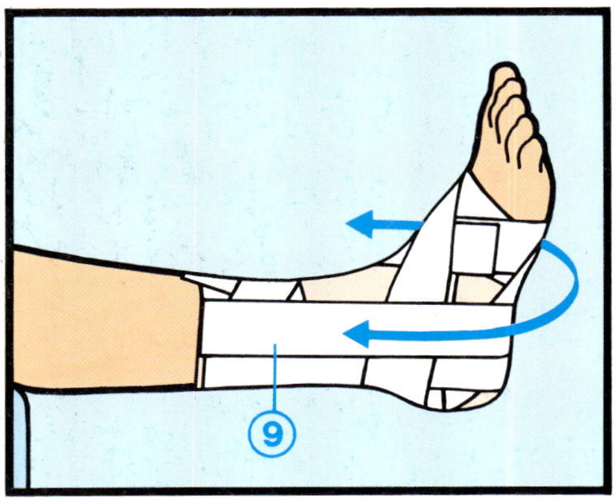

Er überdeckt den U-Zügel ⑦ zu etwa ein Drittel.

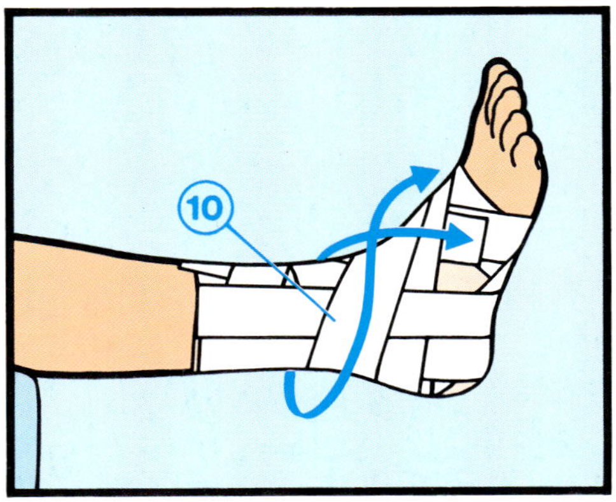

Der zweite querverlaufende U-Zügel ⑩ wird nach proximal versetzt.

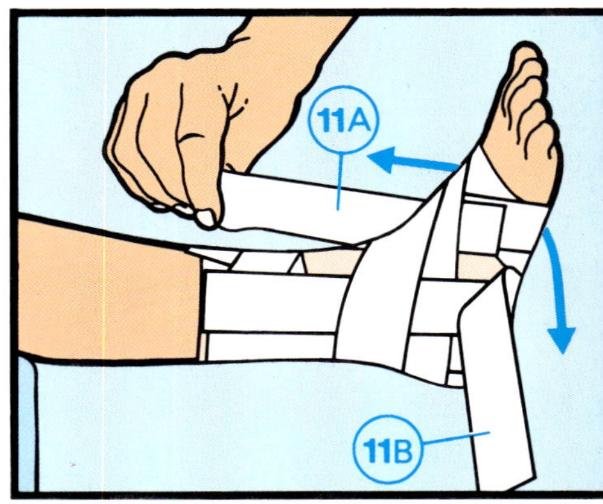

Der dritte aufsteigende U-Zügel ⑪ zieh von plantar mit dem medialen Schenke (11A) über das Os naviculare auf die latera le Seite des Unterschenkels.

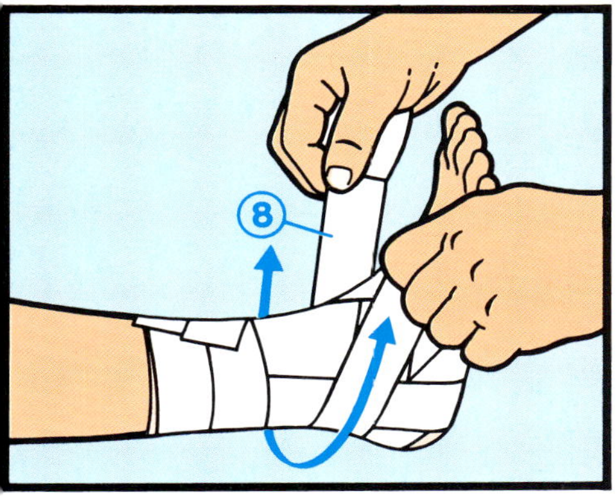

Der querverlaufende U-Zügel ⑧ zieht in Pfeilrichtung, wobei zwei Drittel des Zügels distal der Malleolen liegen.

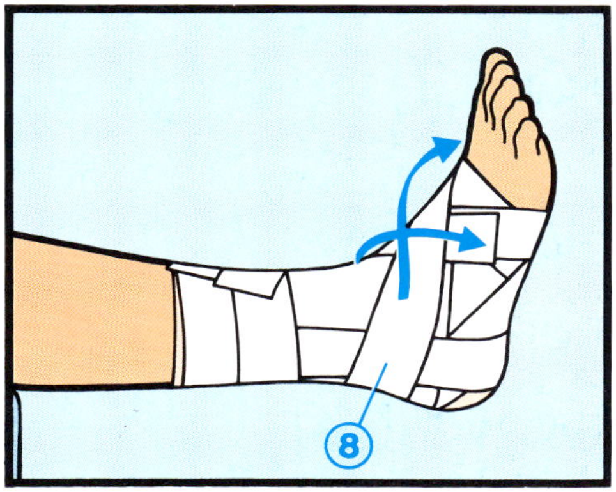

Der U-Zügel ⑧ kreuzt sich auf dem Fußrücken und endet am distalen Anker.

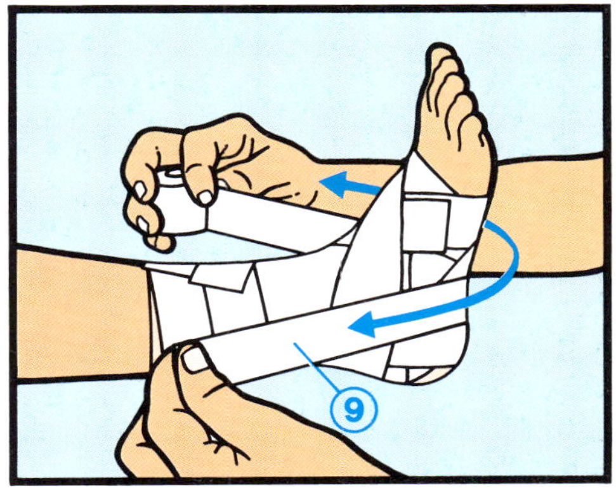

Der zweite aufsteigende Zügel ⑨ wird nach ventral versetzt angelegt.

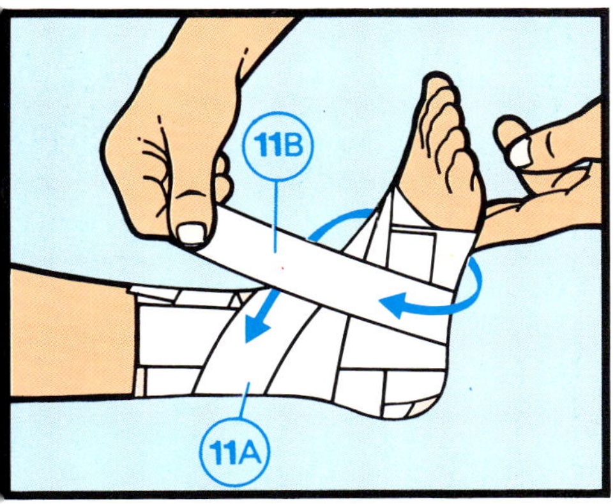

Der laterale Schenkel ⑪B verläuft etwa in Höhe der Basis des Metatarsale V auf die mediale Seite des Unterschenkels.

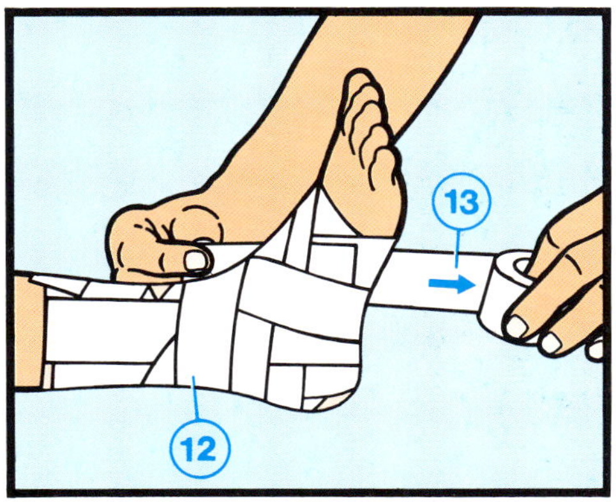

Der dritte querverlaufende U-Zügel ⑫ wird proximal versetzt zu ⑩ angelegt. Der Sicherungszügel ⑬ zieht von medial über das Os naviculare nach plantar und lateral, ...

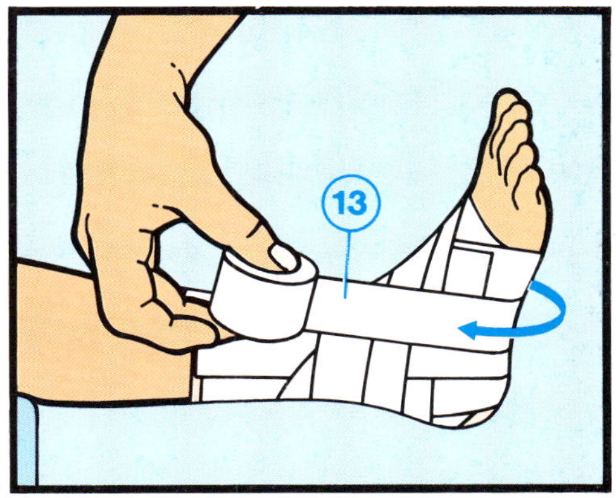

... dann über die Basis des Metatarsale V nach medial, ...

Klassischer Sprunggelenkverband

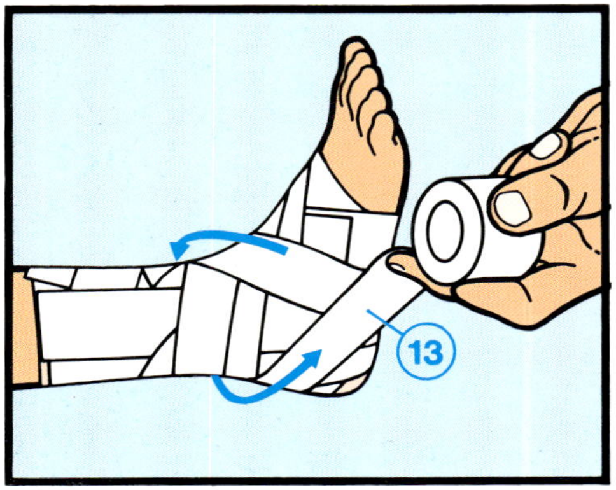

... erfaßt den medialen Malleolus und läuft nach distal über den Kalkaneus auf die Fußaußenseite.

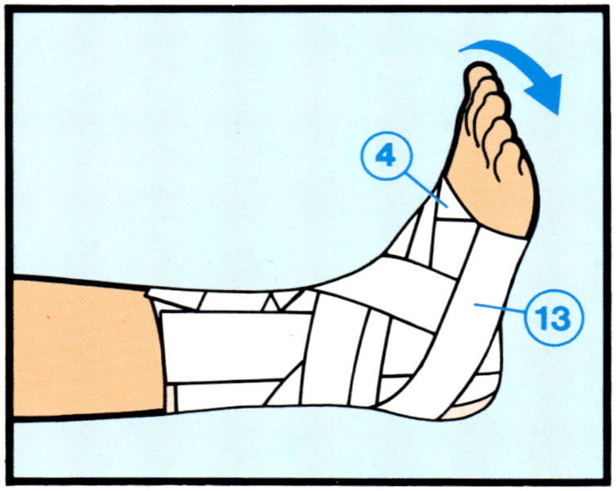

Der Sicherungszügel (13) endet unter Berücksichtigung einer leichten Abduktionsstellung (passiver Druck von medial nach lateral) am Fußaußenrand am distalen Anker (4).

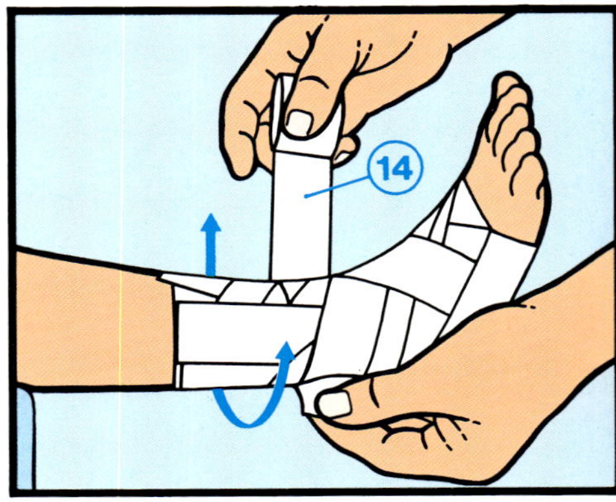

Die erste Verschalungstour (14) verläuft von dorsal nach ventral.

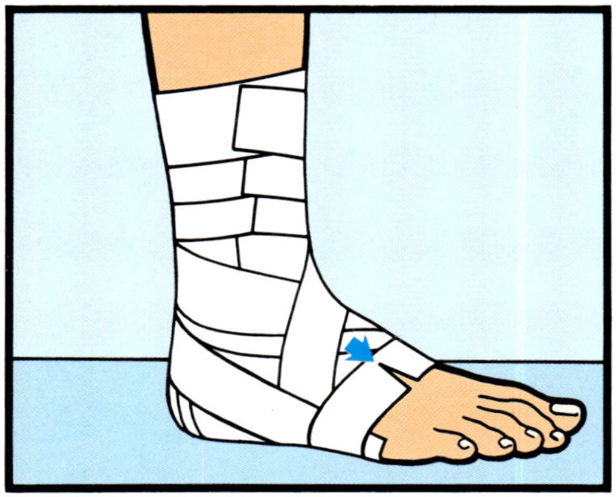

Der Patient steht auf und belastet den Verband maximal im schmerzfreien Bereich.

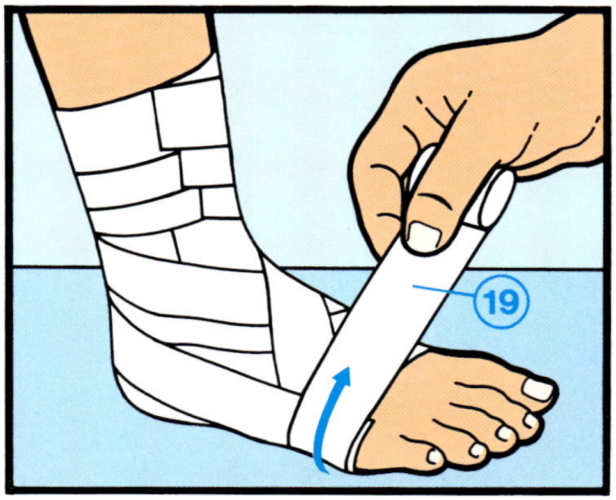

Die eingeschnittene Stelle wird semizirkulär von lateral nach medial verschalt (19).

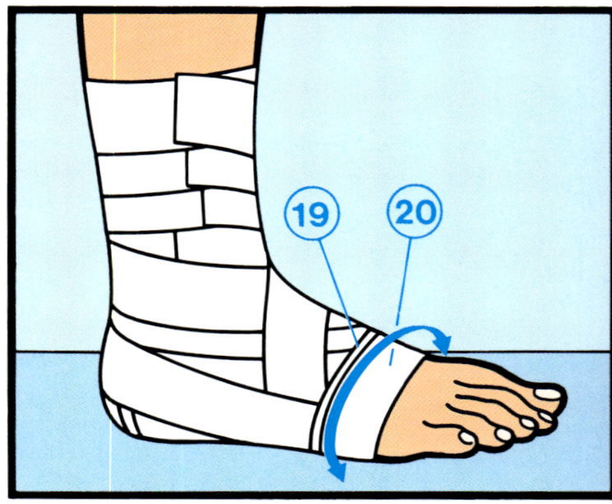

Eine zusätzliche Verschalung (20) kann – bei guter Hautverträglichkeit – zu etwa ein Drittel auf die Haut geklebt werden.

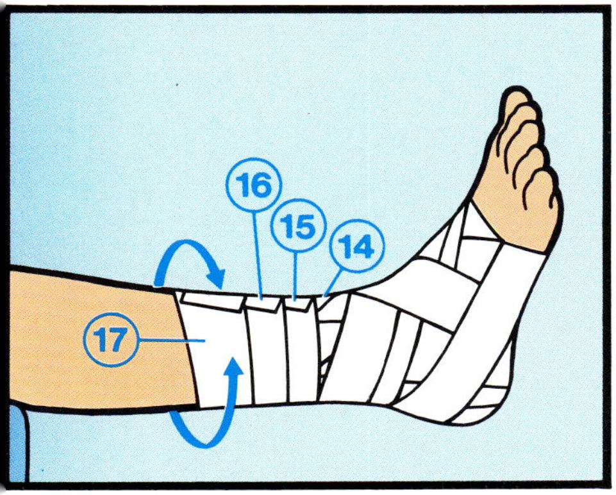

Die einzelnen Verschalungen ⑭ – ⑰ werden von distal nach proximal überlappend angelegt.

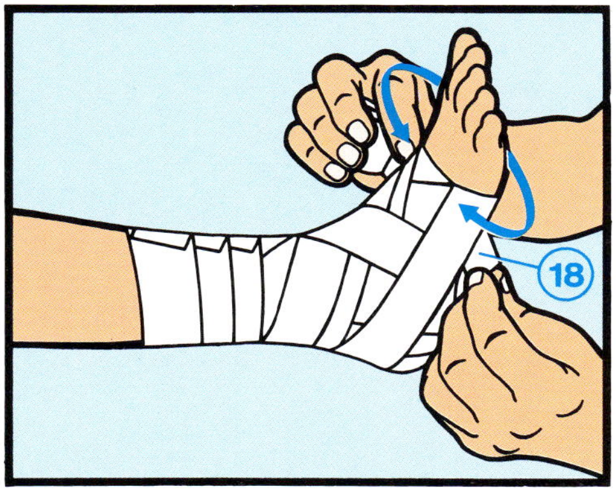

Die Plantarseite wird semizirkulär verschalt ⑱.

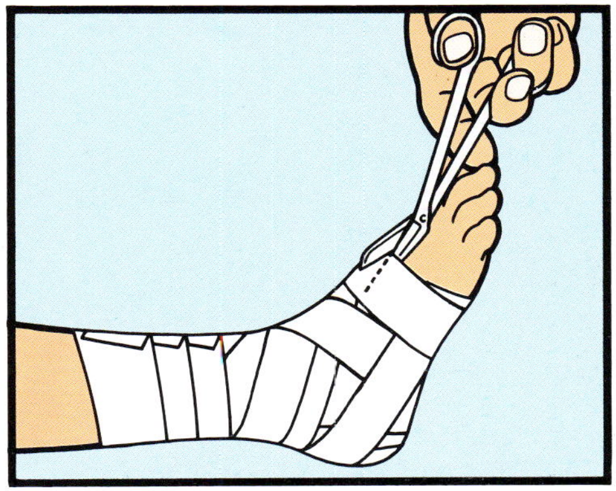

Zur Korrektur schneidet man den Verband am Fußrücken auf Höhe der dritten Zehe etwa 2 bis 3 cm ein.

Plantarflexionsentlastungsverband

Indikationen
- Leichte Distorsionen der Sprunggelenke
- Flexionstrauma
- Kapselüberdehnung
- Muskelschwäche der Extensoren

Material
- Elastoplast 8 cm: 2,5 m, 10 cm: 1 m
- Leukotape 3,75 cm: 4,5 m
- Leukospray

Sonstige Hinweise
- Dorsalen Zügel und geschlitzten Zügel nicht zu fest anziehen
- Nach ca. 5 Minuten die Belastung durch Gehen überprüfen

Liegedauer
Maximal 4 Tage

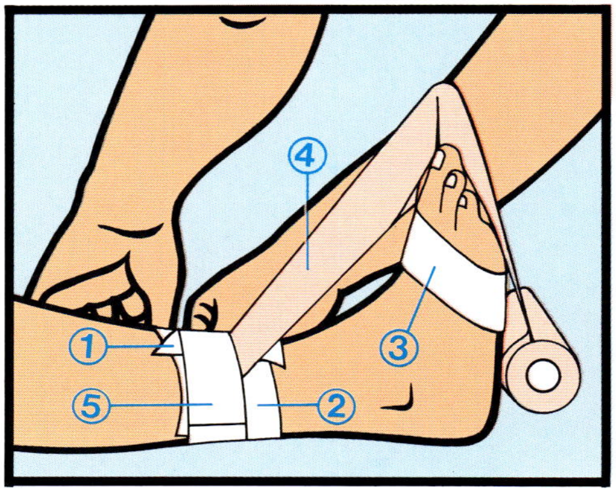

Die proximalen Anker ① und ② liegen im distalen Drittel des Unterschenkels. Der Anker ③ verläuft von dorsal nach plantar an der Grenze der Zehengrundgelenke. Der Zügel ④ aus 8 cm breitem Acrylastic oder Elastoplast wird durch Tour ⑤ auf den proximalen Ankern fixiert.

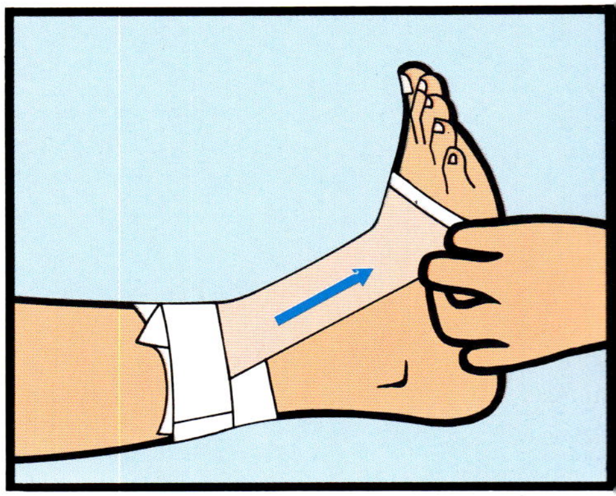

Der elastische Zügel wird in Pfeilrichtung stark gedehnt und über dem distalen Anker abgeschnitten.

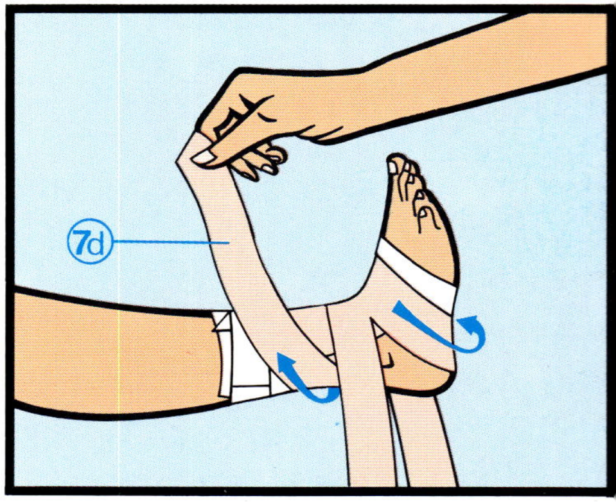

Der geschlitzte Zügel (7d) verläuft in Pfeilrichtung über den lateralen Fußrand zur Fußsohle und über die mediale Seite der Ferse auf die laterale Seite des Unterschenkels.

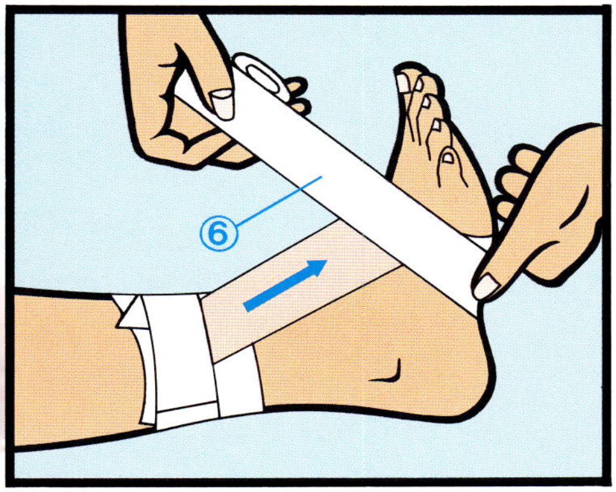

Das distale Ende des Zügels wird mit der Fixiertour ⑥ auf dem distalen Anker befestigt.

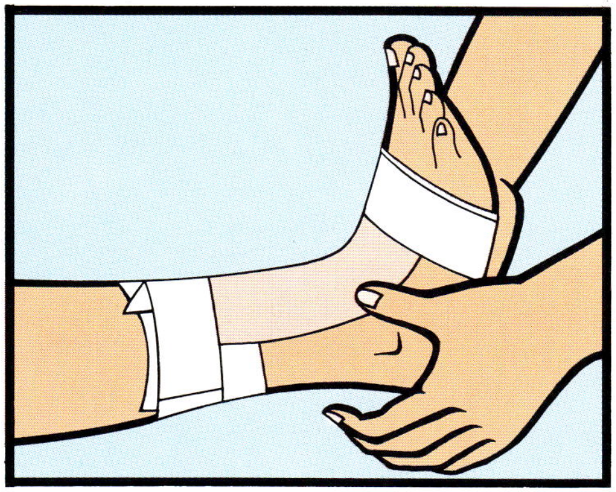

Der gelenküberziehende dorsale Zügel wird auf die Haut modelliert.

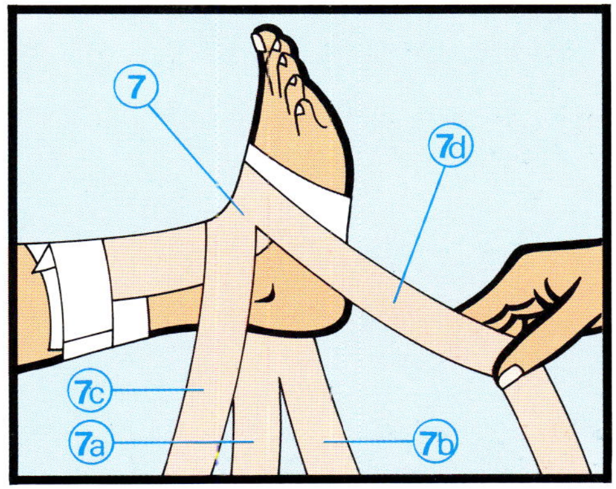

Ein 10 cm breiter und ca. 80 cm langer Elastoplast-Zügel ⑦ wird von beiden Seiten eingeschlitzt und quer über das Gelenk gelegt.

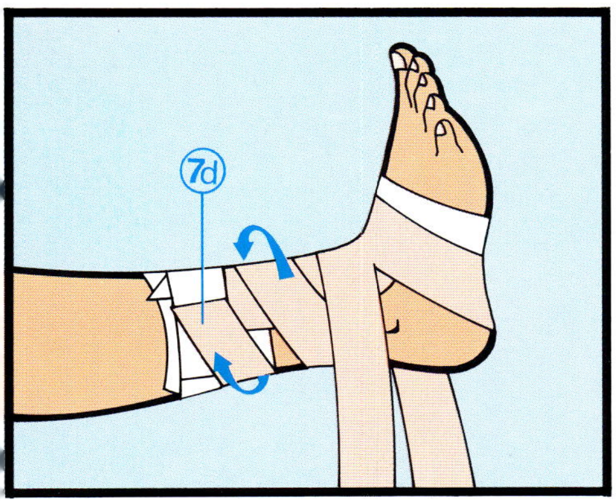

Der Zügel ⑦d umschlingt den Unterschenkel zweimal und endet auf den proximalen Ankern.

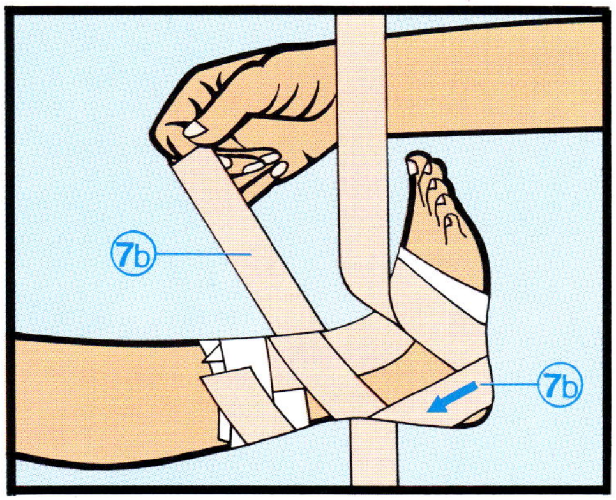

Der geschlitzte Zügel ⑦b verläuft analog zum Zügel ⑦d in die entgegengesetzte Richtung, d. h. zum medialen Fußrand, auf die plantare Seite des Fußes, auf die laterale Fersenseite und die mediale Unterschenkelseite.

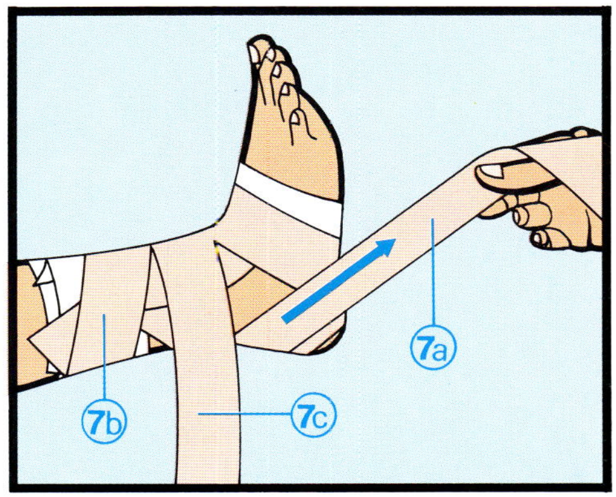

Der geschlitzte Zügel ⑦a zieht über den medialen Maleollus zur Ferse und in Pfeilrichtung über die laterale Seite der Ferse nach plantar.

Plantarflexionsentlastungsverband

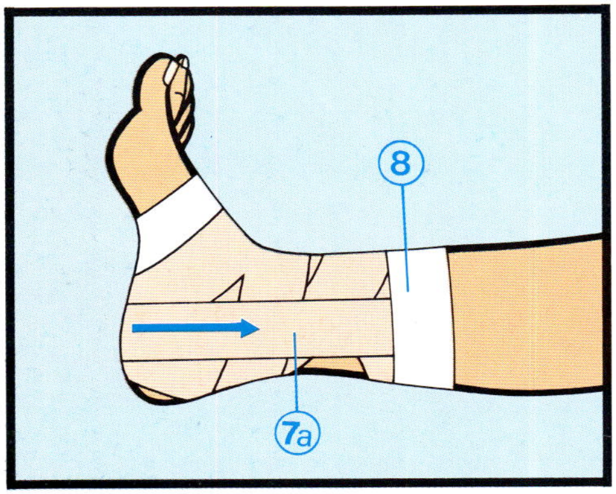

Der Zügel (7a) läuft über die Fußsohle nach medial und exakt über die Mitte des medialen Malleolus zu den proximalen Ankern, wo er durch die Tour (8) fixiert wird.

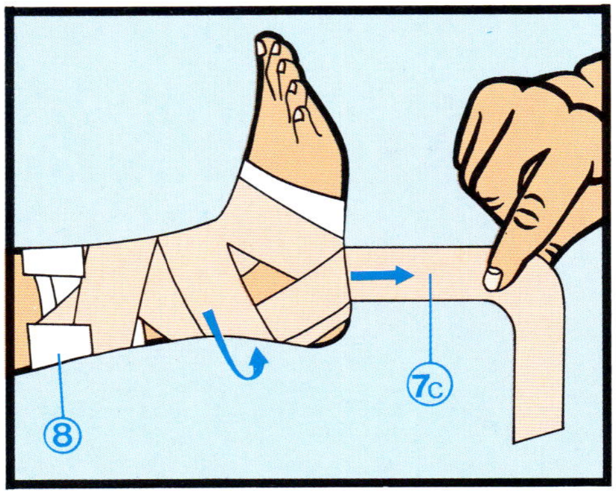

Der Zügel (7c) verläuft analog wie Zügel (7a) in die umgekehrte Richtung, also über den lateralen Malleolus zur Ferse dorsal, über die mediale Seite der Ferse nach plantar.

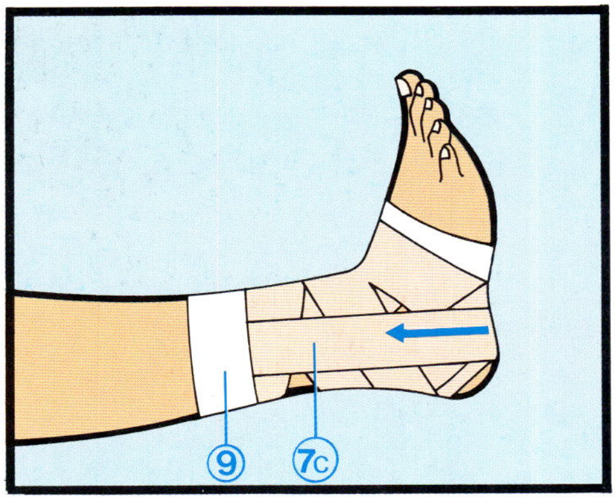

Zügel (7c) zieht über den lateralen Fußrand in Pfeilrichtung über die Mitte des lateralen Malleolus zu den proximalen Ankern und wird dort durch (9) fixiert.

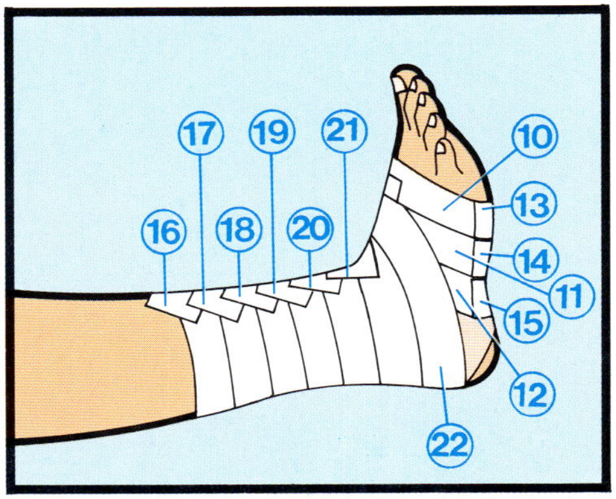

Der Verband wird auf der dorsalen Seite mit den Touren (10)–(12) und auf der plantaren Seite durch die Streifen (13)–(15) semizirkulär verschalt. Der proximale Teil wird zirkulär kurz überlappend von dorsal nach ventral verschalt mit (16)–(22).

Elastischer Sprunggelenkverband

Indikationen
- Mittelschwere Distorsionen
- Überdehnungen des fibularen Bandapparates
- Kapseleinrisse
- Bandinsuffizienz
- Subluxation des Os naviculare

Material
- Acrylastic 8 cm: 2,5 m
- Evtl. 1 Rolle Elastoplast 8 cm: 2,5 m plus Unterzug
- Ggf. Artifoam, Leukospray

Sonstige Hinweise
- Langzeitverband
- Ggf. externe medikamentöse Begleittherapie
- Diese Wickeltechnik eignet sich auch für Unterzüge
- Die Verletzung bestimmt die Zugrichtung: Bei Supinationstrauma in Pronation wickeln, entsprechend bei Pronationstrauma in Supination

Liegedauer
Maximal 10 Tage

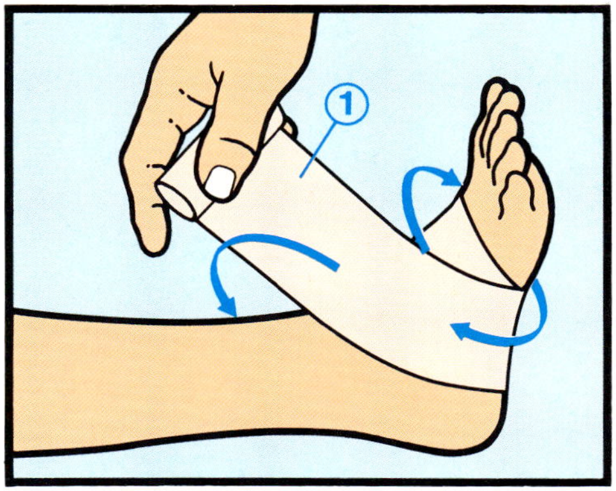

Beginnend an der proximalen Grenze der Zehengrundgelenke unter mittlerem Zug über den Fußaußenrand in Pronationsrichtung wickeln (1).

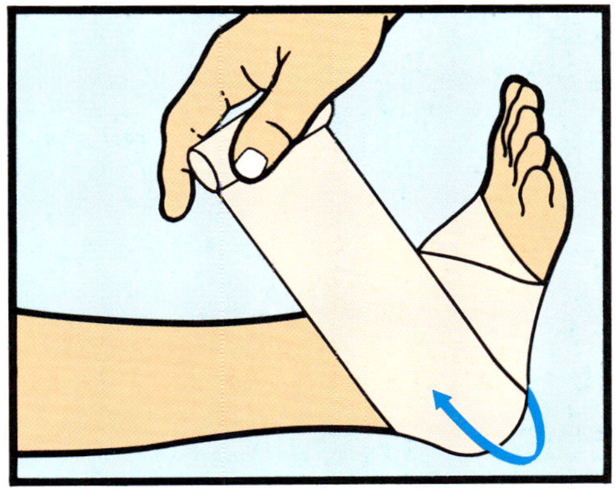

Die Binde läuft mit 1½ Touren von medial über die Fersenmitte über das obere Sprunggelenk nach medial distal.

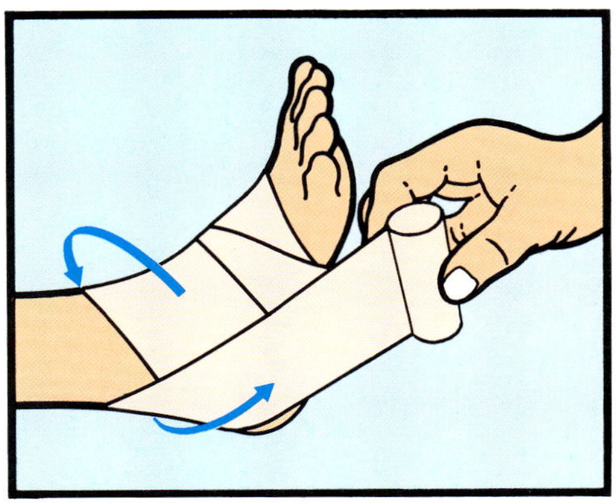

Die provozierte Pronationsstellung wird durch die Zugrichtung von dorsal über die laterale Seite der Ferse nach plantar medial neutralisiert.

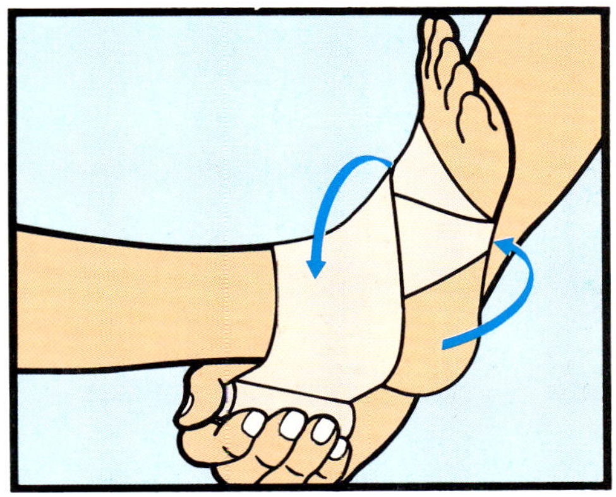

Von medial verläuft die Binde über die Gelenkaußenseite nach dorsomedial ...

Elastischer Sprunggelenkverband

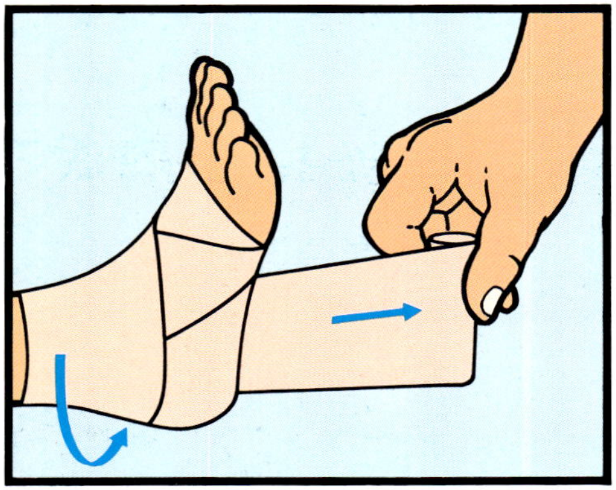

… und dann über die mediale Seite der Ferse nach plantar lateral.

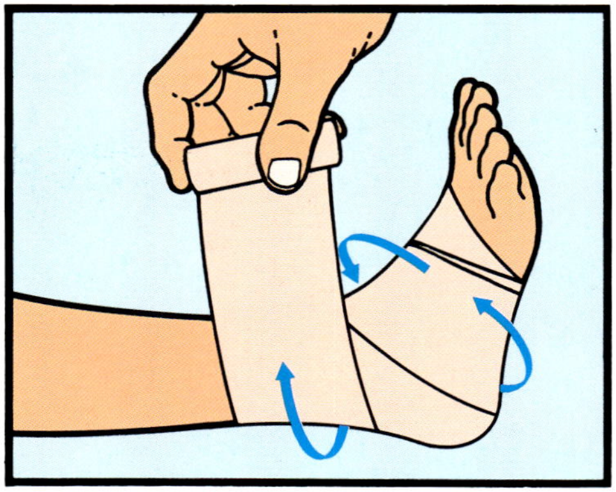

Je nach Länge der verbleibenden Binde und Größe des Fußes wird das Gelenk mit 2 bis 3 Kornährenwickelungen umfaßt.

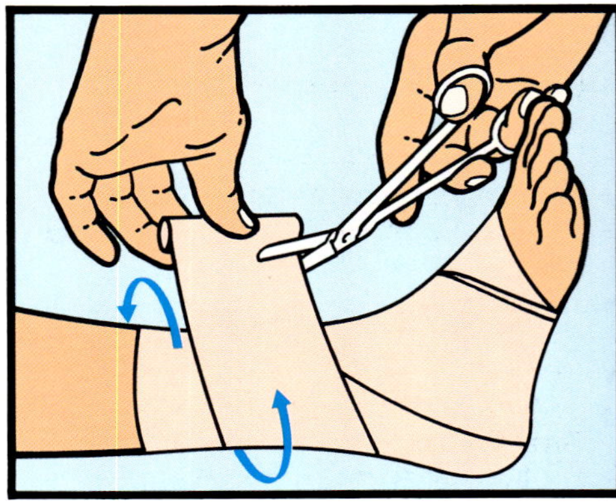

Der Verband endet mit einer möglichst weit proximal liegenden Tour.

Leichter Sprunggelenkverband

Indikationen
- Leichte Distorsionen
- Überdehnung des fibularen Bandapparates
- Leichte Kapseleinrisse
- Leichte Bandinsuffizienz
- Leichte Subluxation des Os naviculare
- Zur Prophylaxe

Material
- Unterzug: Tricoplast 8 cm: 2,5 m oder Gazofix 8 cm: 4 m
- Leukotape 3,75 cm: ca. 5 m
- Artifoam, Leukospray

Sonstige Hinweise
- Ggf. externe medikamentöse Begleittherapie

Liegedauer
Stunden bis maximal 2 Tage

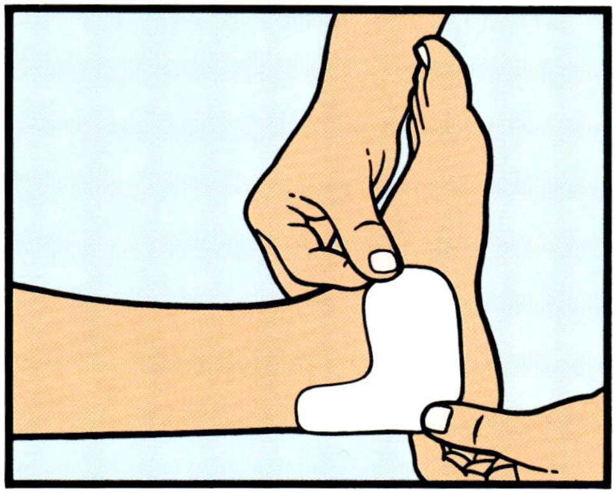

Auf die mediale Seite des Gelenkes wird ein bumerangförmig zurechtgeschnittenes Stück Artifoam gelegt. Artifoam, wenn es nicht als Medikamententräger dient, leicht mit Leukospray einsprühen.

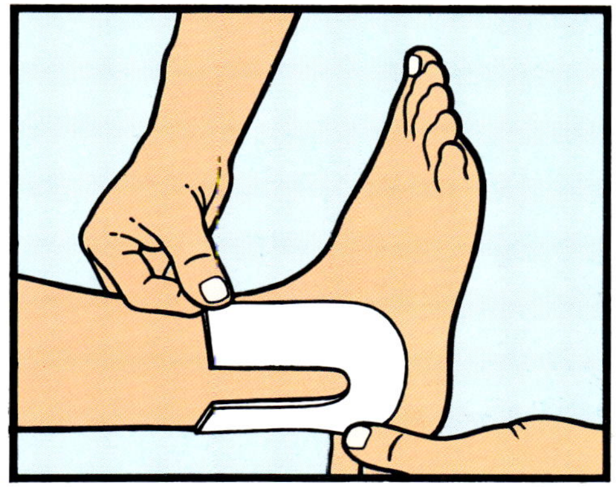

Auf die laterale Gelenkseite wird ein ungleichschenkeliges U-Formteil gelegt.

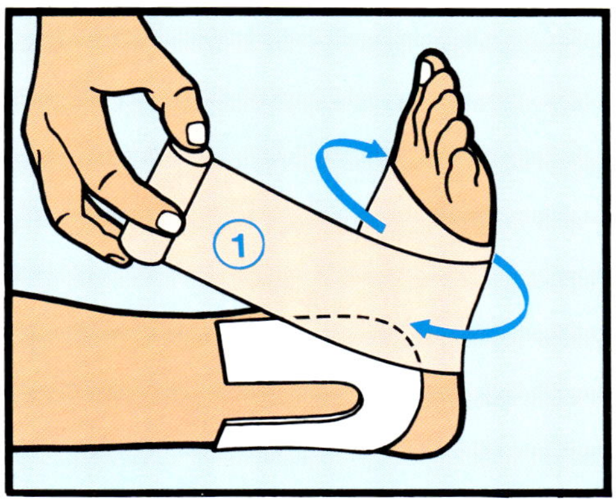

Haut mit Leukospray einsprühen. Mit einer Gazofix-Binde ① wird der Fuß umwickelt, die Formteile werden fixiert und der Unterschenkel im unteren Drittel abgedeckt.

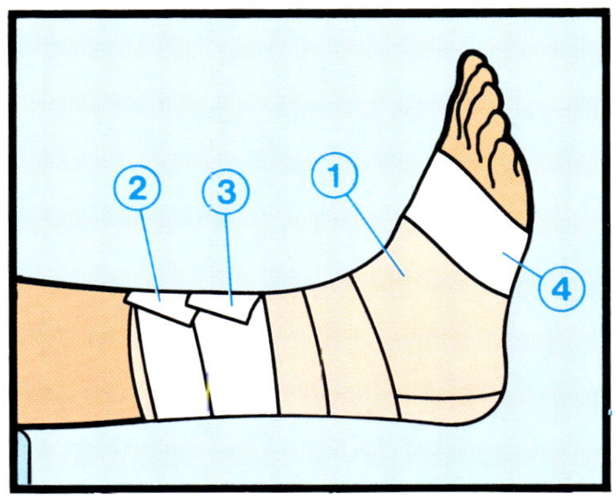

Der proximale Rand der Unterzugbinde ① wird mit den Ankern ② und ③ semizirkulär oder zirkulär kurz überlappend fixiert. Anker ④ fixiert den distalen Bindenrand von dorsal nach plantar und bleibt auf der Fußsohle 1 bis 2 cm offen.*

---

* Auf die Konturen der Unterzüge haben wir im folgenden aus Gründen der Übersichtlichkeit verzichtet.

Leichter Sprunggelenkverband

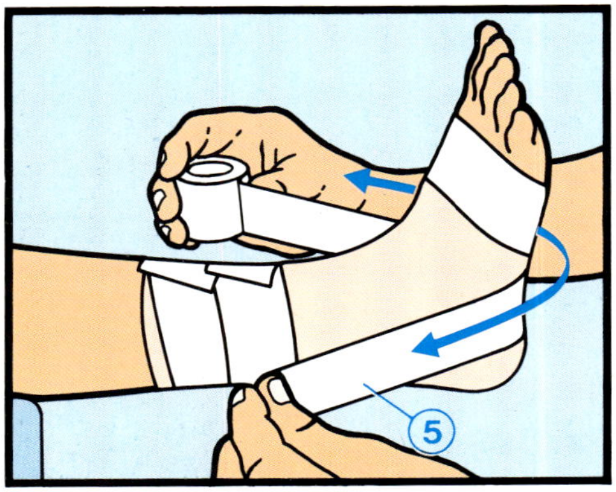

Der erste U-Zügel ⑤ beginnt plantar und verläuft lateral und medial auf die Ventralseite des Unterschenkels …

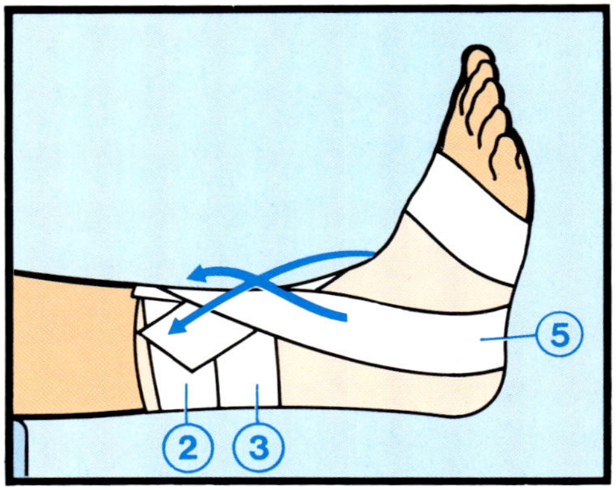

… zu den proximalen Ankern ② und ③, über denen er sich kreuzt.

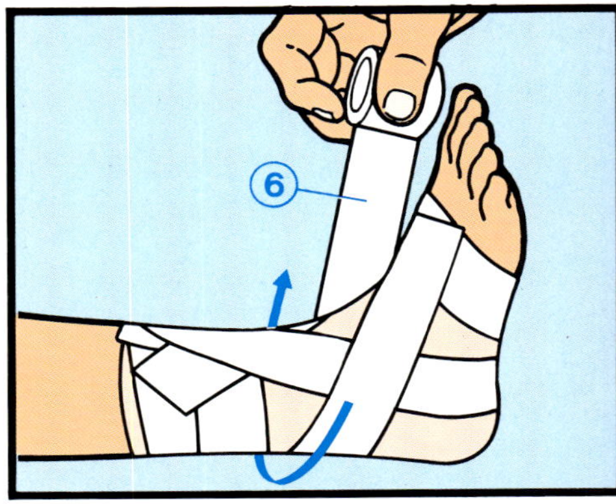

Die beiden Schenkel des ersten querverlaufenden U-Zügels ⑥ ziehen von dorsal über den Innen- bzw. Außenknöchel …

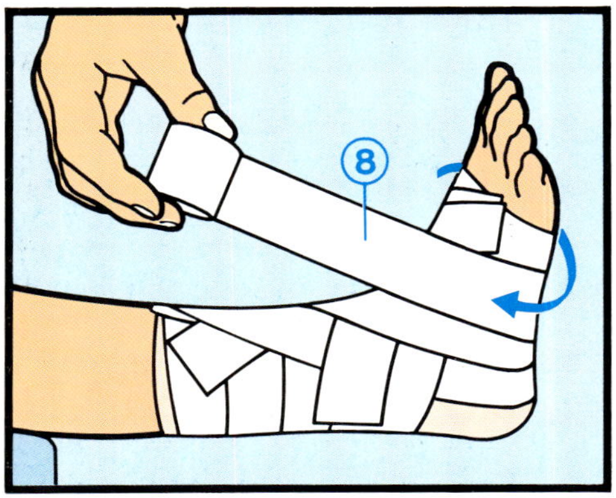

Der Sicherungszügel ⑧ beginnt medial über dem Os naviculare, zieht über die Fußsohle nach lateral und ventral, …

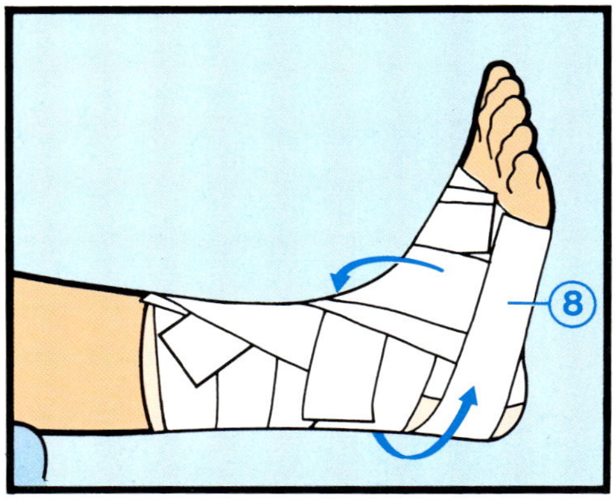

… umfaßt den medialen Malleolus und verläuft dann über den Fußaußenrand zum distalen Anker ④.

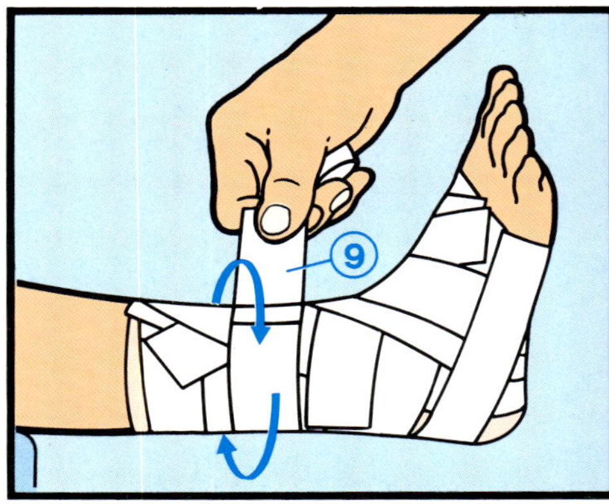

Die erste Verschalungstour ⑨ zieht von dorsal nach medial und lateral.

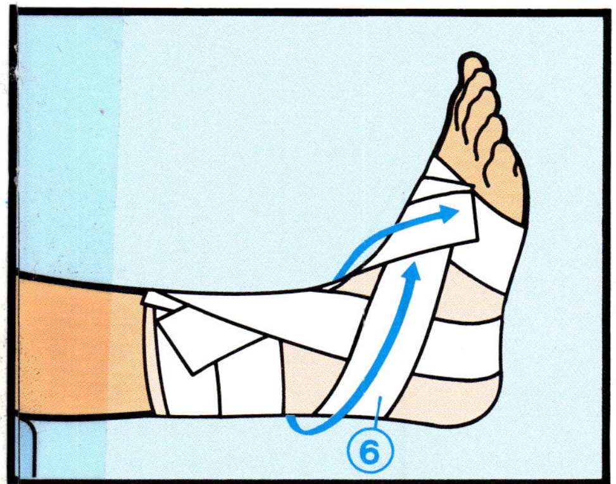

... auf den Fußrücken zum distalen Anker.

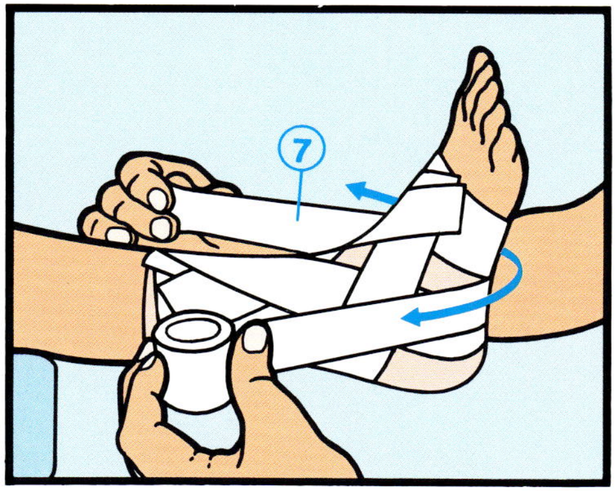

Der zweite U-Zügel ⑦ wird nach distal versetzt angelegt.

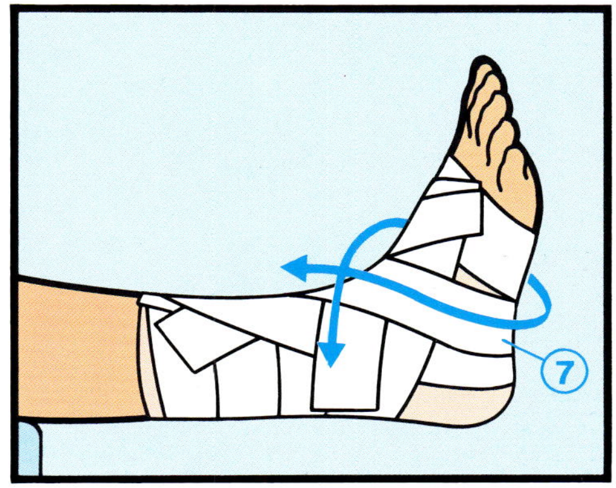

Er kreuzt sich über dem Drehpunkt des Gelenks.

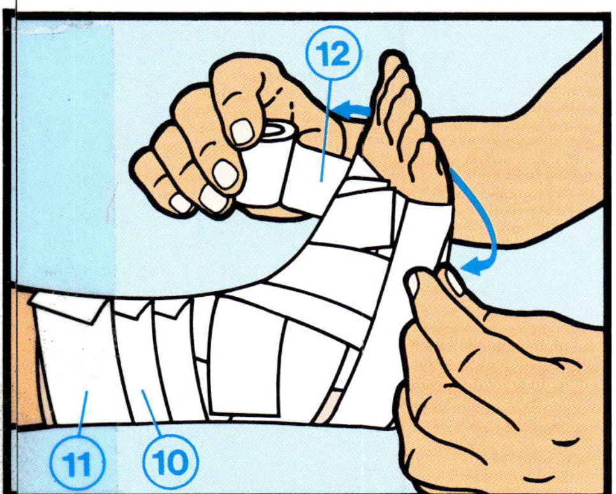

Die proximalen Verschalungstouren ⑩ und ⑪ werden analog angelegt. Die plantare Seite wird semizirkulär verschalt ⑫.

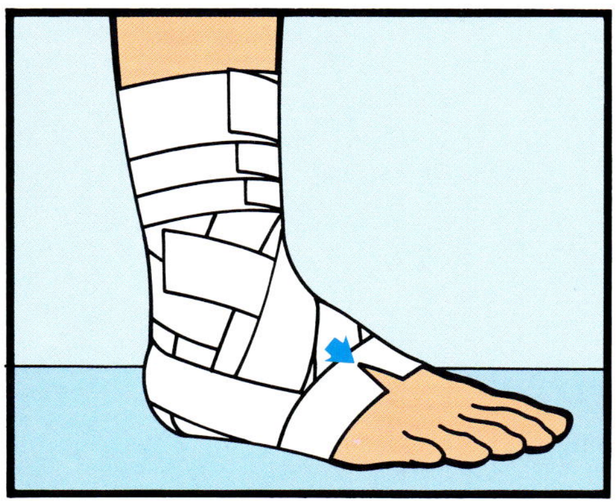

Zur Korrektur wird der Verband auf Höhe der dritten Zehe etwa 2 bis 3 cm eingeschnitten. Dann steht der Patient auf und belastet den Verband maximal im schmerzfreien Bereich.

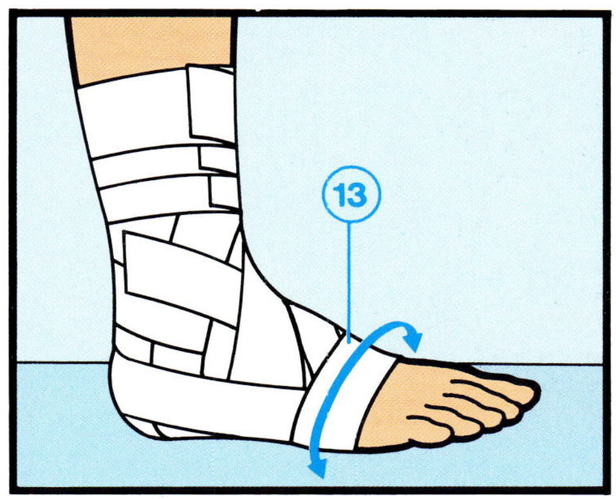

Die eingeschnittene Stelle wird semizirkulär von lateral nach medial verschalt ⑬.

Kombinationstapeverband

Indikationen
- Schwere Distorsionen mit Kapselrissen am oberen Sprunggelenk
- Teilrupturen der fibularen Bänder
- Verletzungen der Syndesmose (Grad I)

Material
- Fixomull stretch ca. 5 cm breit und ca. 20 cm lang
- Acrylastic 8 cm: 2,5 m
- Leukotape 3,75 cm: ca. 5 m
- Leukospray

Sonstige Hinweise
- Schmerzfreie Gelenkstellung beachten
- Nach 5 Minuten die Belastung durch Gehen überprüfen
- Hautschutz mit Fixomull stretch bzw. mit Gazofix und Leukospray

Liegedauer
Mit Unterzug 10 bis 14 Tage (ohne Unterzug maximal 8 Tage). Kontrolle am 2. und 8. Tag

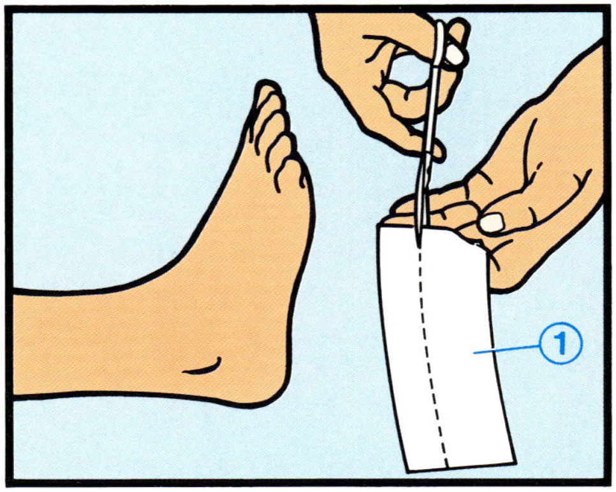

Einen ca. 5 cm breiten, etwa 20 cm langen Fixomull-stretch-Streifen zurechtschneiden.

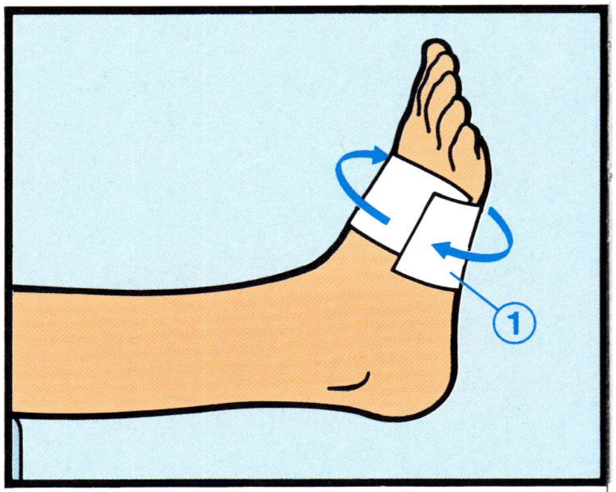

Der Fixomull-stretch-Streifen ① wird von plantar nach dorsal bis an die Grenze der Zehengrundgelenke angeklebt.

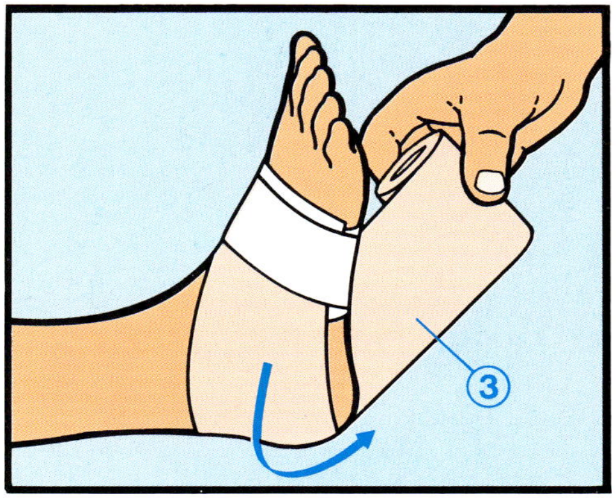

Die Acrylastic-Binde ③ wird dann unter starkem Zug über den Fußaußenrand sowie die Dorsalseite der Ferse nach plantar lateral geführt.

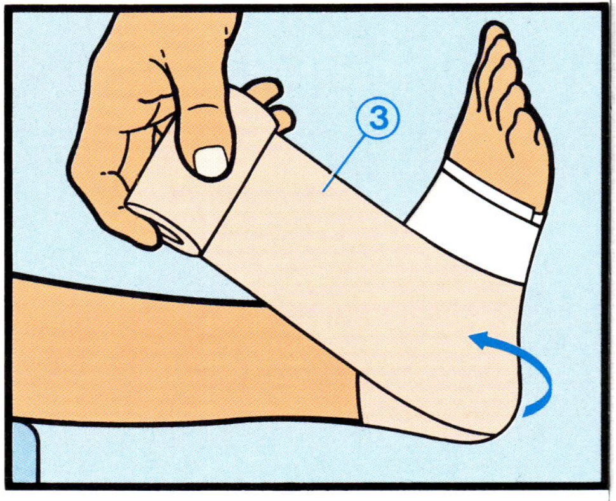

Über den lateralen Malleolus zieht die Binde nach proximal, …

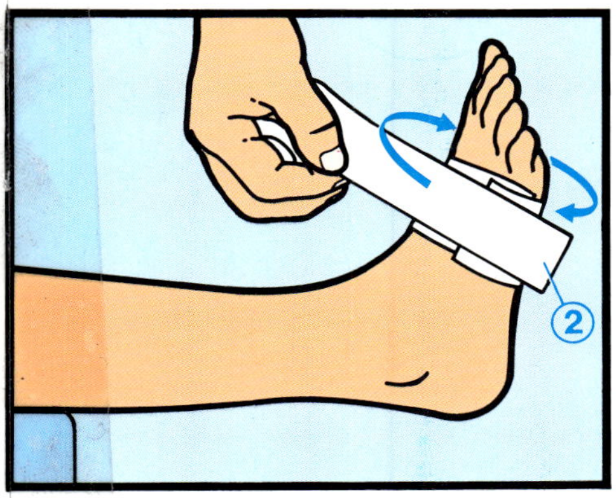

Darüber legt man einen Anker ② von dorsal nach plantar. Er bleibt auf der Fußsohle etwa 2 cm offen.

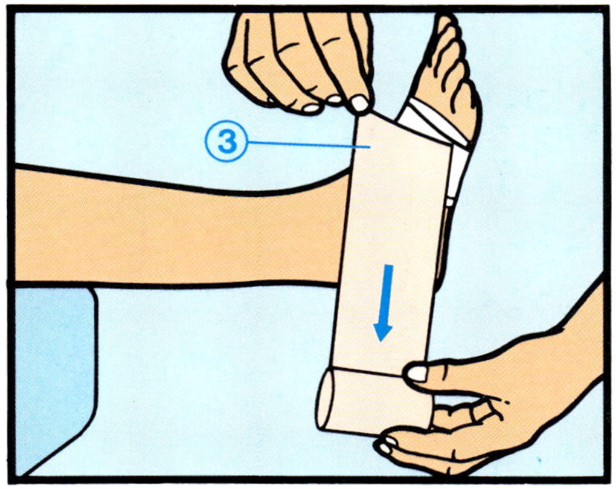

Lateral auf den Anker ② klebt man eine 8 cm breite Acrylastic-Binde ③.

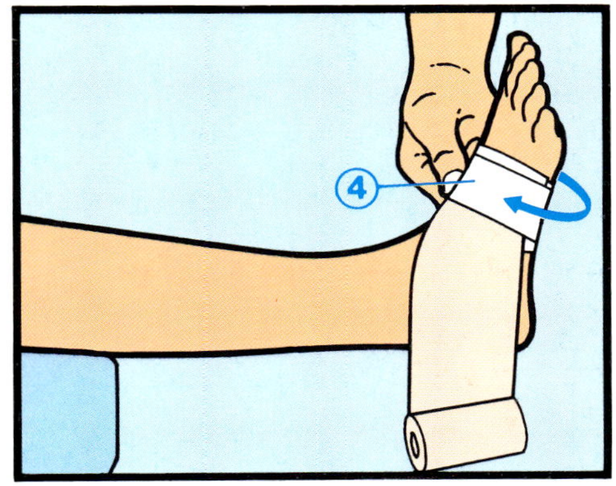

Der Bindenanfang wird mit einem semizirkulären Tape-Streifen ④ fixiert.

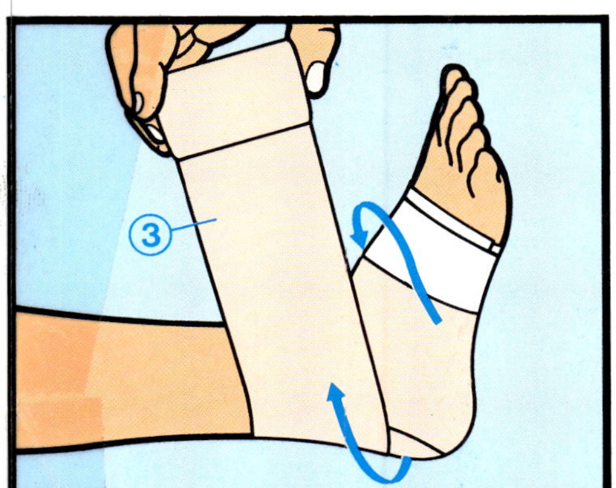

... dann über den medialen Malleolus und umschließt das obere Sprunggelenk.

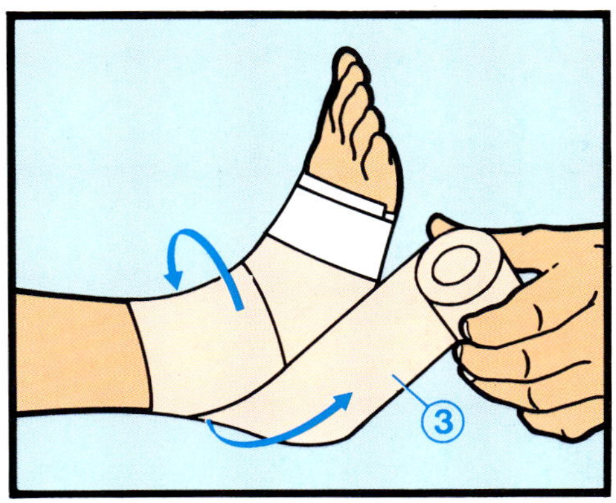

Die absteigende Gelenktour verläuft über die Fersenaußenseite nach distal plantar.

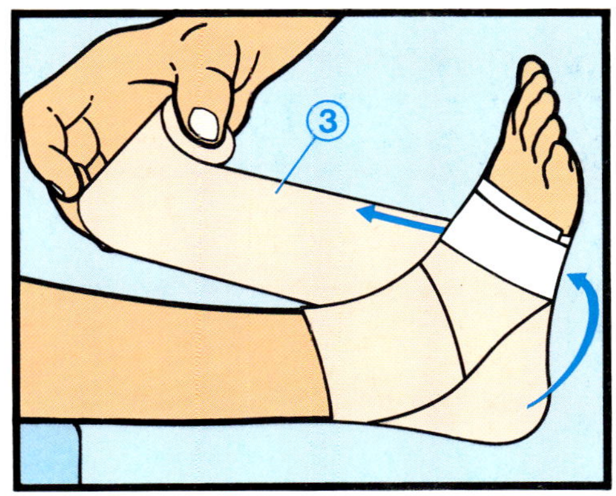

Von der medialen Fußseite führt man die Binde über den Fußrücken nach proximal ...

Kombinationstapeverband

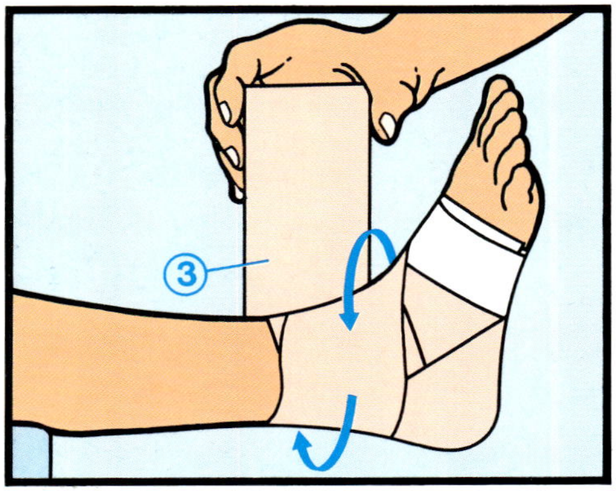

… und umschließt das Gelenk von medial.

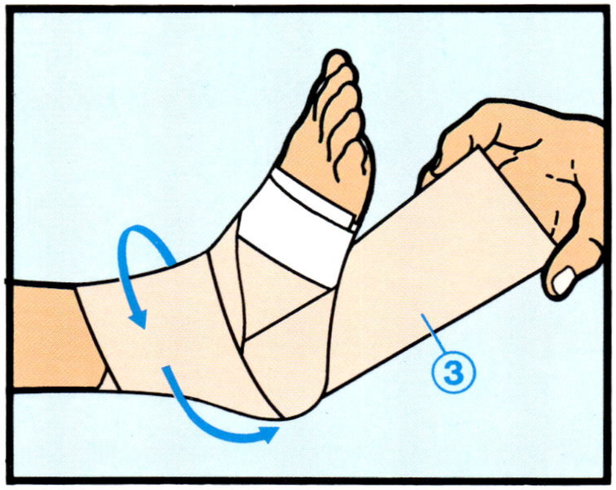

Der weitere Verlauf führt über den lateralen Malleolus nach distal plantar, wobei die mediale Seite der Ferse eingeschlossen wird.

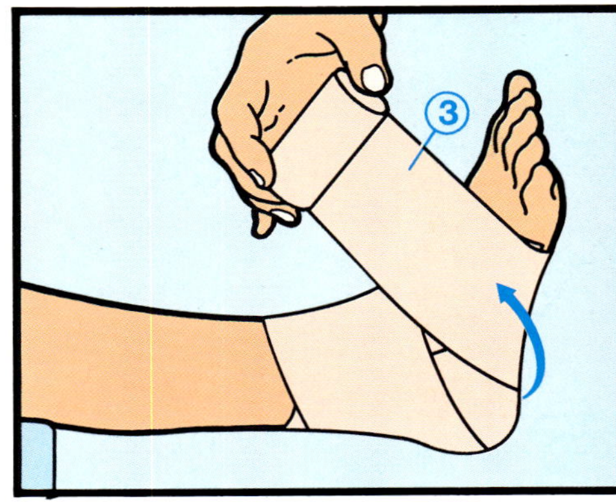

Über den Fußaußenrand zieht man die Binde über den Vorfuß und verschalt diesen mit einer lockeren Zirkulärtour.

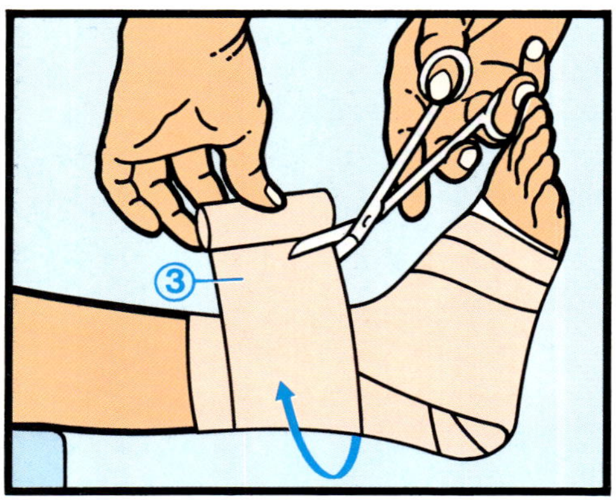

Dabei sollten die Touren von proximal nach distal versetzt angelegt werden. Die Abschlußtour endet proximal.

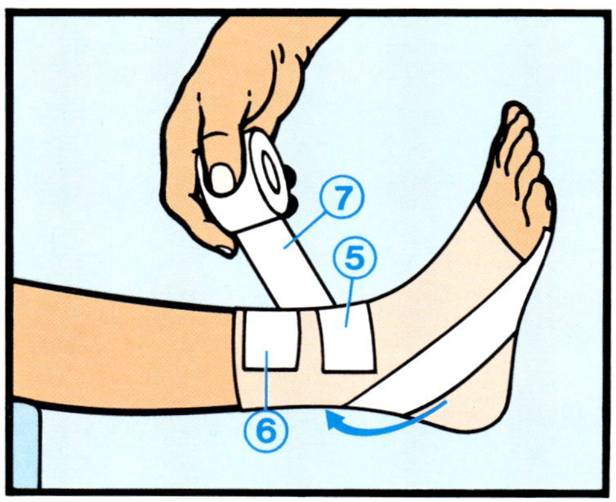

Das Bindenende wird mit zwei Tape-Streifen ⑤ und ⑥ semizirkulär fixiert. Der erste stabilisierende Tape-Zügel ⑦ verläuft von plantar über die Gelenkaußenseite und endet dorsomedial.*

* Auf die Konturen der Acrylastic-Binde haben wir im folgenden aus Gründen der Übersichtlichkeit verzichtet.

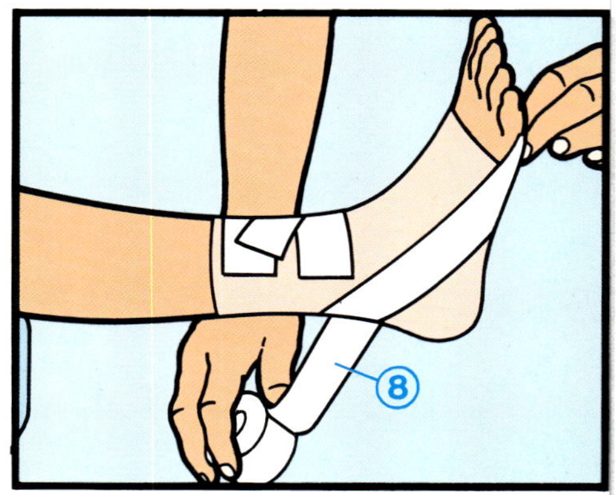

Analog zum lateralen Zügel ⑦ wird medial ein gegenläufiger Zügel ⑧ angelegt.

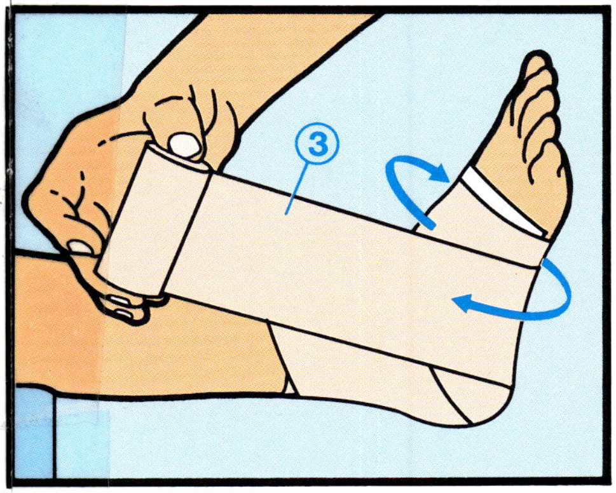

Die Tour verläuft dann über den Fußaußenrand nach proximal.

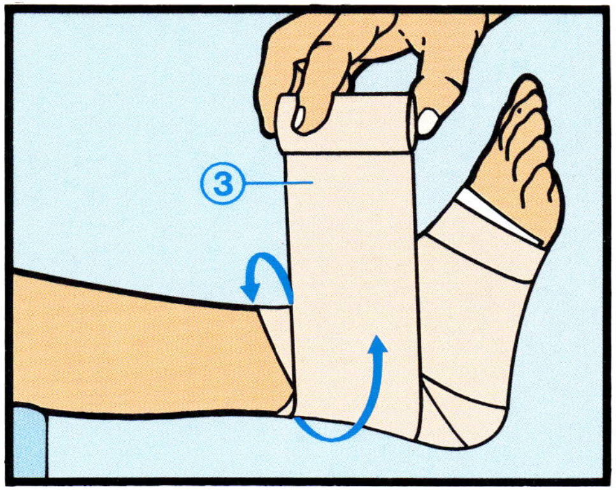

Die beiden Malleolen werden zirkulär umwickelt.

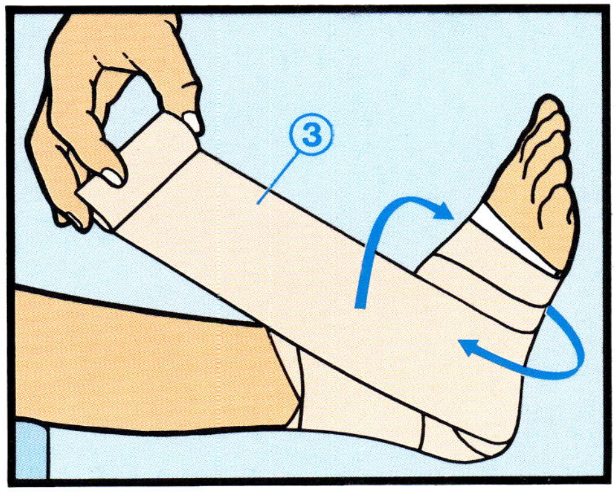

Je nach Länge der verbleibenden Binde und Größe des Fußes wird diese Tour 1- bis 3mal wiederholt.

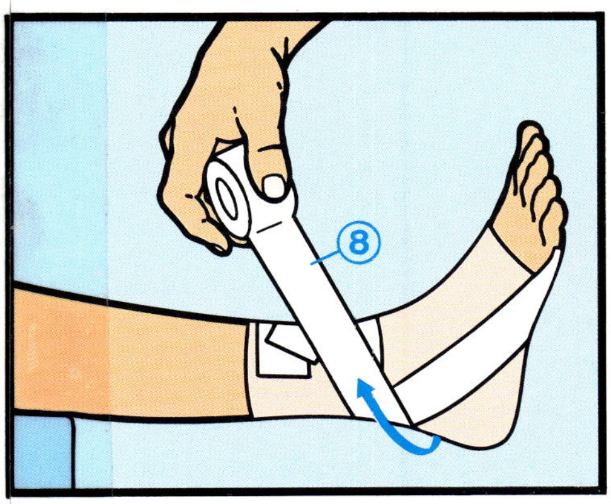

Dieser Zügel ⑧ endet proximal dorsolateral.

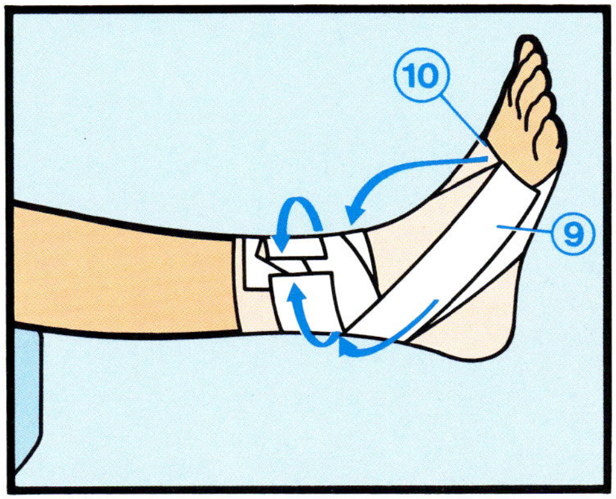

Ein weiteres Zügelpaar ⑨ und ⑩ wird nach distal versetzt getapet.

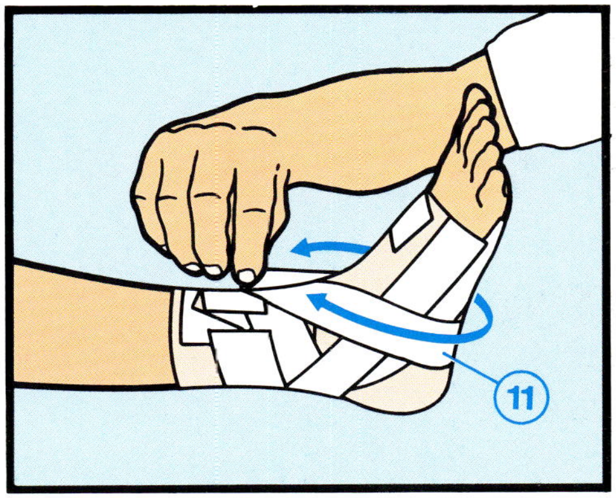

Die Fixierschlinge ⑪ umfaßt den Mittelfuß von plantar nach lateral medial proximal.

Kombinationstapeverband

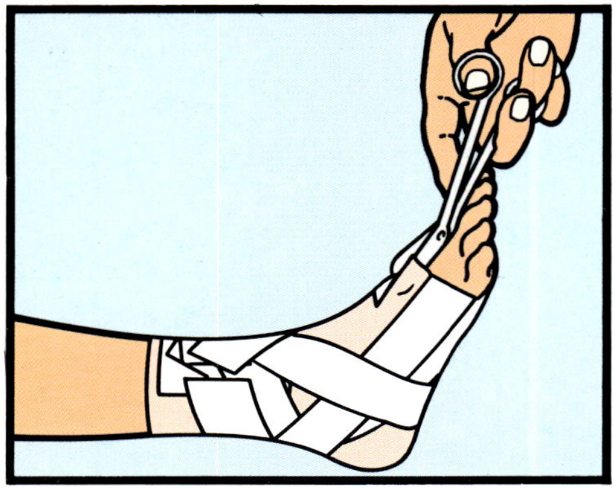

Auf Höhe der dritten Zehe schneidet man den Verband zur Korrektur etwa 2 bis 3 cm ein.

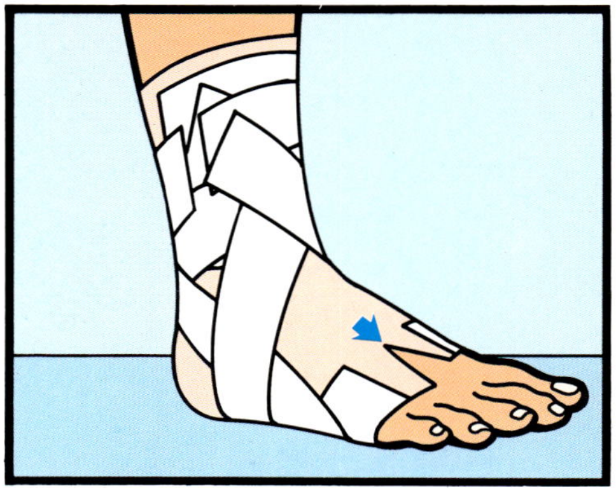

Der Patient steht auf und belastet den Verband maximal im schmerzfreien Bereich.

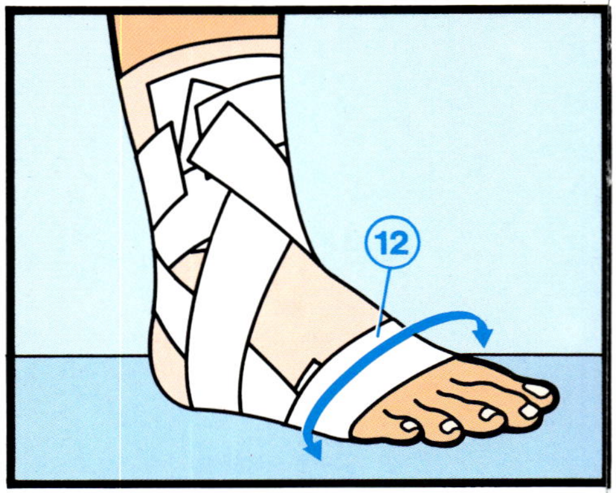

Die eingeschnittene Stelle wird semizirkulär von lateral nach medial verschalt.

Verletzungen der Syndesmose

Ansicht von ventral

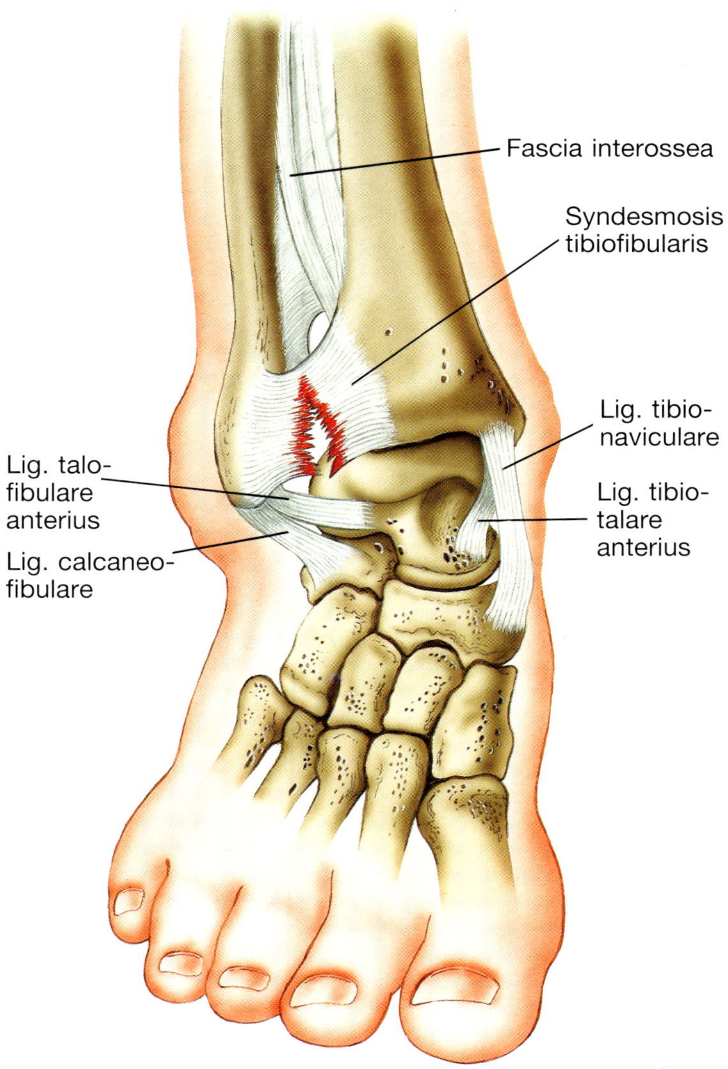

Übersicht der Verbände für die Syndesmose

Verbandart		**Kompressionsverband für die Syndesmose**	
Beschrieben auf Seite	Belastungs-gruppe	Seite 90	III
Funktion des Verbandes		Starke Kompression der Malleolengabel „Endgradige“ Einschränkung der Dorsal- und Plantarflexion	
Indikationen		Verletzungen der Syndesmose (Articulatio tibiofibularis) Distorsionen Insuffizienter Bandapparat	
Kontra-indikationen		Komplette Bandrupturen Knöcherne Bandausrisse Gelenkfrakturen Massive, ausgedehnte Hämatome	
Material		Grundverband plus Leukotape 3,75 cm: ca. 1,5 m	
Sonstige Hinweise		Gelenkstellung: ca. 10° Plantarflexion im oberen Sprunggelenk, unteres Sprunggelenk in 0°-Stellung Nach 5 Minuten die Belastung durch Gehen überprüfen	
Liegedauer/ Kontrolle		Abhängig vom Grundverband, bis 14 Tage Kontrolle am 2. und 8. Tag	

Kompressionsverband für die Syndesmose

Der Kompressionsverband für die Syndesmose darf nur in Verbindung mit einem Grundverband angelegt werden. Er eignet sich als Abschlußtour für alle beschriebenen Sprunggelenkverbände.

Indikationen
- Verletzungen der Syndesmose (Articulatio tibiofibularis)
- Distorsionen
- Insuffizienter Bandapparat

Kontraindikationen
- Komplette Bandrupturen
- Knöcherne Bandausrisse
- Gelenkfrakturen
- Massive, ausgedehnte Hämatome

Material
- Grundverband plus
  Leukotape 3,75 cm: ca. 1,5 m

Sonstige Hinweise
- Gelenkstellung: ca. 10° Plantarflexion im oberen Sprunggelenk, unteres Sprunggelenk in 0°-Stellung
- Nach 5 Minuten die Belastung durch Gehen überprüfen

Liegedauer
Abhängig vom Grundverband, bis 14 Tage. Kontrolle am 2. und 8. Tag

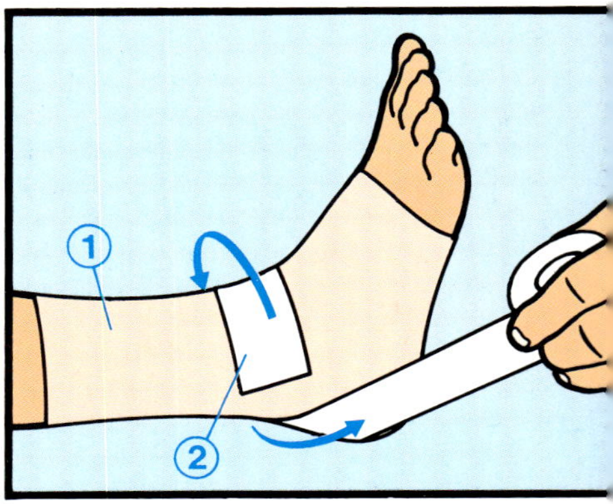

Auf dem Grundverband ① beginnt di
Syndesmosentour ② über dem laterale
Malleolus. Sie verläuft unter starkem Zu
nach medial, umfaßt – jetzt wieder lok
ker – die Ferse und zieht nach latera
plantar.

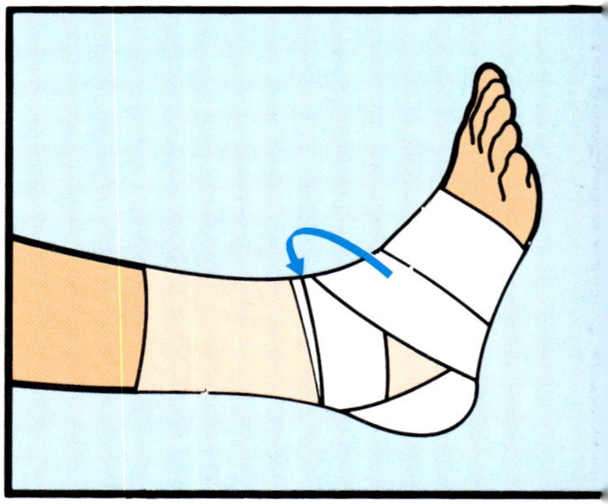

Der fertige Verband von lateral, ...

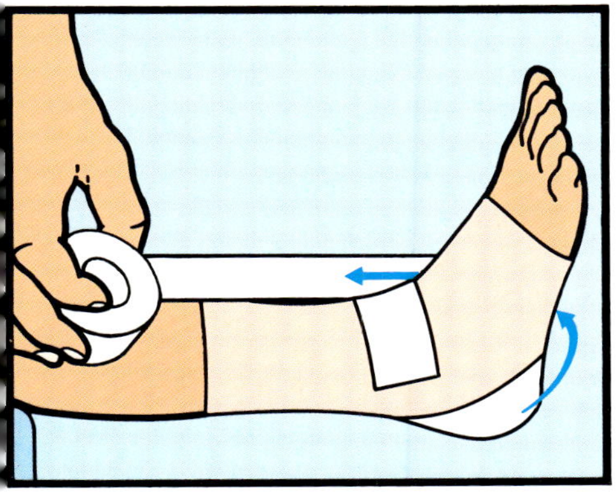

Von der Fußsohle kommend, erfaßt die Tour das Os naviculare, ...

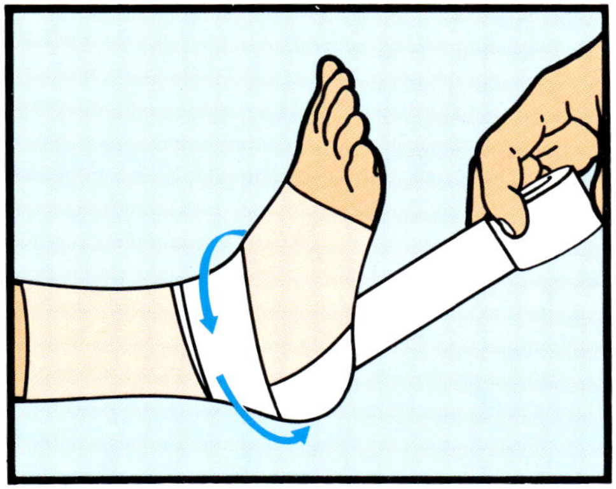

... überquert den Drehpunkt des Gelenkes sowie den Außenknöchel und umfaßt die Ferse von medial nach plantar.

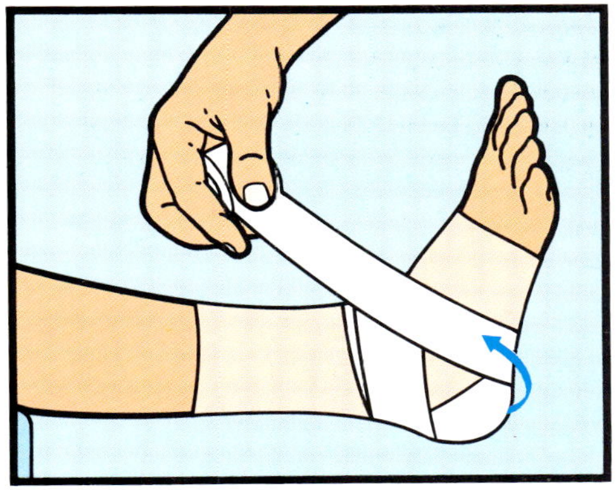

Über den Fußaußenrand verläuft die Tour weiter nach proximal medial und endet dort.

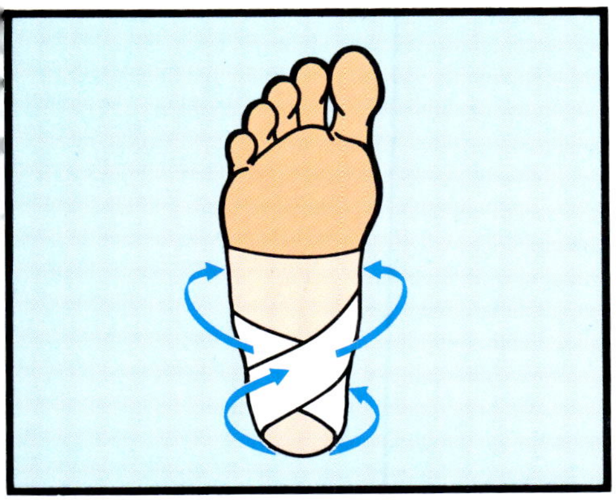

... von plantar ...

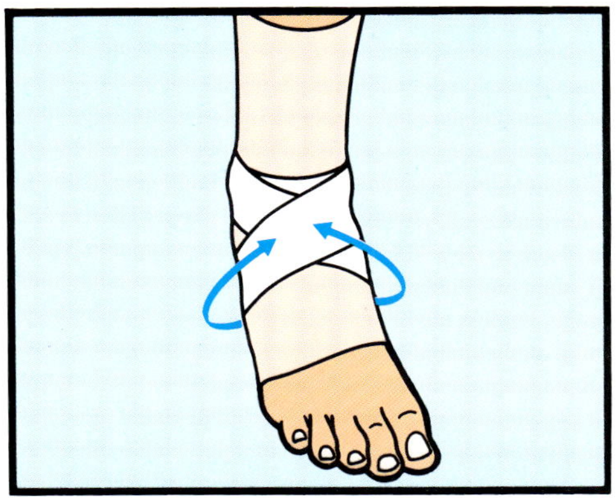

... und von dorsal.

„Heel-lock“

Die sehr wichtige Achtertour darf nur in Verbindung mit einem Grundverband angelegt werden. Sie ist als Abschlußtour für alle Sprunggelenkverbände geeignet.
Dieser funktionelle Verband entlastet die von den vorderen und hinteren tibiofibularen Bändern (Lig. tibiofibulare anterius et posterius) und der Membrana interossea gebildete Syndesmose durch Annäherung der beiden Malleolen. Darüber hinaus wird auch das untere Sprunggelenk stabilisiert.

Material
Grundverband plus Leukotape 3,75 cm: ca. 1,5 m

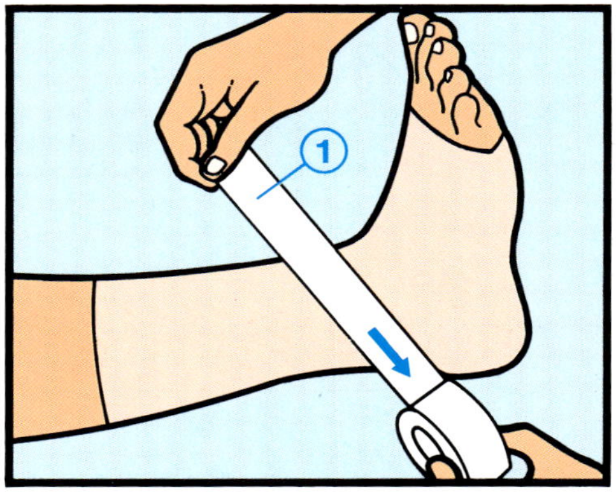

Die Achtertour beginnt medial und verläuft in Pfeilrichtung etwa im 45°-Winkel zum Fuß über den lateralen Malleolus.

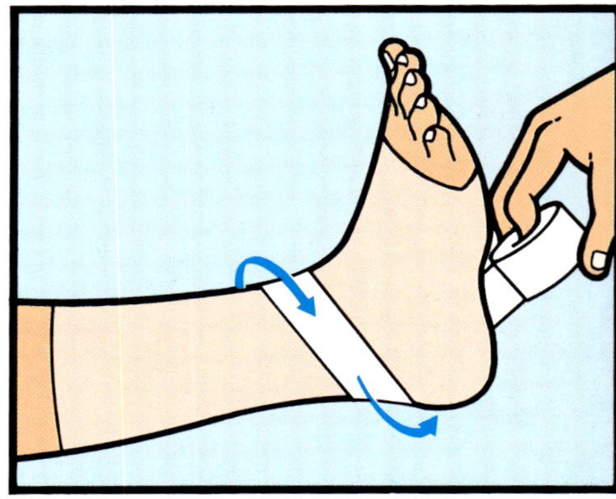

Sie umfaßt die Ferse von medial nach plantar.

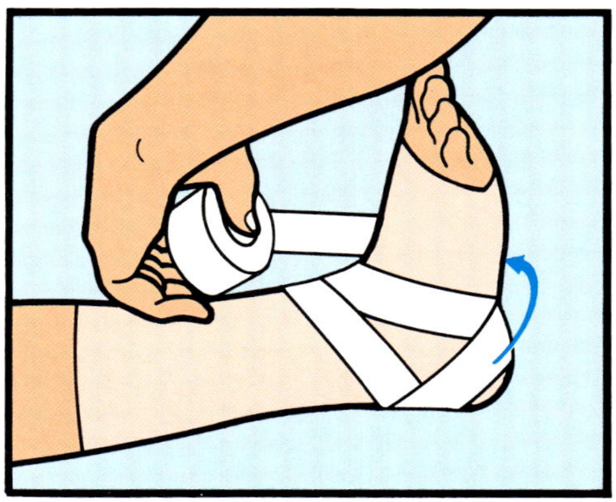

… und führt über den medialen Fußrand wieder zur dorsalen Sprunggelenkseite.

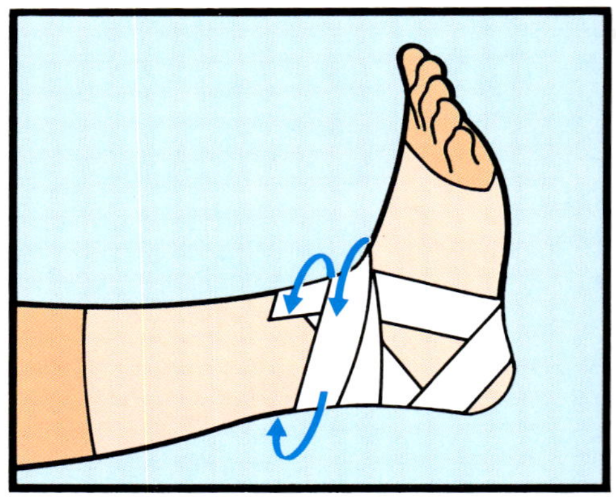

Sie zieht dann in Pfeilrichtung von der dorsalen Sprunggelenkseite nach proximal, umfaßt die laterale sowie mediale Unterschenkelseite und endet lateral am Unterschenkel.

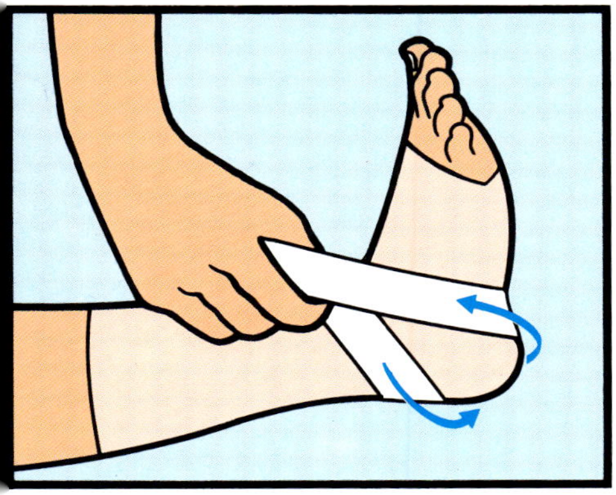

Vom lateralen Fußrand führt man das Tape auf die dorsale Sprunggelenkseite.

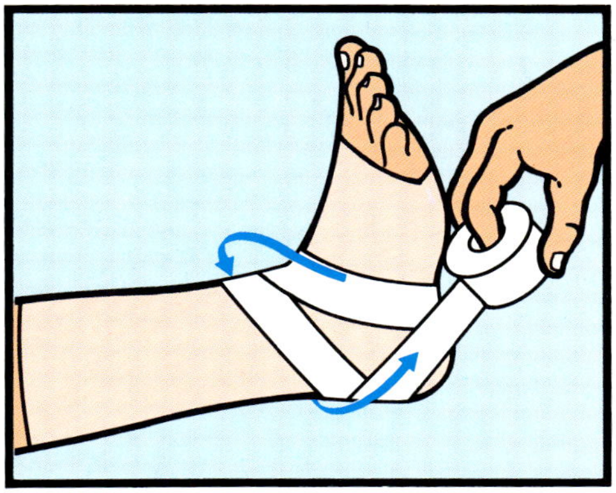

Die Tour zieht über den medialen Malleolus zur Ferse, umfaßt diese von lateral …

Verletzungen an den Kapseln der Zehengelenke

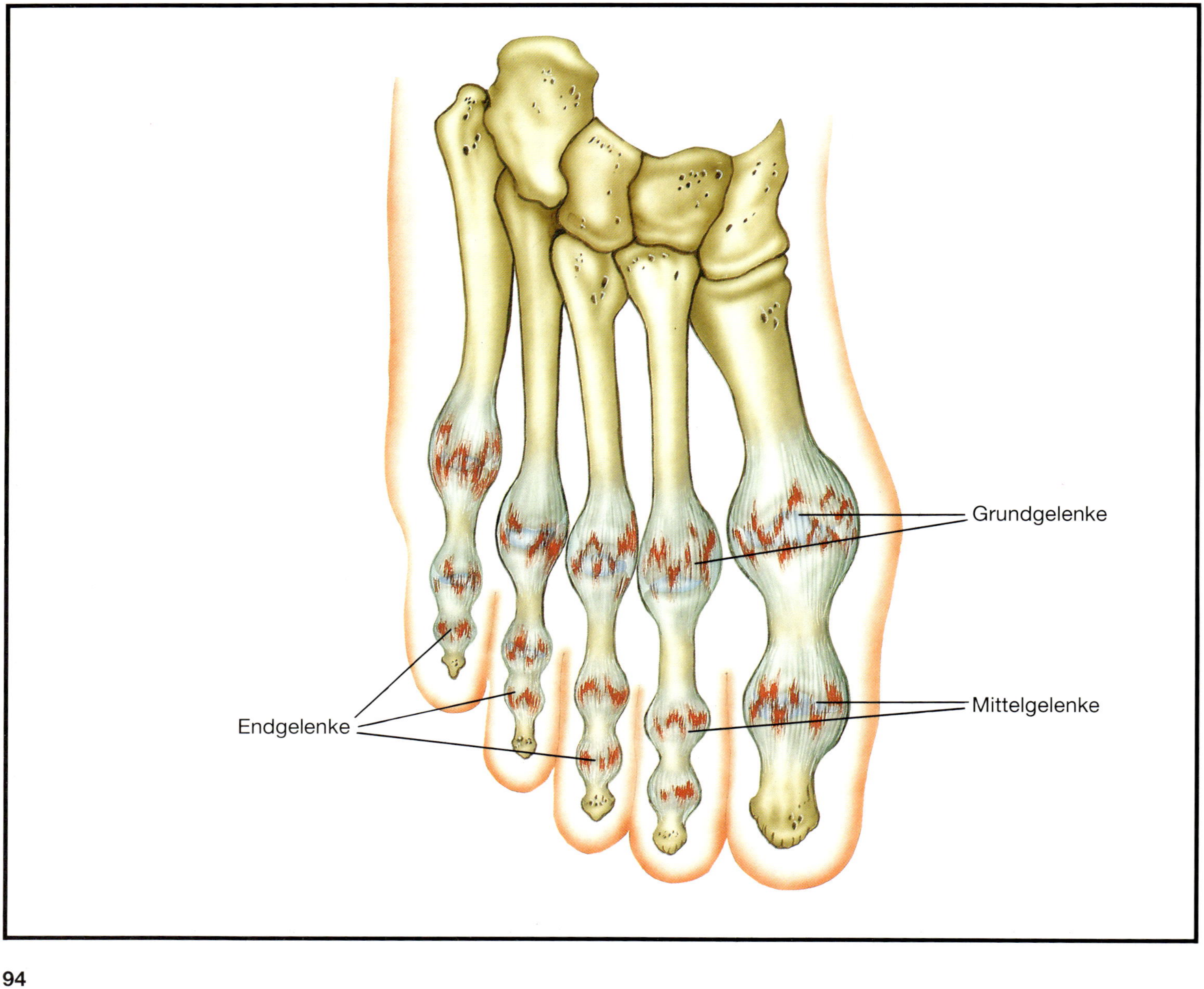

Die Statik des Fußes

Ansicht von medial

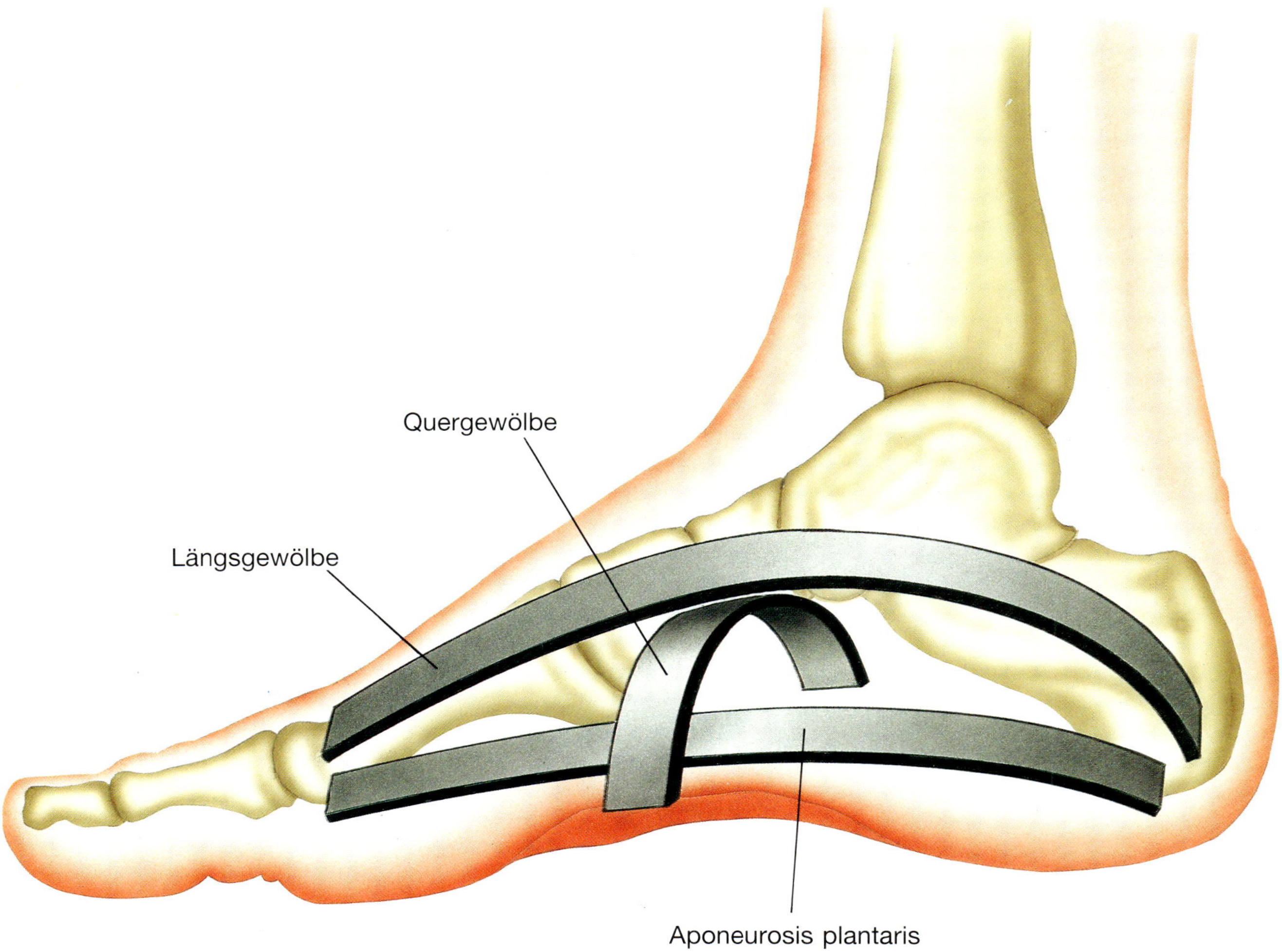

Übersicht der Verbände am Fuß

Verbandart		Großzehen-grundgelenkverband		Stütz- und Entlastungsverband für das Längs- und Quergewölbe	
Beschrieben auf Seite	Belastungsgruppe	Seite 97	III	Seite 98	III
Funktion des Verbandes		Einschränkung aller Bewegungsebenen Generelle Stabilisierung des Großzehengrundgelenkes		Entlastung des Längs- und Quergewölbes Entlastung der Metatarsalgelenke Entlastung der Metatarsalstrahlen bei Ermüdungszuständen	
Indikationen		Distorsionen Kontusionen Flexions- und Extensionstrauma Kapselreizungen Kapseleinrisse		Entzündlicher Spreizfuß Entzündlicher Senkfuß Plantarer Fersensporn (unterer Kalkaneussporn) Korrektur der Fußstatik Nachbehandlung der „Marschfraktur“	
Kontraindikationen		Komplette Bandrupturen Frakturen Große Hämatome Akuter rheumatischer Schub (Gicht)		Frakturen Akute rheumatische Schübe Fußpilzinfektionen	
Material		Leukotape 3,75 cm: 1,0–1,5 m Leukospray		Leukotape 3,75 cm: 1,0–1,5 m Artifoam, Leukospray	
Sonstige Hinweise		Zirkuläre Tapestreifen ohne Zug Distaler Anker semizirkulär Berührung des Nagelbettes mit dem Anker vorzeichnen Exakte Neutralstellung einhalten		Auf guten Sitz der Pelotte achten Fixierung der Pelotte semizirkulär Druck auf die Metatarsalköpfchen vermeiden Unter Entlastung beginnen, unter Belastung schließen	
Liegedauer/Kontrolle		Maximal 8 Tage		10–14 Tage	

Großzehengrundgelenkverband

Indikationen
- Distorsionen
- Kontusionen
- Flexions- und Extensionstrauma
- Kapselreizungen
- Kapseleinrisse

Material
- Leukotape 3,75 cm: 1,0–1,5 m
- Leukospray

Sonstige Hinweise
- Zirkuläre Tapestreifen ohne Zug
- Distaler Anker semizirkulär
- Berührung des Nagelbettes mit dem Anker vorzeichnen
- Exakte Neutralstellung einhalten

Liegedauer
Maximal 8 Tage

Verbandtechnik
Bild 1: Anker ① zieht von dorsal nach plantar, Anker ② semizirkulär von plantar nach dorsal. Bei ausgeprägter Großzehe wird sein medialer Teil geschlitzt, um Faltenbildungen zu vermeiden.

Bild 2: Zügel ③ läuft dorsal von Anker ② zu Anker ①, Zügel ④ entsprechend auf der Fußsohle.

Bild 3: Der mediale Zügel ⑤ zieht ebenfalls von Anker ② zu Anker ①.

Bild 4: Der geschlitzte laterale Zügel ⑥ wird zwischen die Zehen 1 und 2 gelegt und anmodelliert, sein Teil (6a) wird nach dorsal und der Teil (6b) nach plantar gezogen.

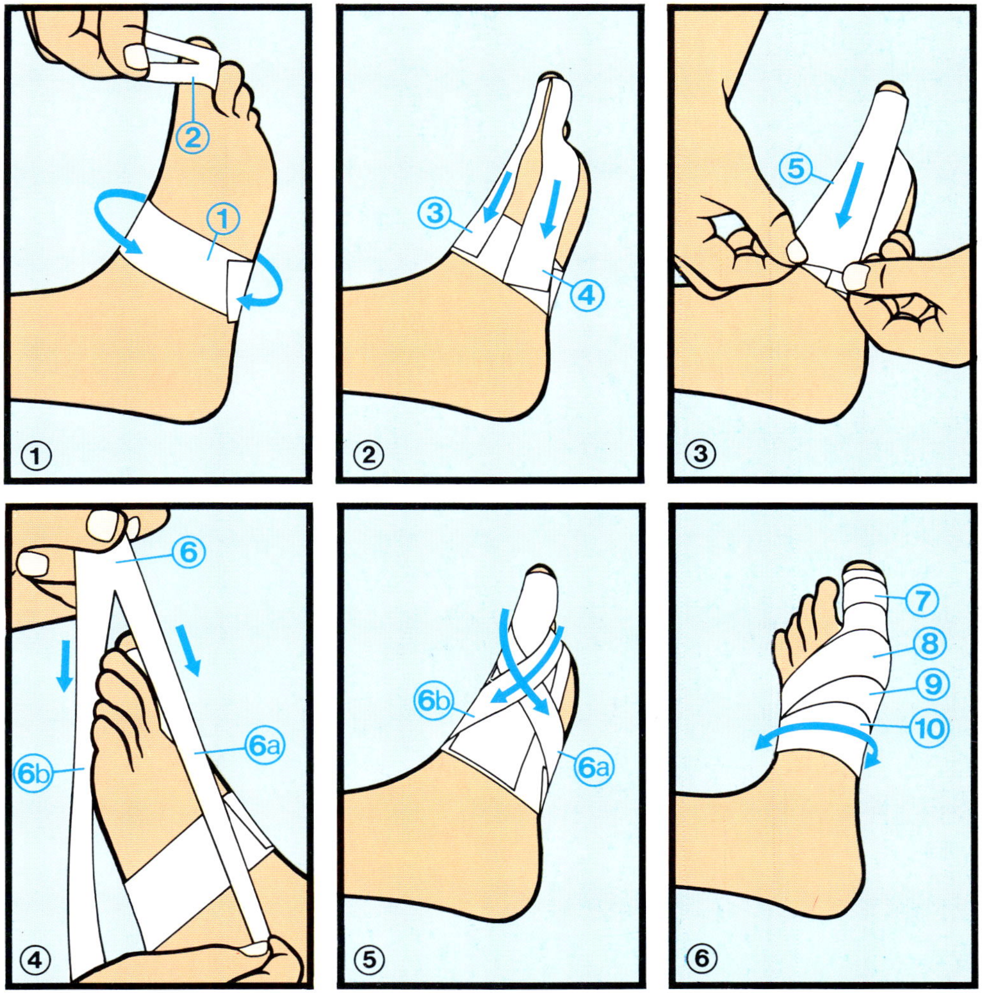

Bild 5: Der geschlitzte Zügel (6a) läuft von dorsal über die mediale Grundgelenkseite nach plantar, der Teil (6b) von plantar nach dorsal.

Bild 6: Der Verband wird mit den semizirkulären Touren ⑦–⑩ von dorsal nach plantar sowie von plantar nach dorsal verschalt.

Stütz- und Entlastungsverband für das Fußlängs- und -quergewölbe

Indikationen
- Entzündlicher Spreizfuß
- Entzündlicher Senkfuß
- Plantarer Fersensporn (unterer Kalkaneussporn)
- Korrektur der Fußstatik
- Nachbehandlung der „Marschfraktur“

Material
- Leukotape 3,75 cm: 1,0–1,5 m
- Artifoam
- Leukospray

Sonstige Hinweise
- Auf guten Sitz der Pelotte achten
- Fixierung der Pelotte semizirkulär
- Druck auf die Metatarsalköpfchen vermeiden
- Unter Entlastung beginnen, unter Belastung schließen
- Bei entzündlichem Senkfuß keine Pelotte anlegen
- Bei plantarem Fersensporn die Artifoam-Polster mit Leukospray fixieren

Liegedauer
10–14 Tage

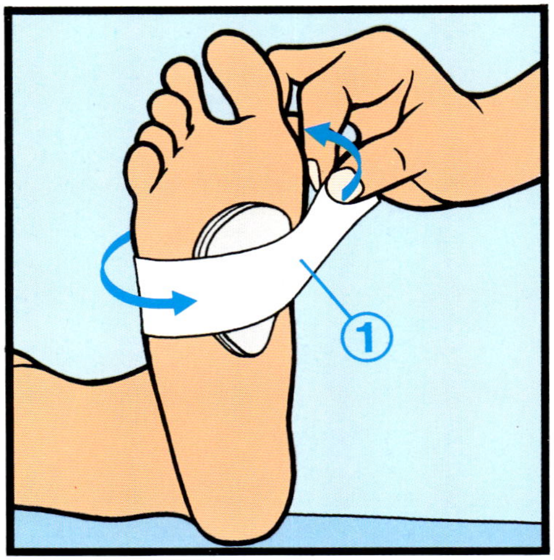

Eine Artifoam-Pelotte wird in Pfeilrichtung mit dem Zügel ① von dorsal nach plantar und wieder nach dorsal fixiert. Dieser Zügel bleibt auf dem Fußrücken etwa 1 cm offen.

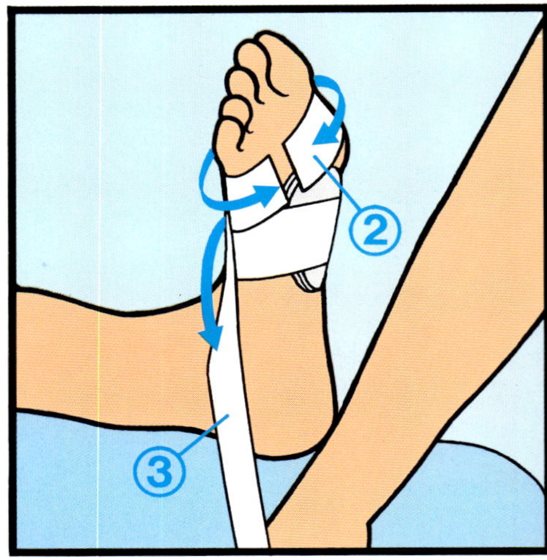

Der Anker ② wird im Bereich der Zehengrundgelenke von dorsal nach plantar angelegt und bleibt ebenfalls offen. Der Zügel ③ zieht von der dorsalen Kleinzehenseite in Pfeilrichtung über den Fußaußenrand distal des lateralen Malleolus in Richtung Ferse.

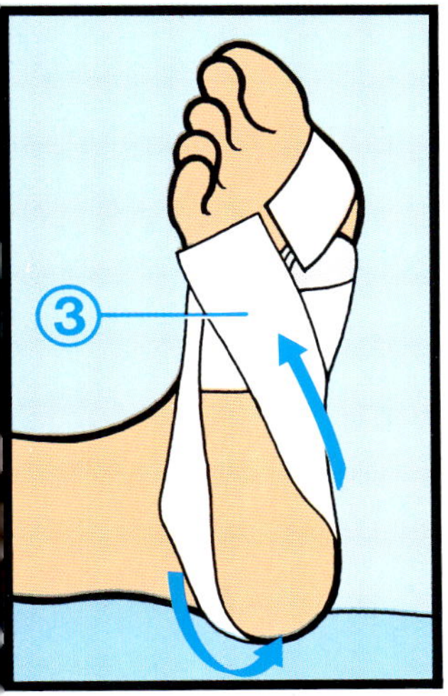

Der Zügel ③ umfaßt die Ferse von lateral nach medial und verläuft dann in Pfeilrichtung über die Fußsohle zum plantaren Kleinzehengrundgelenk.

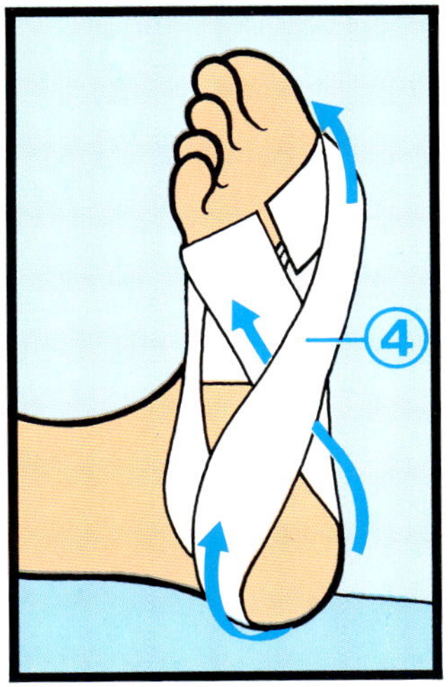

Analog zum Zügel ③ zieht der Zügel ④ von der dorsalen Großzehenseite über den medialen Fußrand distal des medialen Malleolus zur lateralen Fersenseite, überquert die Fußsohle und endet über dem plantaren Großzehengrundgelenk.

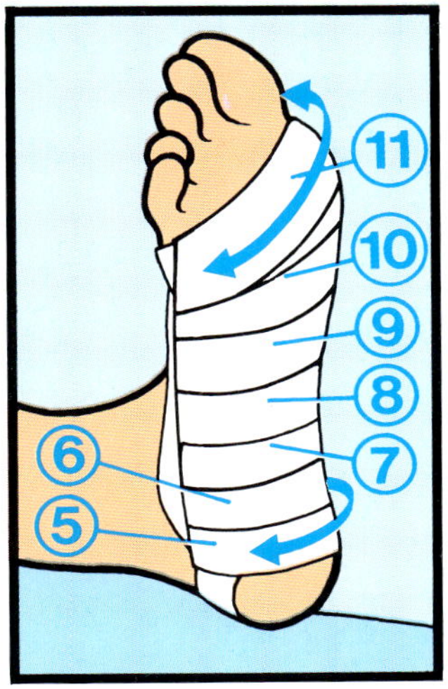

Die Fußsohle wird mit den kurzen U-Zügeln ⑤–⑪ in Pfeilrichtung dachziegelförmig verschalt.

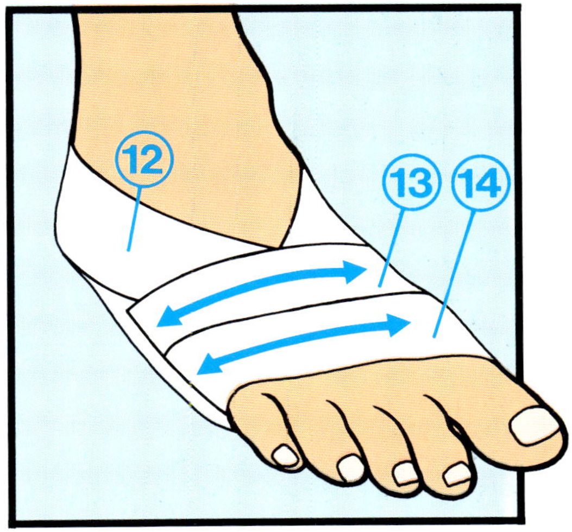

Unter Belastung des Fußes werden die Enden der U-Zügel mit dem Fixierstreifen ⑫ abgedeckt. Mit den Streifen ⑬ und ⑭ wird der Fußrücken semizirkulär verschalt.

Patellapositionen

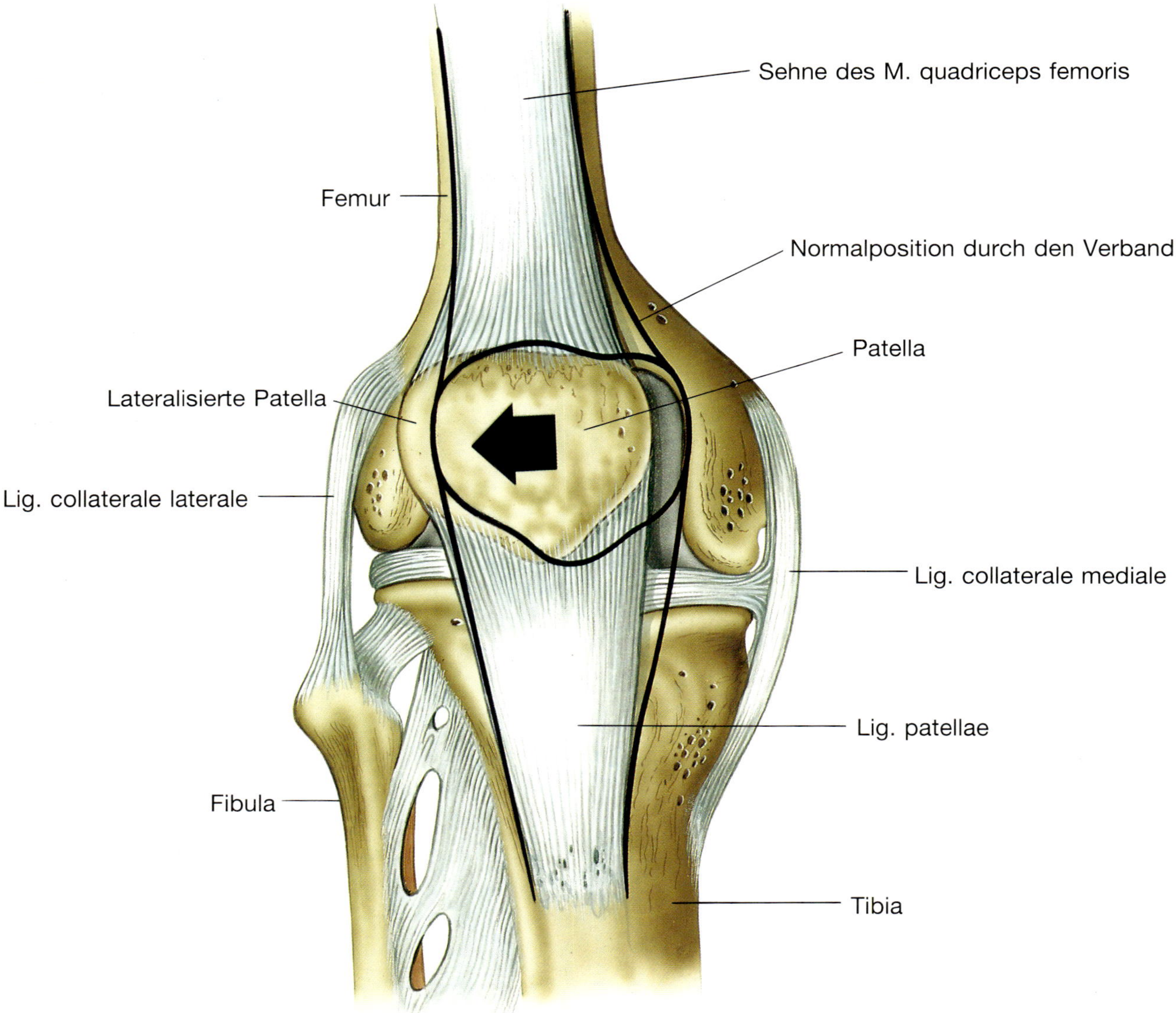

Bandapparat des Kniegelenks

Ansicht von ventral, Patella weggeklappt

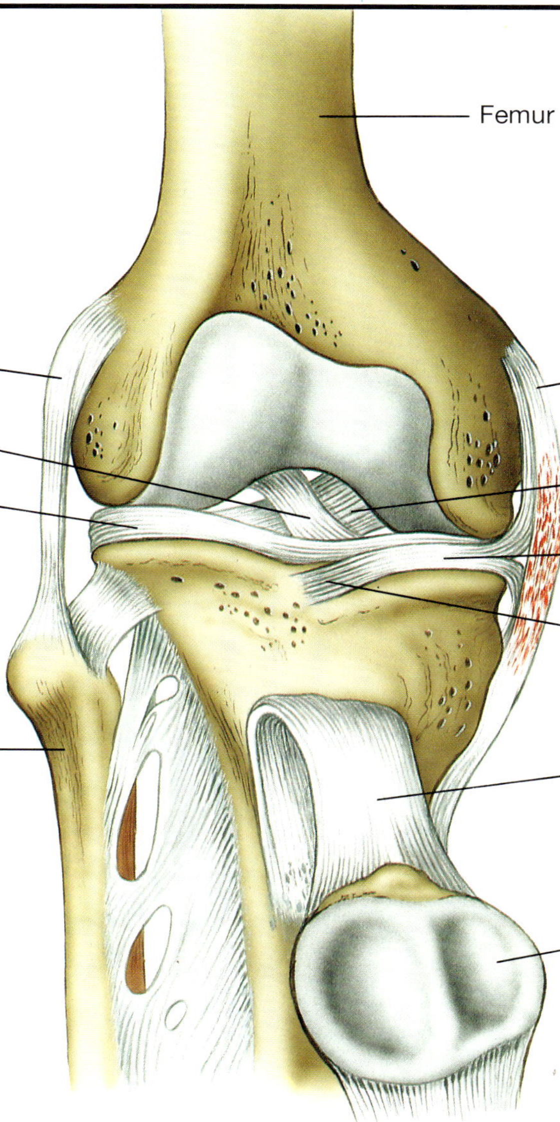

Übersicht der Verbände am Knie

Verbandart		Verband zur Patellakorrektur I	
Beschreibung auf Seite	Belastungsgruppe	Seite 105	II
Funktion des Verbandes		Durch verstärkten Muskelzug nach distal und medial bzw. lateral wird die Patellastellung korrigiert	
Indikationen		Patellaspitzensyndrom, proximal oder distal Chondropathia patellae Patelladislokation	
Kontraindikationen		Schwellungen des Kniegelenks; Patellafrakturen; Bursitis; Osgood-Schlatter-Syndrom (M. Schlatter); rheumatische Entzündungen; entzündliche Arthrosen (Arthritis)	
Material		Elastoplast 10 cm : 2,5 m Leukotape 5 cm : ca. 1 m Leukospray	
Sonstige Hinweise		Anlegen unter Entlastung des Beines im Stehen, Knie gestreckt	
Liegedauer/Kontrolle		Maximal 3 Tage	

Verband zur Patellakorrektur II		**Verband bei Patellaspitzensyndrom**		**Rotationsinstabilität-Stützverband**	
Seite 108	I	Seite 109	I	Seite 110	II
Richtungskorrektur und Führung der Patella Kompensierung der muskulären Insuffizienz		Druck auf die Patellasehne verlagert die Patella nach proximal		Stabilisiert das mediale Seitenband und das vordere Kreuzband Stabilisiert die Außenrotation des Unterschenkels	
Beginnende Chondropathia patellae Patellalateralisierung infolge muskulärer Insuffizienz		Patellaspitzensyndrom		Rotationsinstabilität Posteriomediale Instabilität Überdehnungen und Zerrungen des medialen Seitenbandes Mediale Kapselschmerzen Mediale Meniskuszerrung	
Schwellungen des Kniegelenks; Patellafrakturen; Bursitis; Osgood-Schlatter-Syndrom (M. Schlatter); rheumatische Entzündungen; entzündliche Arthrosen (Arthritis)		Schwellungen des Kniegelenks; Patellafrakturen; Bursitis; Osgood-Schlatter-Syndrom (M. Schlatter); rheumatische Entzündungen; entzündliche Arthrosen (Arthritis)		Schwellungen des Kniegelenkes Entzündliche Zustände Bandrupturen Varizen	
Unterzug aus Fixomull stretch, 8–10 cm breit Elastoplast 6 oder 8 cm: 1 m		Hautschutz aus Fixomull stretch, 5 cm breit, ca. 1 m lang Leukotape 3,75 cm: ca. 1 m Leukospray		Acrylastic } 8 cm: 2,5 m, ca. 1,5 Rollen Elastoplast } 10 cm: 2,5 m, ca. 1 Rolle Leukotape 5 cm: ca. 1,0–1,5 m Leukospray, Artifoam	
Zusätzlich intensive physikalische Therapie		Zusätzlich intensive physikalische Therapie		Anlegen unter Entlastung des Beines im Stehen Knie leicht gebeugt (ca. 30°) Fußhochstellung ca. 5 cm Betonte Innenrotationsstellung des Unterschenkels	
Wechsel nach maximal 2 Tagen		Wechsel nach maximal 2 Tagen		Maximal 8 Tage Kontrolle nach 2 Tagen	

Übersicht der Verbände am Knie

Verbandart		Stützverband für das laterale Seitenband		Stützverband für das mediale Seitenband	
Beschreibung auf Seite	Belastungsgruppe	Seite 112	II	Seite 114	II
Funktion des Verbandes		Stützung und Entlastung der lateralen Bandstrukturen; Unterstützung der lateralen dynamischen Stabilisatoren (M. biceps femoris, Tractus iliotibialis); Einschränkung der Extension; Stabilisierung der Varusstellung		Stützung und Entlastung der medialen Bandstrukturen	
Indikationen		Zerrung, Überdehnung, Leichte Einrisse } der lateralen Band- und Kapselstrukturen Kontusionen; laterale Instabilität durch atrophische Muskulatur; laterale Meniskuszerrung		Zerrung des medialen Seitenbandes Affektionen des Innenmeniskus Dorsale Kapselzerrung	
Kontraindikationen		Schwellungen des Knies Massive Hämatome Komplette Bandrupturen Entzündliche Zustände Varizen		Schwellungen des Knies Massive Hämatome Komplette Bandrupturen Entzündliche Zustände Varizen	
Material		Acrylastic, Elastoplast } 8 cm: 2,5 m, ca. 1,5 Rollen; 10 cm: 2,5 m, ca. 1 Rolle Leukotape 5 cm: ca. 1,5 m Leukospray		Acrylastic, Elastoplast } 8 cm: 2,5 m, ca. 1,5 Rollen; 10 cm: 2,5 m, ca. 1 Rolle Leukotape 5 cm: ca. 1,5 m Leukospray	
Sonstige Hinweise		Anlegen in Entlastung (stehend) Fersenerhöhung ca. 5 cm Knie leicht gebeugt (ca. 20°)		Anlegen in Entlastung (stehend) Fersenerhöhung ca. 5 cm Knie leicht gebeugt (ca. 20°)	
Liegedauer/Kontrolle		Liegezeit 8–10 Tage Kontrolle nach 2 Tagen		Liegezeit 8–10 Tage Kontrolle nach 2 Tagen	

Verband zur Patellakorrektur I

Indikationen
- Patellaspitzensyndrom, proximal oder distal
- Chondropathia patellae
- Patelladislokation

Material
- Elastoplast 10 cm: 2,5 m
- Leukotape 5 cm: ca. 1 m
- Leukospray

Sonstige Hinweise
- Anlegen unter Entlastung des Beines im Stehen, Knie gestreckt

Liegedauer
Maximal 3 Tage

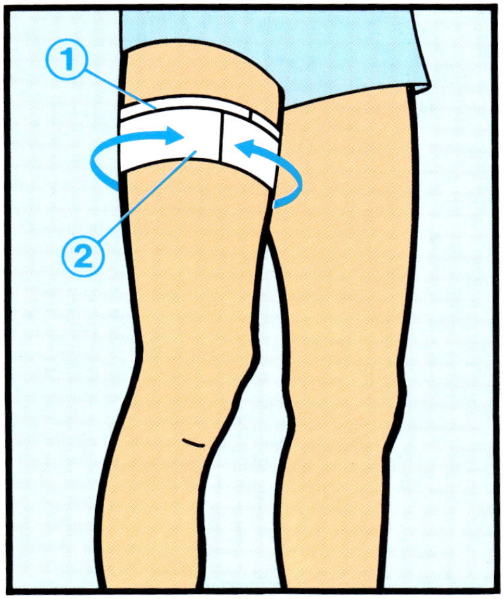

Die Anker ① und ② aus Leukotape werden in Pfeilrichtung von dorsal nach ventral im oberen Drittel des Oberschenkels angelegt.

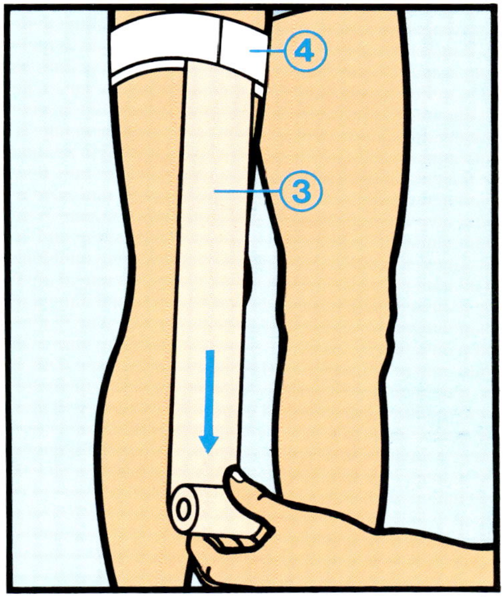

Der 10 cm breite Elastoplast-Zügel ③ wird auf den beiden Ankern ① und ② mit dem Streifen ④ fixiert.

Verband zur Patellakorrektur I

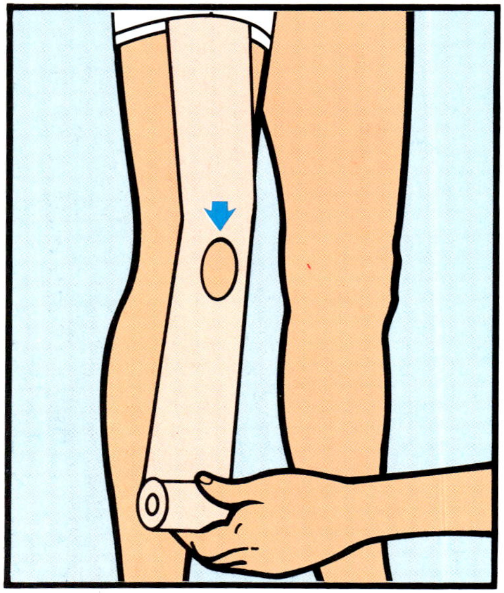

Unter starkem Zug wird der Elastoplast-Zügel über die Patella gespannt und die Patella freigelegt.

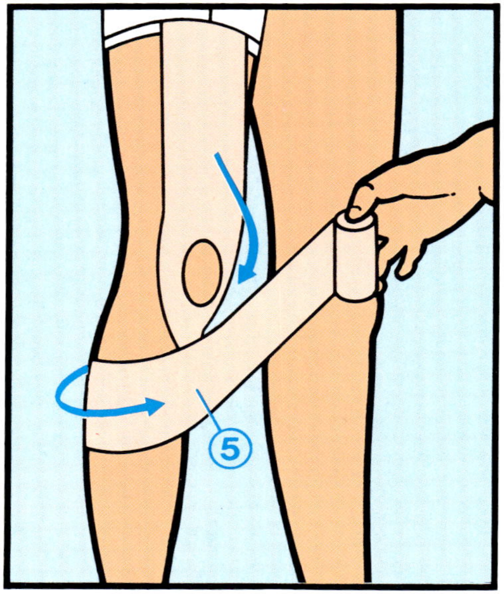

Je nach Korrektur läuft der Elastoplast-Zügel in Pfeilrichtung über die mediale Kniegelenkseite, dann über die Wade in Pfeilrichtung mit Tour ⑤ wieder zur medialen Seite.

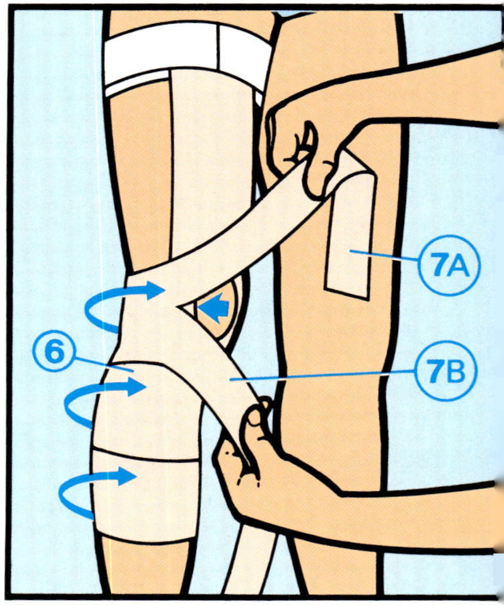

Mir den Touren ⑥ und ⑦ wird in Pfeilrichtung der Unterschenkel umfaßt unc der Elastoplast-Streifen mit einer halber Tour ⑦ von medial nach lateral gezogen Der Zügel ⑦ wird ca. 60–70 cm eingeschlitzt.

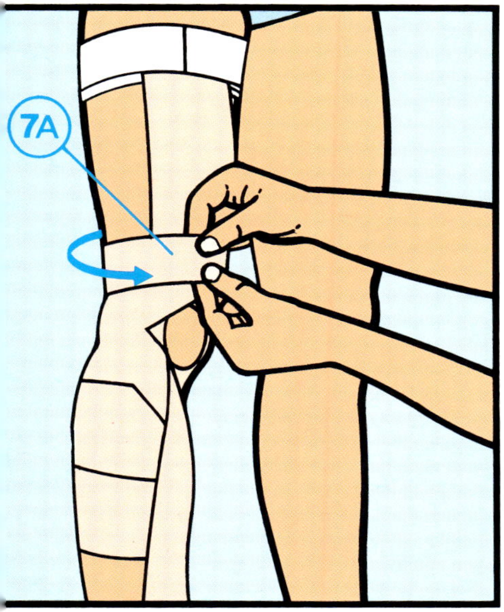

Der geschlitzte Schenkel ⑦A zieht in Pfeilrichtung zirkulär nach proximal.

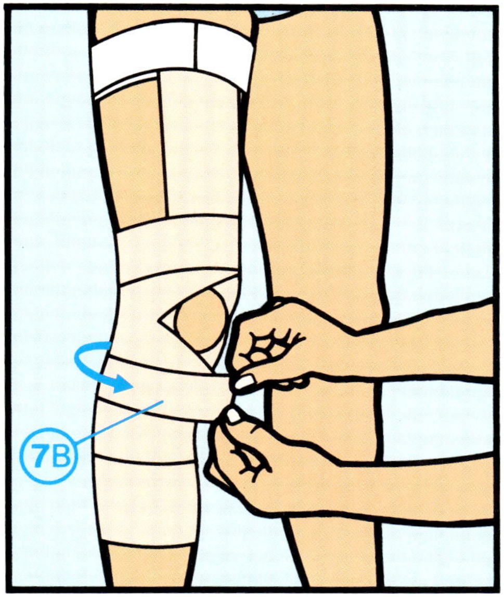

Der geschlitzte Schenkel ⑦B verläuft zirkulär in Pfeilrichtung nach distal.

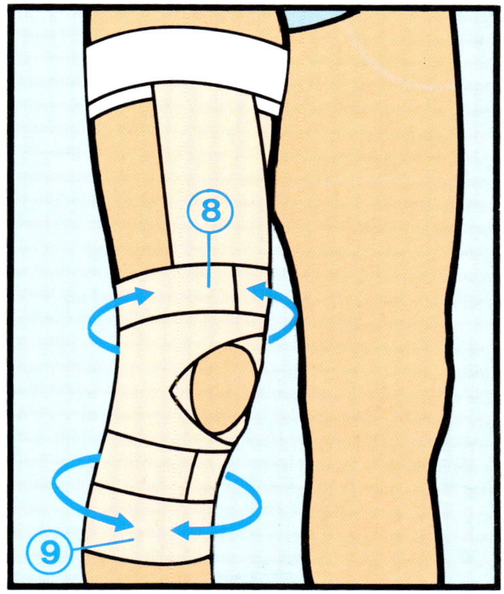

Die Enden ⑦A und ⑦B werden mit den Verschalungsstreifen ⑧ und ⑨ zirkulär überdeckt.

Verband zur Patellakorrektur II

Indikationen
- Beginnende Chondropathia patellae
- Patellalateralisierung infolge muskulärer Insuffizienz

Material
- Unterzug aus Fixomull stretch, 8–10 cm breit
- Elastoplast 6 oder 8 cm: 1 m

Sonstige Hinweise
- Zusätzlich intensive physikalische Therapie, z. B. Muskeldehntechnik, Muskelaufbautraining, manuelle Therapie, Cyriax-Friktionen, TENS, Ultraschall
- Evtl. kurzzeitige Schuhkorrektur

Liegedauer
Wechsel nach maximal 2 Tagen

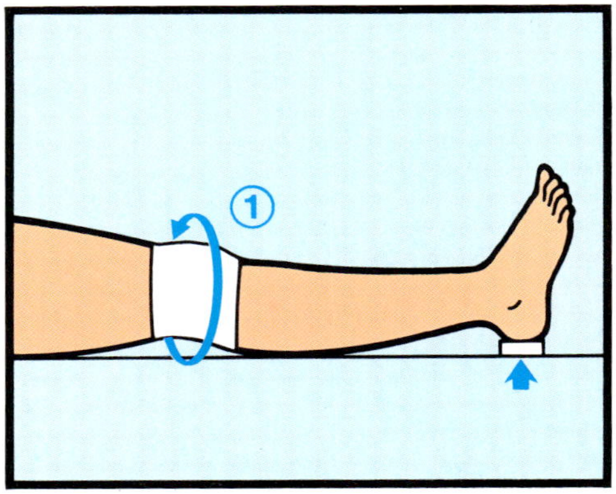

Lagerung mit Knie in Extensionsstellung, Ferse leicht erhöht. Hautschutz aus Fixomull stretch ① zirkulär von dorsal nach medial anlegen.

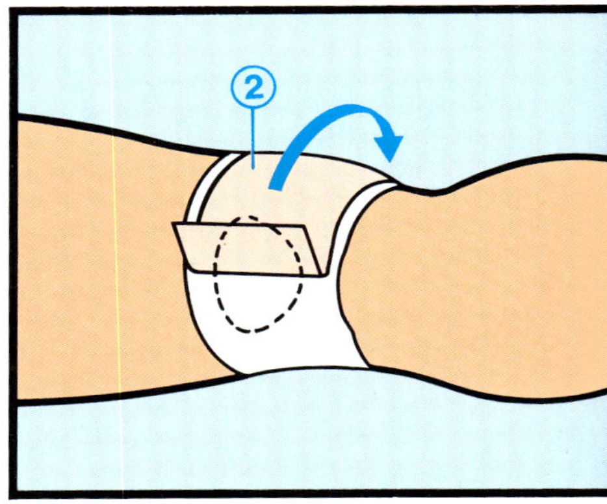

Der Elastoplast-Zügel ② wird von de Mitte der Patella unter leichtem Zu nach medial geführt, wobei aber die er sten 3 cm nicht angeklebt werden dür fen.

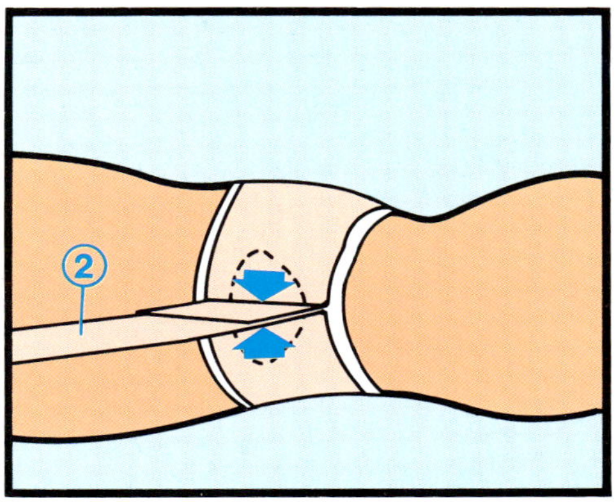

Der laterale Schenkel des Zügels wird in der Mitte der Patella auf den kurzen medialen Schenkel geklebt.

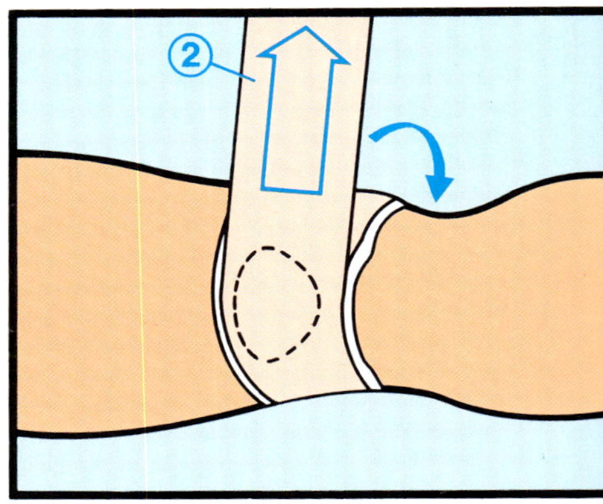

Durch passive Korrektur mit der freie Hand wird die Patella in ihre physiolog sche Position gebracht und mit Zügel (nach medial und leicht kranial fixiert. De Zügel endet dorsal in der Kniekehle.

Verband bei Patellaspitzensyndrom

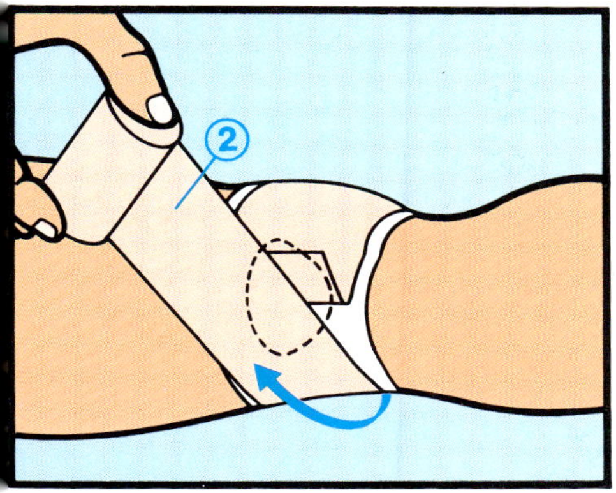

Der Zügel ② umfaßt unter leichtem Zug das Kniegelenk und führt nach ventral zum Ausgangspunkt zurück.

Indikation
– Patellaspitzensyndrom

Material
– Hautschutz aus Fixomull stretch, 5 cm breit, ca. 1 m lang
– Leukotape 3,75 cm: ca. 1 m
– Leukospray

Nach genauer Überprüfung der Schmerzlokalisation wird der Bereich zwischen dem Apex patellae und der Tuberositas tibiae mit Leukospray eingesprüht und zirkulär mit einem ca. 5 cm breiten Streifen Fixomull stretch ① abgedeckt. Dann klebt man unter starkem Druck von ventral nach dorsal einen Tape-Streifen ② über das Ligamentum patellae in Richtung auf die schmerzende Stelle. Bei muskulösen Patienten werden in 1–2 mm Abstand zwei weitere Streifen nach distal versetzt angelegt.

Sonstige Hinweise
– Zusätzlich intensive physikalische Therapie, z. B. Muskeldehntechnik, Muskelaufbautraining, manuelle Therapie, Cyriax-Friktionen, TENS, Ultraschall

Liegedauer
Wechsel nach maximal 2 Tagen

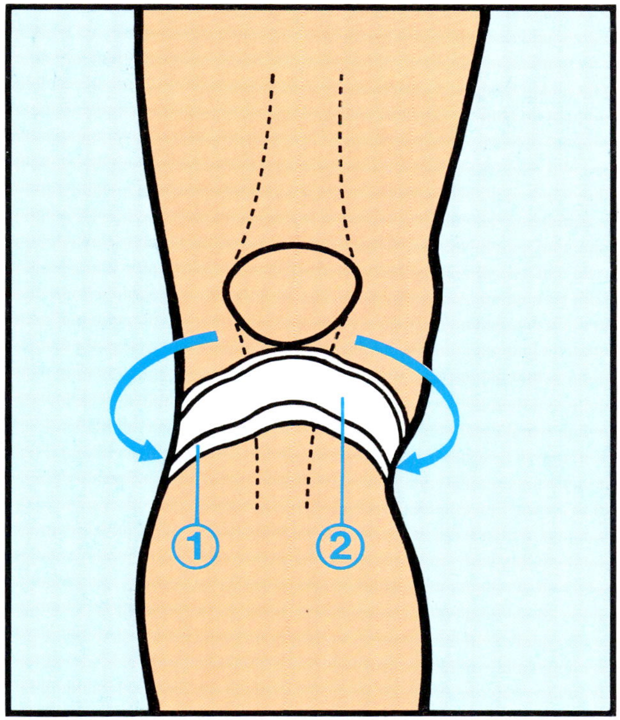

Stützverband bei Rotationsinstabilität

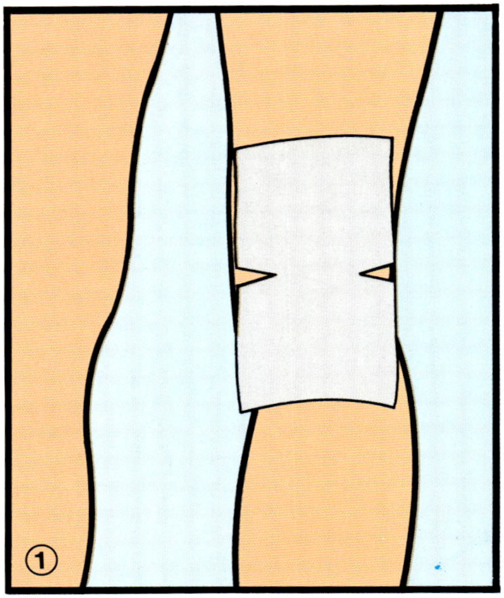

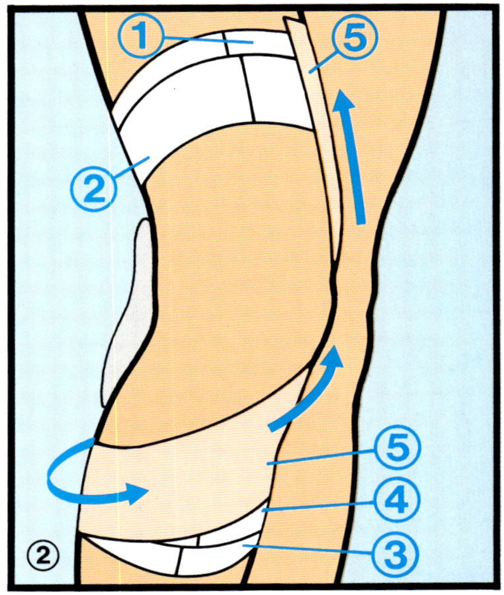

Indikationen
- Rotationsinstabilität
- Posteriomediale Instabilität
- Überdehnungen und Zerrungen des medialen Seitenbandes
- Mediale Kapselschmerzen
- Mediale Meniskuszerrung

Material
- Acrylastic 8 cm: 2,5 m
- Elastoplast 10 cm: 2,5 m
- Leukotape 5 cm: 1,0–1,5 m
- Leukospray, Artifoam

Sonstige Hinweise
- Anlegen unter Entlastung des Beines im Stehen
- Knie leicht gebeugt (ca. 30°)
- Fußhochstellung ca. 5 cm
- Betonte Innenrotationsstellung

Liegedauer
Maximal 8 Tage, Kontrolle nach 2 Tagen

Verbandtechnik
Bild 1:
Die Kniekehle wird mit einem Artifoam-Polster abgedeckt. Das Polster wird medial sowie lateral in der Kniekehlenfalte keilförmig eingeschnitten und mit Leukospray fixiert.

Bild 2:
Die Anker ① und ② werden im proximalen Drittel des Oberschenkels semizirkulär oder zirkulär kurz überlappend angelegt. Die Anker ③ und ④ verlaufen im distalen Drittel des Unterschenkels. Der Elastoplast-Zügel ⑤ zieht von der dorsalen Unterschenkelseite über die mediale Kniegelenkseite zu den proximalen Ankern ① und ②.

Bild 3:
Ein weiterer Anker ⑥ aus 8 cm breitem Acrylastic oder Elastoplast verläuft von den distalen Ankern ③ und ④ über die mediale Kniegelenkseite und die Kniekehle zur medialen Oberschenkelseite auf Anker ① und ②.

Bild 4:
Der Zügel ⑦ wird an den proximalen Ankern ① und ② mit einem Fixierstreifen ⑧ befestigt. Der Zügel verläuft über die mediale Kniegelenkseite und die Kniekehle auf die distalen Anker ③ und ④ nach medial.

Bild 5:
Das Ende des Zügels ⑦ wird distal mit den beiden Fixierstreifen ⑨ und ⑩ befestigt.

Bild 6:
Ein geschlitzter Zügel ⑪ beginnt über der lateralen Kniegelenkseite, verläuft nach medial über die Kniekehle. Der geschlitzte Zügel (11a) zeigt nach proximal, der Zügel (11b) nach distal.

Bild 7:
Der Zügel (11b) umfaßt das Kniegelenk in Höhe der Tuberositas tibiae und läuft nach medial über die Kniekehle zu den proximalen Ankern ① und ②.

Bild 8:
Der geschlitzte Zügel (11a) führt analog zu (11b) in die umgekehrte Richtung. Die proximalen Enden werden mit den Touren ⑫, ⑬ und ⑭, die distalen Enden mit den Touren ⑮, ⑯ und ⑰ semizirkulär oder zirkulär kurz überlappend verschalt.

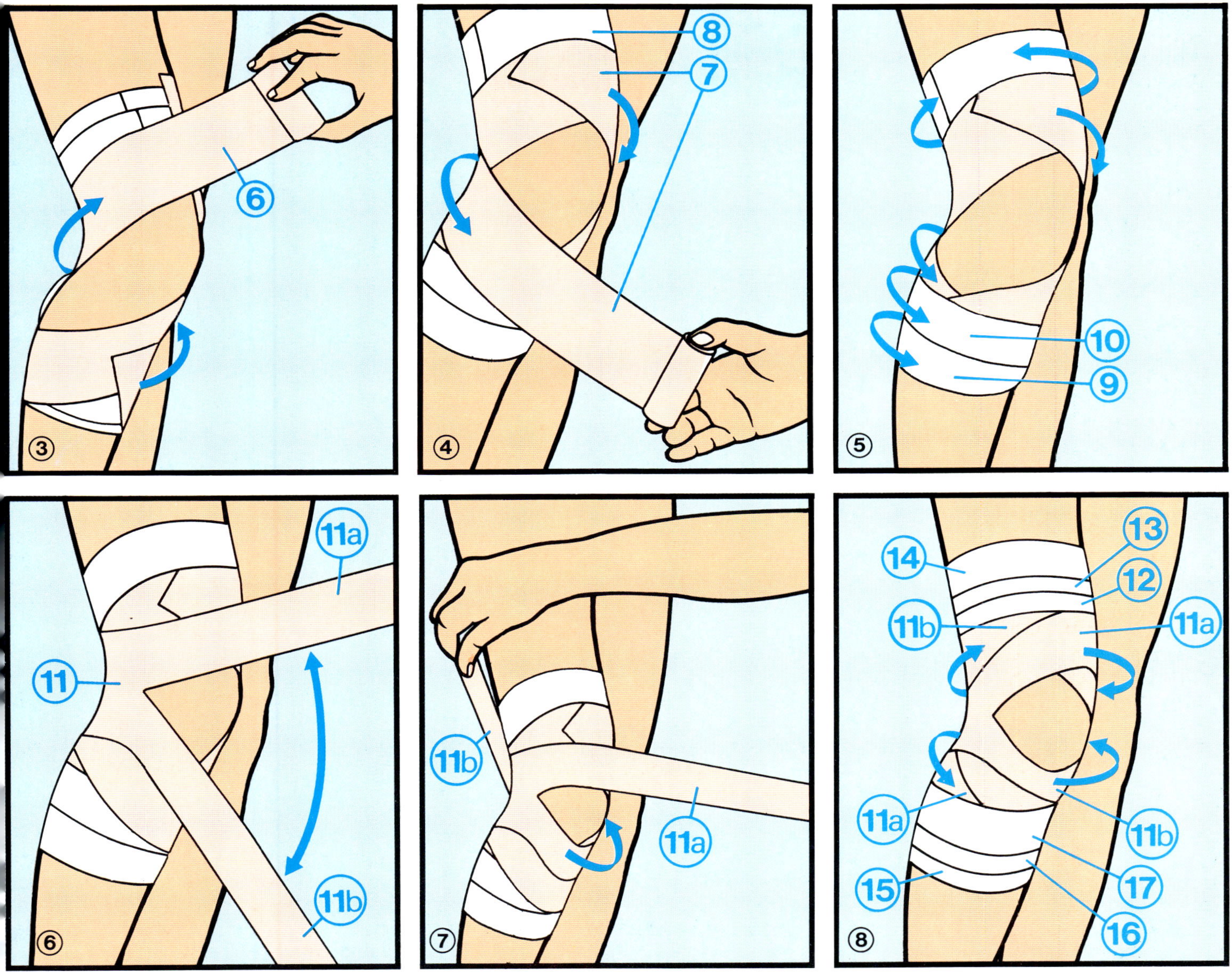
③
⑥
⑧
⑦
④
⑩
⑨
⑤
11a
11
11b
⑥
11b
11a
⑦
13
14
12
11b
11a
11a
11b
17
15
16
⑧

Stützverband für das laterale Seitenband

Indikationen
- Zerrung, Überdehnung oder leichte Einrisse der lateralen Bänder
- Kontusionen
- Laterale Instabilität durch atrophische Muskulatur
- Laterale Meniskuszerrungen

Material
- Acrylastic 8 cm: 2,5 m oder Elastoplast 10 cm: 2,5 m
- Leukotape 5 cm: ca. 1,5 m
- Leukospray

Sonstige Hinweise
- Anlegen in Entlastung (stehend)
- Fersenerhöhung ca. 4 cm
- Knie leicht gebeugt, ca. 20°

Liegedauer
8–10 Tage, Kontrolle nach 2 Tagen

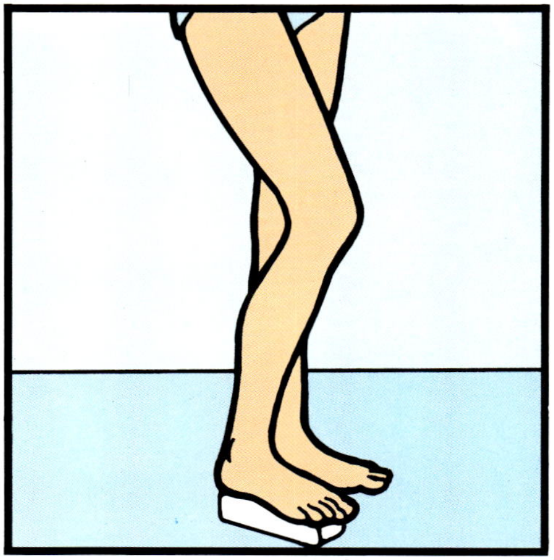

Beugestellung von 20–30° durch Unterlegen von 2 Packungen Leukotape (3,75 cm).

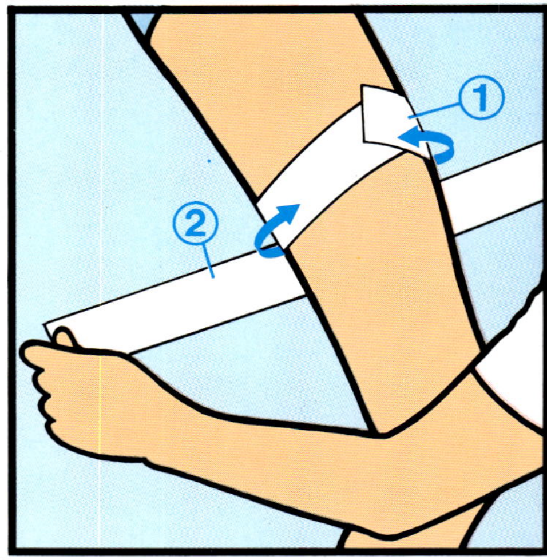

Anker ① und ② verlaufen zirkulär im proximalen Drittel des Oberschenkels.

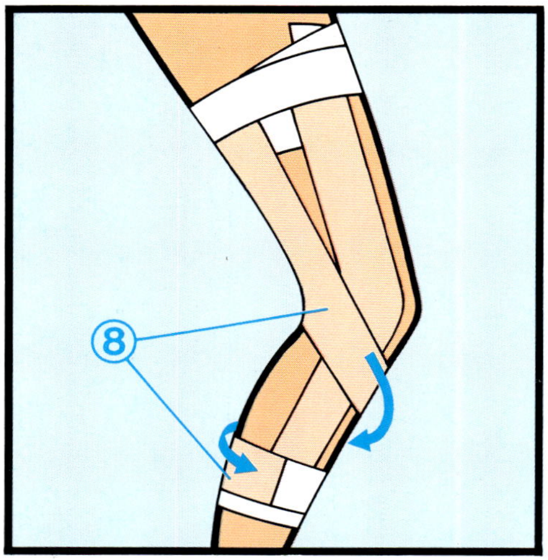

Zügel ⑧ zieht vom Oberschenkel über die laterale Knieregion, umfaßt den Unterschenkel und endet auf ③ und ④.

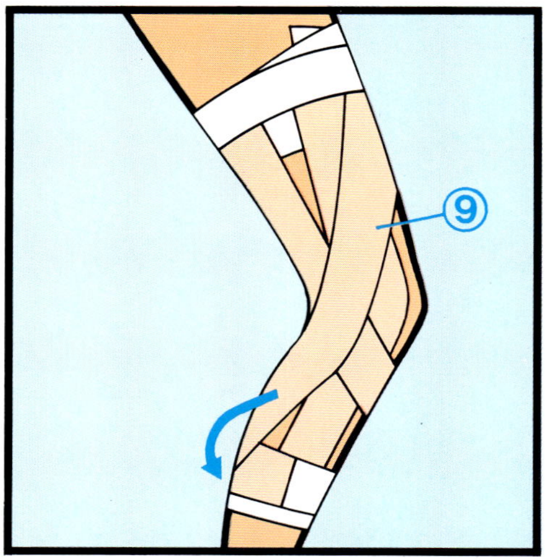

Analog zu ⑧ verläuft der Zügel ⑨ von der ventralen Oberschenkelseite über die laterale Kniegelenkseite zur dorsalen Unterschenkelseite.

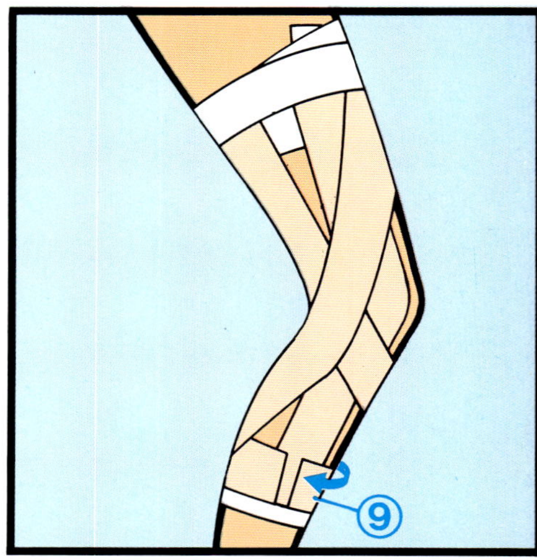

Zügel ⑨ umschlingt den Unterschenkel von medial und führt auf die laterale Seite des Unterschenkels zu den Ankern ③ und ④.

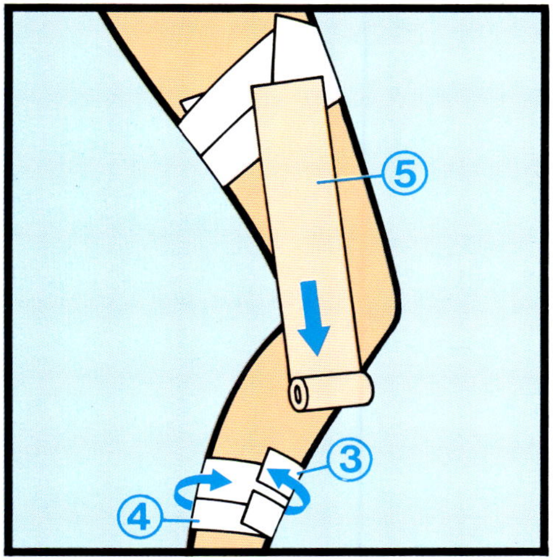

Anker ③ und ④ zirkulär am Unterschenkel. Zügel ⑤ von proximal nach distal.

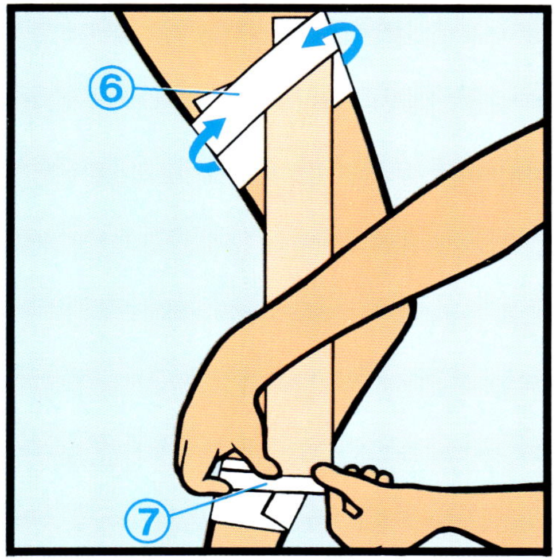

Fixierung von Zügel ⑤ mit Tour ⑥, dann nach starker Dehnung mit ⑦.

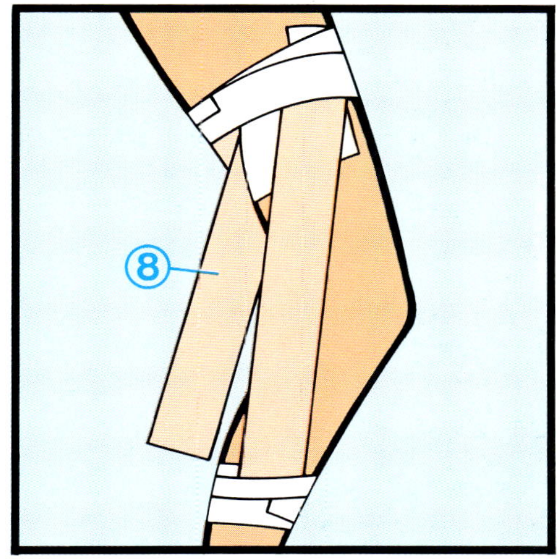

Der Zügel ⑧ wird auf der dorsalen Seite des Oberschenkels befestigt.

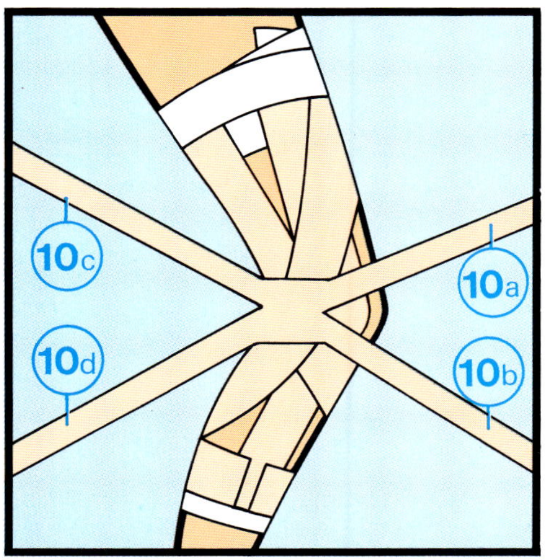

Der auf beiden Seiten geschlitzte, 10 cm breite Elastoplast-Zügel ⑩ wird quer über die laterale Kniegelenkseite gelegt.

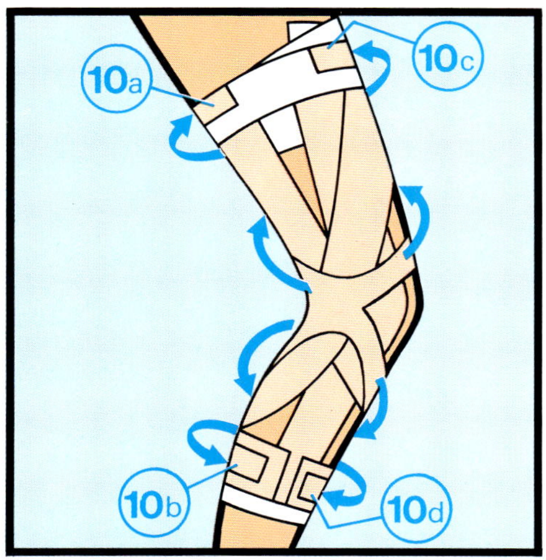

Verlauf der Zügel (10a)–(10d) über Knie, Ober- bzw. Unterschenkel in Pfeilrichtung.

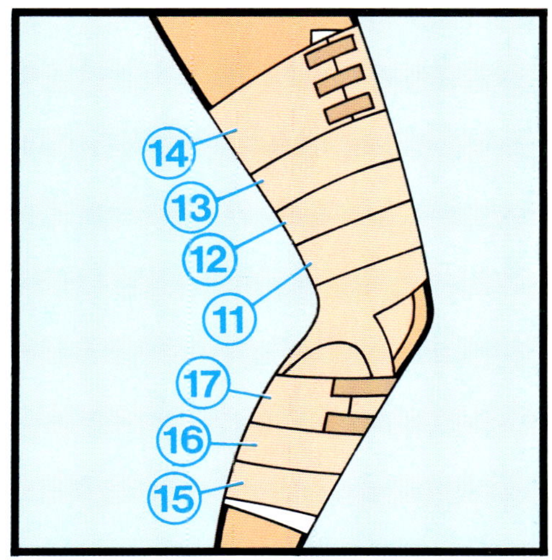

Verschalungstouren ⑪–⑭ am Oberschenkel aus 10 cm breiter Binde, Touren ⑮–⑰ am Unterschenkel aus 8 cm breiter Binde.

Stützverband für das mediale Seitenband bei Rotationsinstabilität

Indikationen
- Zerrung des medialen Seitenbandes
- Affektionen des Innenmeniskus
- Dorsale Kapselzerrung

Material
- Acrylastic 8 cm: 2,5 m oder Elastoplast 10 cm: 2,5 m
- Leukotape 5 cm: ca. 1,5 m
- Leukospray

Sonstige Hinweise
- Anlegen in Entlastung (stehend)
- Fersenerhöhung ca. 4 cm
- Knie leicht gebeugt, ca. 20°

Liegedauer
8–10 Tage, Kontrolle nach 2 Tagen

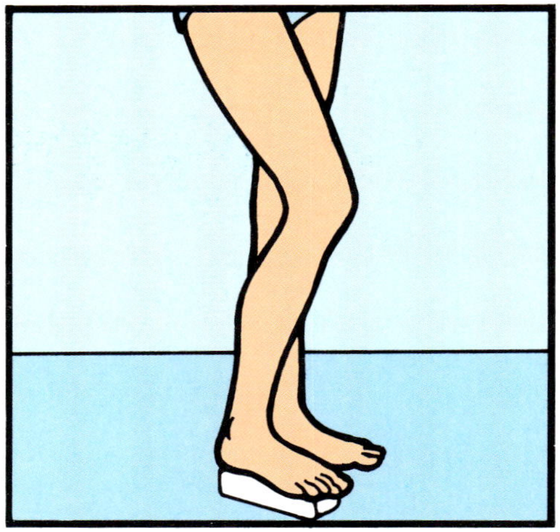

◀ Beugestellung von 20–30° durch Unterlegen von zwei Packungen Leukotape (3,75 cm).

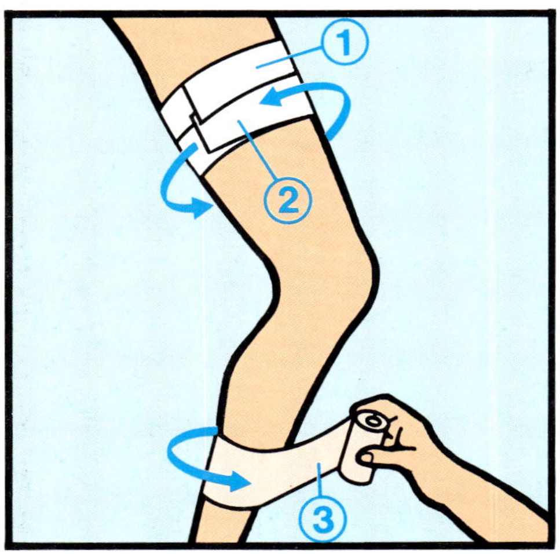

Anker ① und ② verlaufen zirkulär im proximalen Drittel des Oberschenkels. An den distalen beiden Ankern (im Bild verdeckt) wird lateral ein 8 oder 10 cm breiter elastischer Tape-Zügel ③ fixiert.

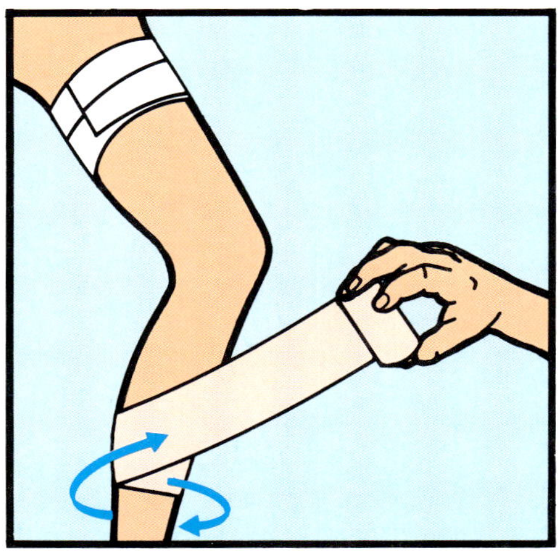

Mit 11/2 Touren Innenrotationswicklung wird der Unterschenkel umfaßt und das Tape unter starkem Zug nach medial proximal geführt.

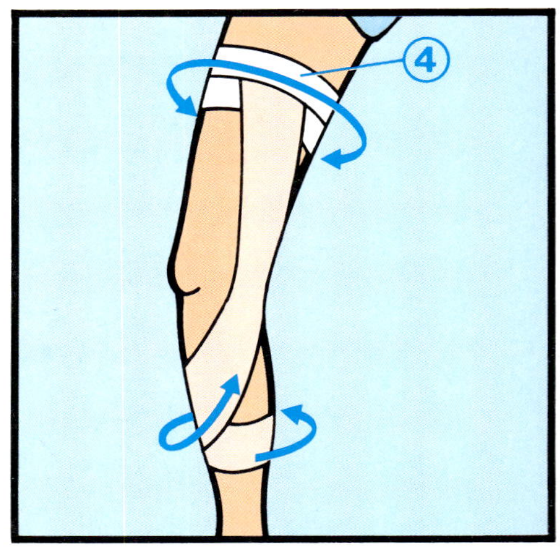

Der Zügel zieht über das mediale Seitenband zu den proximalen Ankern und wird mit einem Streifen ④ semizirkulär fixiert. Weitere Zügelführung analog dem Stützverband für das laterale Seitenband.

Verletzungen der der Achillessehne

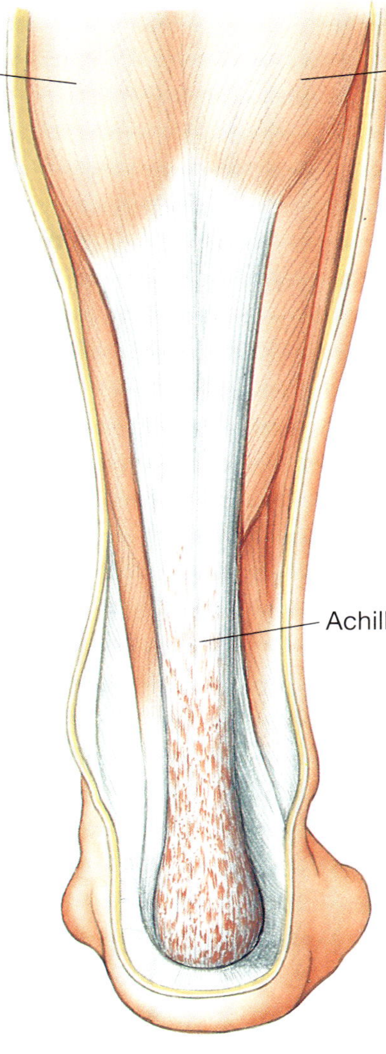

Übersicht der Verbände für die Achillessehne

Verbandart		Achillessehnen-Entlastungsverband	
Seite	Belastungsgruppe	Seite 116	II–III
Funktion des Verbandes		Entlastung der Achillessehne durch Verschiebung der Muskulatur in Richtung der Insertion des Muskels / der Sehne	
Indikationen		Achillodynie (Achillessehnenreizung) Überlastungserscheinungen am Muskel-Sehnen-Übergang Sehnenansatzschmerz am Fersenbein Postoperative Entlastung nach Sehnennaht (nach Gipsabnahme)	
Kontraindikationen		Sehnenteilruptur Sehnenruptur Sehnenquetschung Ausgedehnte Hämatome Ausgeprägte Varizen	
Material		Elastoplast 8 cm: 2,5 m, ca. 1 Rolle Leukotape 3,75 cm: ca. 4–5 m Leukospray, evtl. Artifoam für Fersenpolster	
Sonstige Hinweise		Im Liegen (Bauchlage) beginnen; Knie gebeugt ca. 30–40°; Fuß in extremer Spitzfußstellung; Verschalung unter Belastung im Stehen anlegen; Schnürfurchen vermeiden; vor der Verschalung aktive und passive Funktionsprüfung (Beugung, Streckung); geschlitzte Zügel ohne Zug anlegen	
Liegedauer/ Kontrolle		Liegezeit 4–6 Tage Alle 2 Tage kontrollieren	

Entlastungsverband für die Achillessehne

Indikationen
- Achillodynie (Achillessehnenreizung)
- Überlastungserscheinungen am Muskel-Sehnen-Übergang
- Sehnenansatzschmerz am Fersenbein
- Postoperative Entlastung nach Sehnennaht (nach Gipsabnahme)

Material
- Elastoplast 8 cm: 2,5 m
- Leukotape 3,75 cm: 4–5 m
- Leukospray
- Evtl. Artifoam für Fersenpolster

Sonstige Hinweise
- Im Liegen (Bauchlage) beginnen
- Knie gebeugt ca. 30–40°
- Fuß in extremer Spitzfußstellung (Plantarflexion)
- Verschalung unter Belastung im Stehen anlegen
- Schnürfurchen vermeiden
- Vor der Verschalung aktive und passive Funktionsprüfung durchführen (Beugung, Streckung)
- Geschlitzte Zügel ohne Zug anlegen

Liegedauer
4–6 Tage, alle 2 Tage kontrollieren

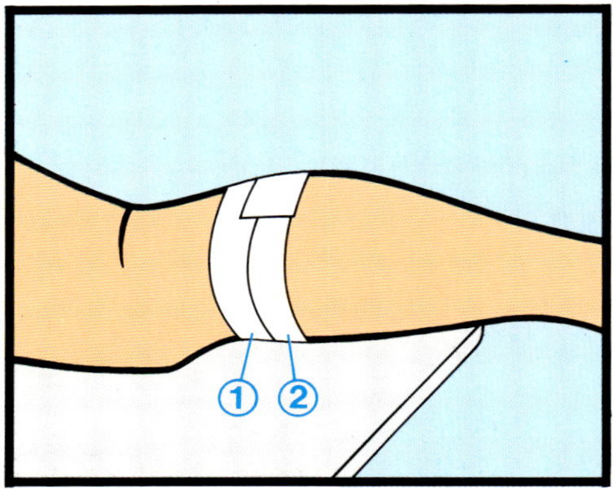

Anker ① und ② liegen im proximalen Drittel des Unterschenkels.

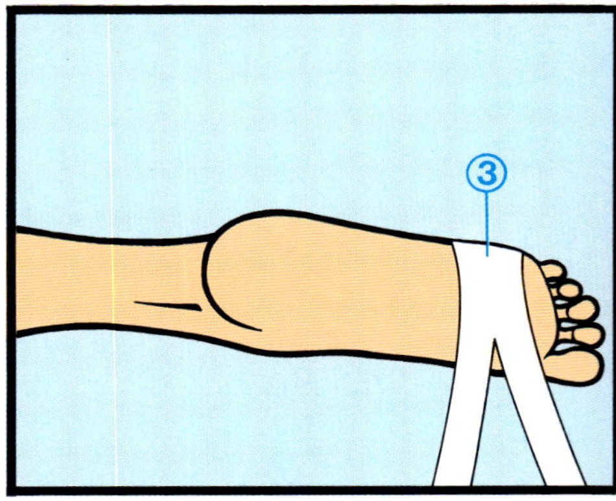

Der Anker ③ verläuft über die plantare Seite der Zehengrundgelenke. Bei ausgeprägtem Großzehengrundgelenk wird der mediale Teil der Verankerung eingeschlitzt.

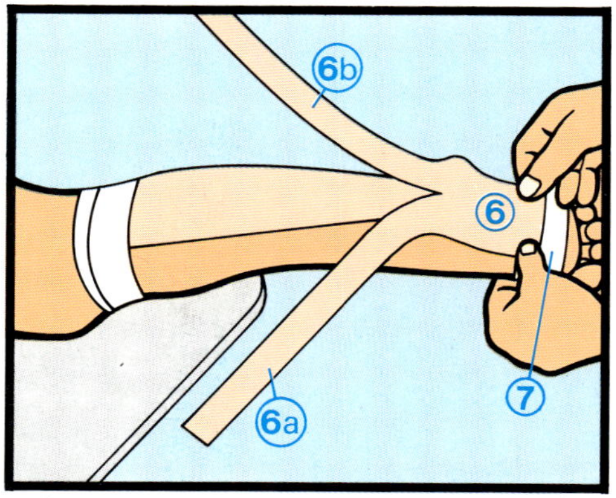

Ein zweiter geschlitzter Zügel ⑥ aus 8 cm breitem Elastoplast wird über dem Anker ③ auf der Fußsohle mit dem Streifen ⑦ fixiert.

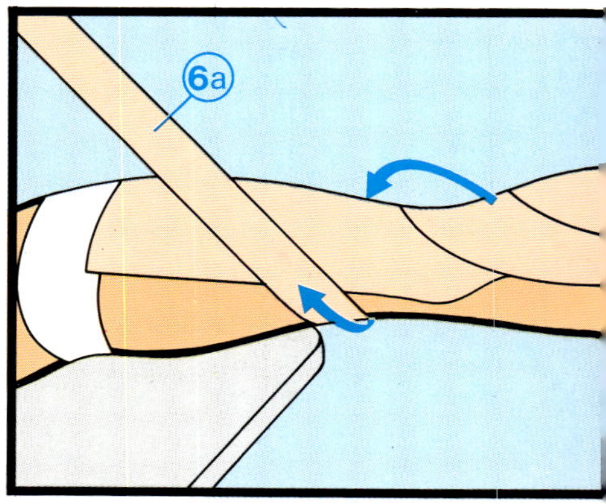

Der medial geschlitzte Zügel (6a) umfaßt die Ferse von medial, überzieht in Pfeilrichtung die Achillessehne, umfaßt den Unterschenkel in einer Spirale und führt zu Anker ① und ②.

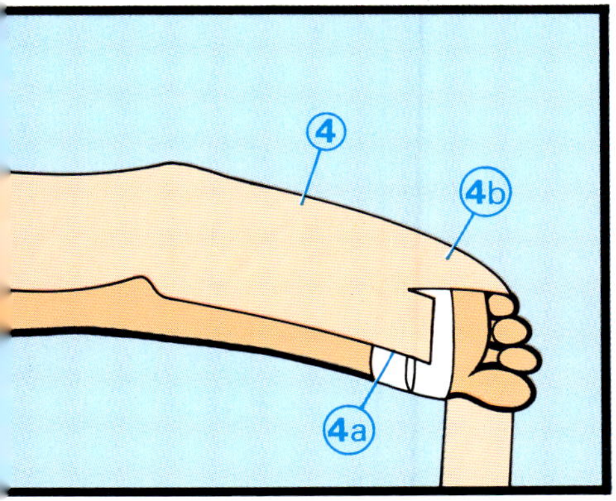

)er Elastoplast-Zügel (4) wird am Ende ;a. 30 cm eingeschlitzt. Der Teil (4a) wird ıber der medialen Seite, dem Großzeıenballen, schräg abgeschnitten. Mit ɟem geschlitzten Zügel (4b) werden die ɟorsale sowie plantare Fußseite umfaßt.

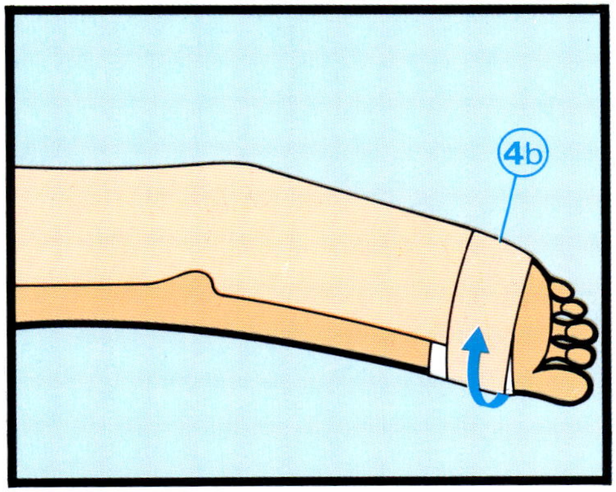

Der zirkulär gewickelte Elastoplastzügel (4b) wird mit einem Streifen Leukotape fixiert.

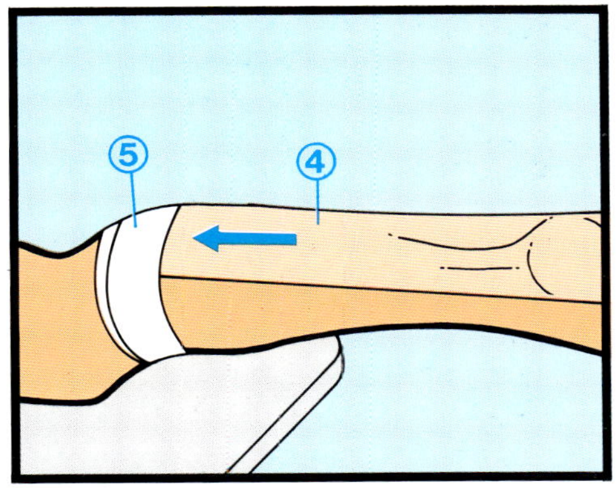

Der am Fuß fixierte Zügel (4) wird unter extremem Zug zu Anker (1) und (2) geführt und dort mit dem Fixierstreifen (5) befestigt.

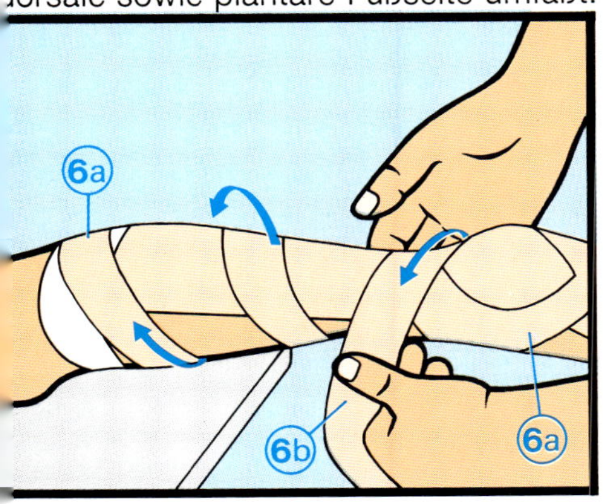

ʌit dem geschlitzten Zügel (6b) umfaßt ˉnan die Ferse von der lateralen Seite ınd gleicht dadurch die Supinationsstelung zur Neutral-Null-Stellung wieder ıus.

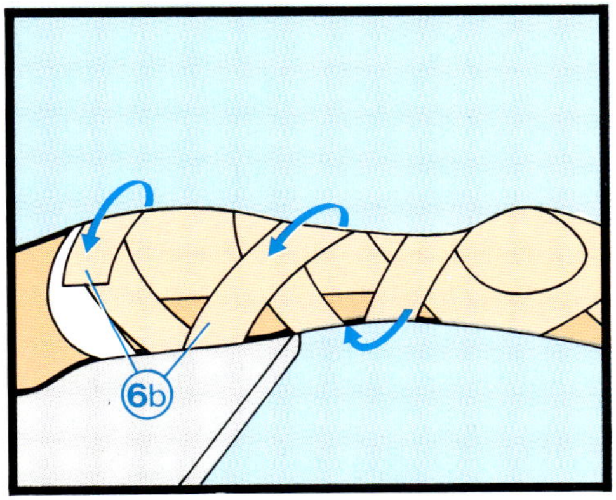

Der Rest des Zügels (6b) umfaßt wie der Zügel (6a) den Unterschenkel mit einer Spirale und endet am Anker (1) und (2).

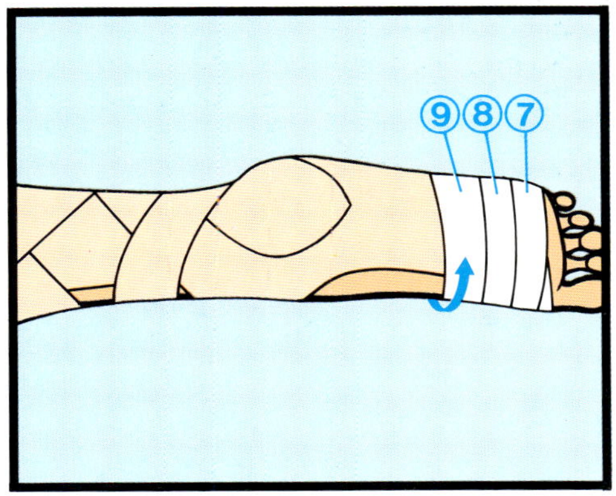

Die plantare Seite des Fußes wird semizirkulär mit den Touren (7), (8) und (9) verschalt.

Entlastungsverband für die Achillessehne

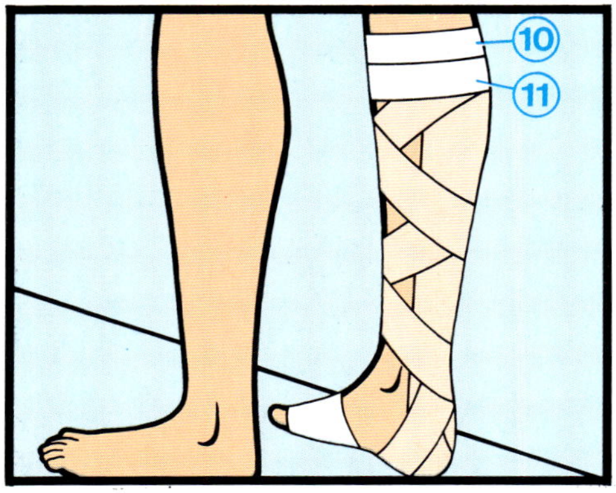

Der Verband wird belastet, das Körpergewicht auf das verbundene Bein verlagert und die dorsale Seite mit den Touren ⑩ und ⑪ semizirkulär von proximal nach distal verschalt.

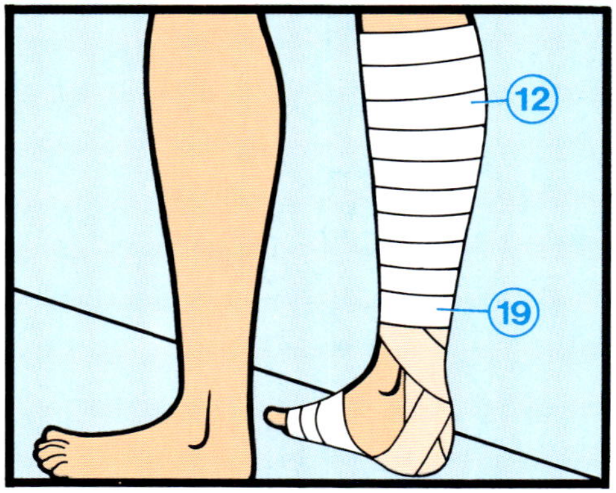

Der Unterschenkel wird semizirkulär mit den Touren ⑫–⑲ auf der dorsalen Seite verschalt.

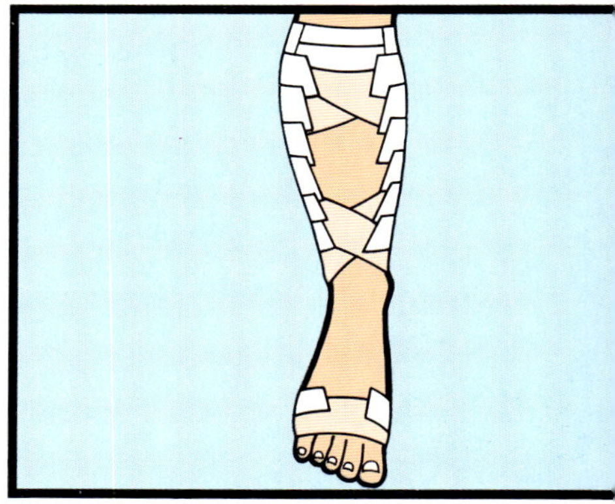

Ansicht der ventralen Seite.

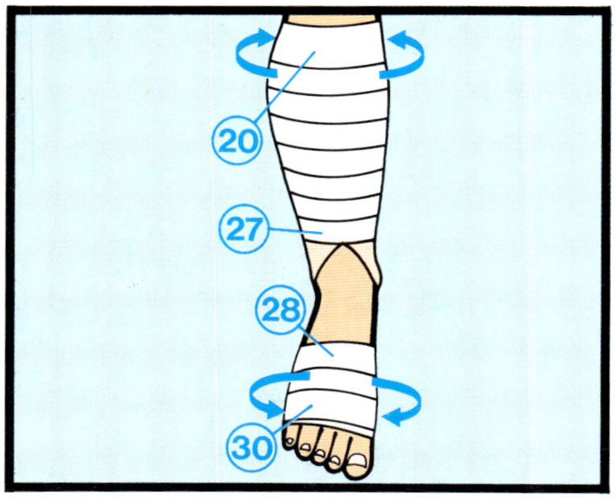

Die ventrale Seite wird ebenfalls semizirkulär verschalt mit den Touren ⑳–㉗, die dorsale Fußseite mit ㉘–㉚.

Verletzungen der Unterschenkelmuskulatur

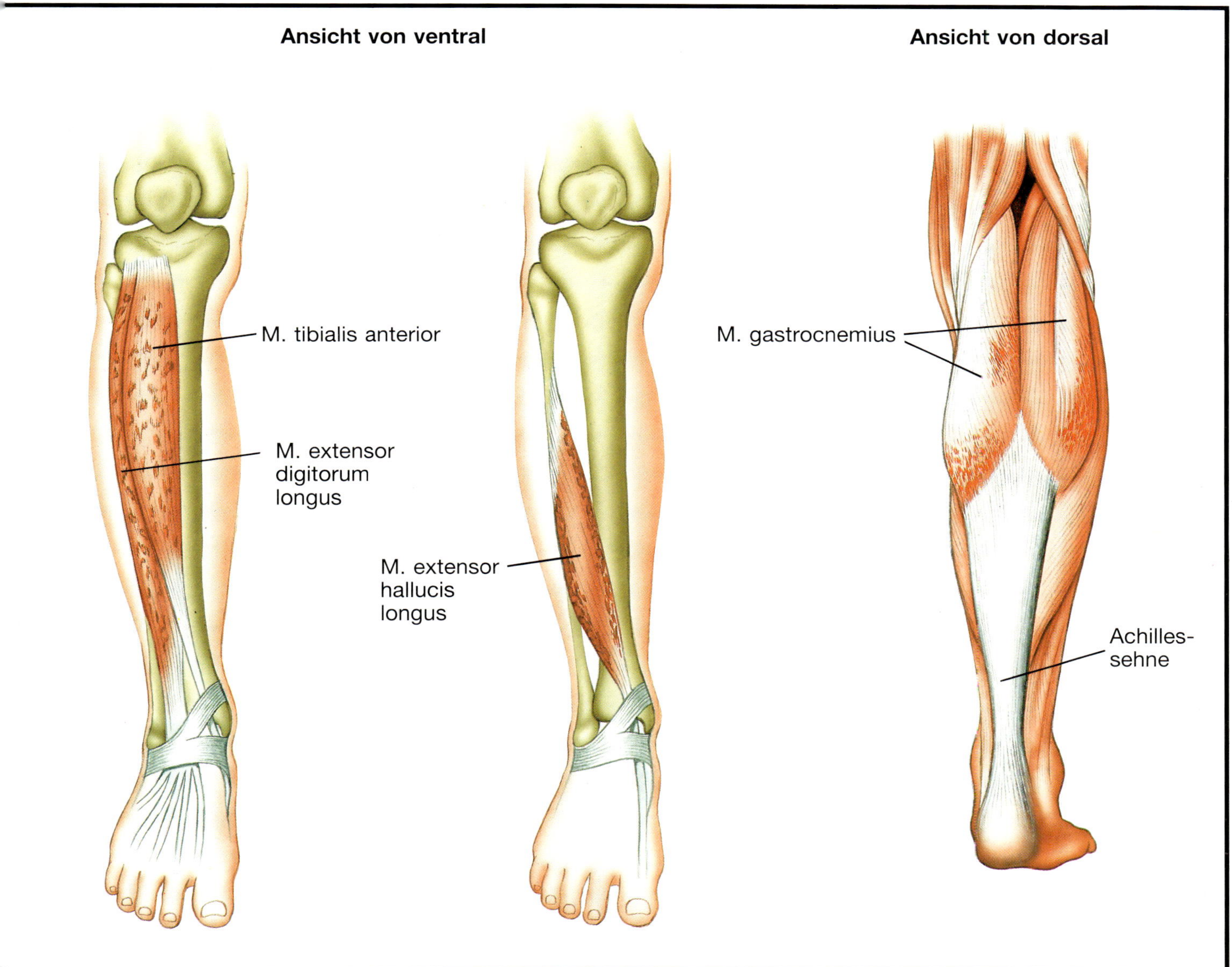

Übersicht der Verbände zur Entlastung der Unterschenkelmuskulatur

Verbandart		**Entlastungsverband für die Schienbeinmuskulatur**		**Entlastungsverband für die Wadenmuskulatur**	
Beschreibung auf Seite	Belastungs-gruppe	Seite 121	II	Seite 122	II
Funktion des Verbandes		Entlastet den M. tibialis anterior und die übrige Schienbeinmuskulatur Periostentlastung an der Tibiakante		Verschiebt die Wadenmuskulatur in Richtung der verletzten Stelle Entlastet die verletzte Muskulatur	
Indikationen		Überdehnungen Zerrungen Faserrisse der Schienbeinmuskulatur Periostitis der Tibia		Muskelzerrungen Muskelüberdehnungen Muskelfaserriß Muskelbündelriß	
Kontraindikationen		Muskellogensyndrom (Kompartmentsyndrom); Faszienriß; großflächige Hämatome, Varizen (keine Kontraindikation in Kombination mit einem Kompressionsverband)		Komplette Muskelrupturen Frakturen Massive Hämatome Varizen	
Material		Leukotape 3,75 cm: ca. 2,0 m Leukospray		Unterzug: Tricoplast 8 cm: 2,5 m oder Gazofix 10 cm: 4 m Leukotape 3,75 cm: ca. 10 m Leukospray	
Sonstige Hinweise		Schnürfurchen durch ungleichmäßigen Zug vermeiden Unter Belastung (stehend) von distal nach proximal anlegen Bei sensiblen Störungen Verband sofort entfernen		Verankerung semizirkulär Auf symmetrische Zügelanlage achten Unter Entlastung (Liegen) anlegen, unter Belastung (Stehen) verschalen	
Liegedauer/Kontrolle		Maximal 3 Tage		Maximal 8 Tage Kontrolle nach 2 Tagen	

Entlastungsverband für die Schienbeinmuskulatur

Indikationen
- Überdehnungen
- Zerrungen
- Faserrisse der Schienbeinmuskulatur
- Periostitis der Tibia

Material
- Leukotape 3,75 cm: ca. 2,0 m
- Leukospray

Sonstige Hinweise
- Schnürfurchen durch ungleichmäßigen Zug vermeiden
- Unter Belastung (stehend) von distal nach proximal anlegen
- Bei sensiblen Störungen Verband sofort entfernen

Liegedauer
Maximal 3 Tage

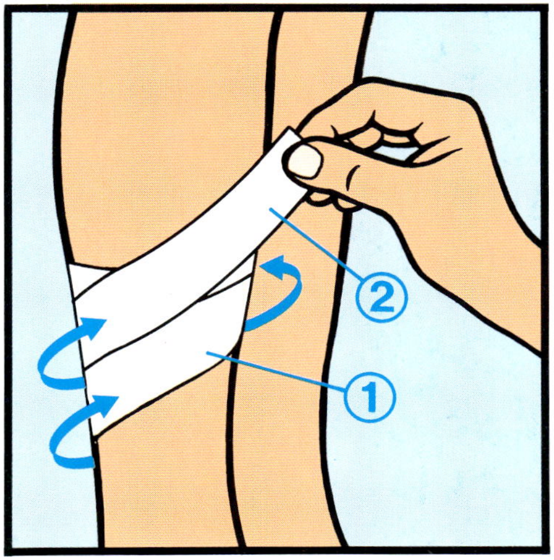

Die selbsttragenden aufsteigenden Zügel ① und ② verlaufen in Pfeilrichtung von der lateralen Unterschenkelseite zirkulär nach proximal auf die mediale Unterschenkelseite.

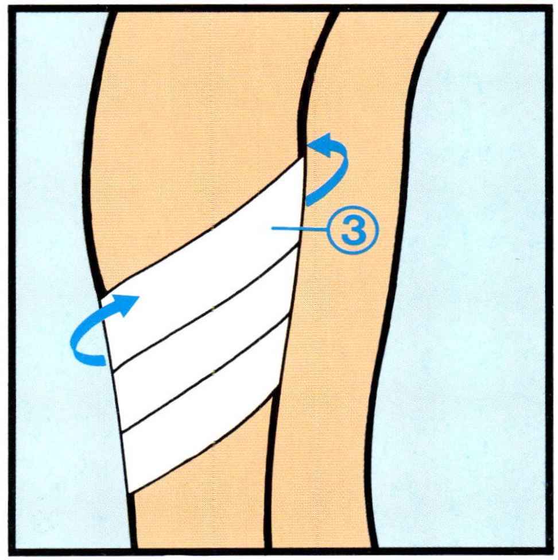

Es wird eventuell ein dritter Zügel in derselben Verlaufsrichtung gelegt.

Entlastungsverband für die Wadenmuskulatur

Indikationen
– Muskelzerrungen
– Muskelüberdehnungen
– Muskelfaserriß
– Muskelbündelriß

Material
– Unterzug: Tricoplast 8 cm: 2,5 m oder Gazofix 10 cm: 4 m
– Leukotape 3,75 cm: ca. 10 m
– Leukospray

Sonstige Hinweise
– Verankerung semizirkulär
– Auf symmetrische Zügelanlage achten
– Unter Entlastung (Liegen) anlegen, unter Belastung (Stehen) verschalen
– Bei tiefliegenden Hämatomen an Kompartment-Syndrome denken!

Liegedauer
Maximal 8 Tage, Kontrolle nach 2 Tagen

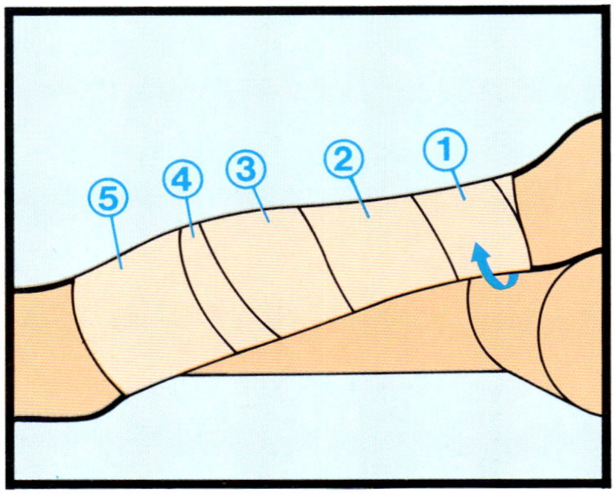

Der Unterschenkel wird spiralförmig in Pfeilrichtung mit einer 10 cm breiten Gazofix-Binde abgedeckt (Tour ①–⑤).

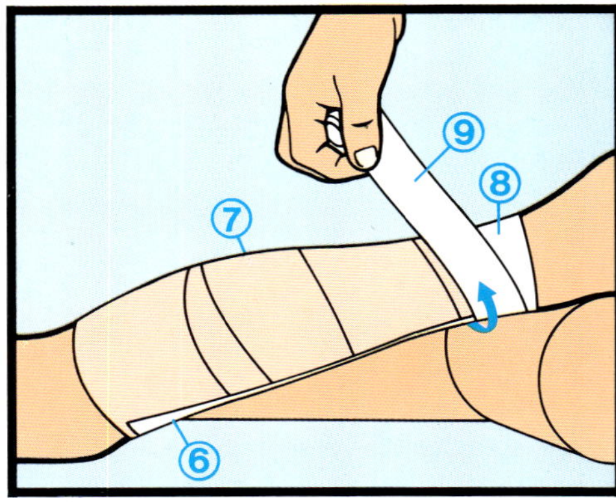

Die Anker ⑥ und ⑦ ziehen von proximal nach distal, nahe der Schienbeinkante. Anker ⑧ verbindet distal die Anker ⑥ und ⑦. Zügel ⑨ verläuft von lateral nach medial, von Anker ⑥ zu Anker ⑦.

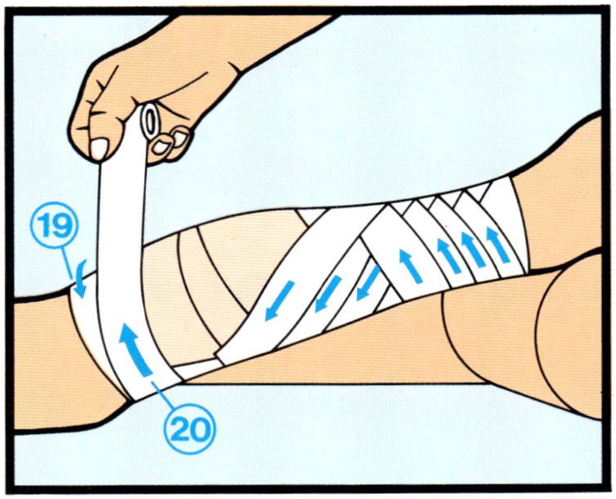

Der proximal gelegte Anker ⑲ verbindet die Anker ⑥ und ⑦. Der Zügel ⑳ verläuft nun absteigend von Anker ⑥ zu Anker ⑦.

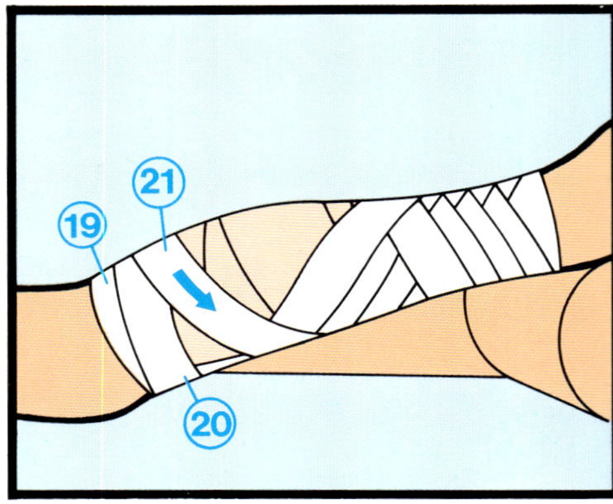

Der Zügel ㉑ ergänzt den Zügel ⑳ als Kornährenzügelung absteigend.

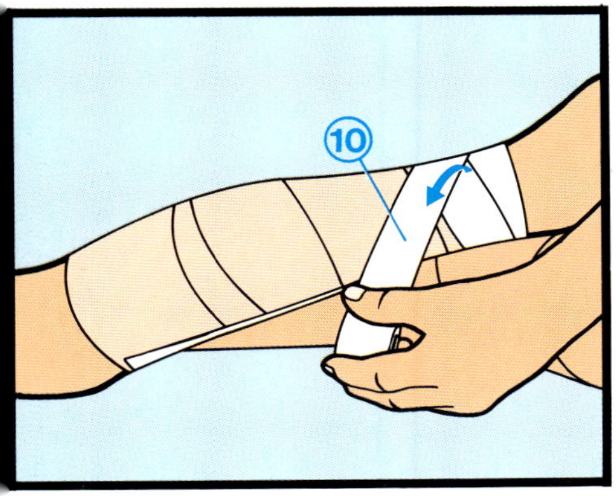

Analog zu Zügel ⑨ zieht ebenfalls in Pfeilrichtung der ergänzende Zügel ⑩ von medial nach lateral, von Anker ⑦ zu Anker ⑥.

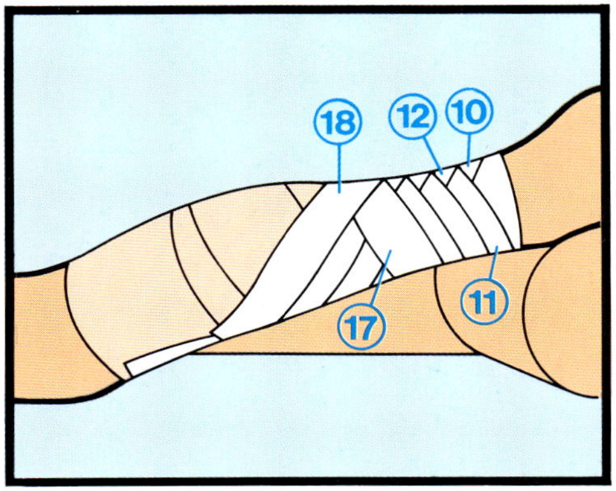

Die paarweise angelegten Kornährenzügel ⑩–⑱ verlaufen von distal nach proximal bis zum Verletzungsrand.

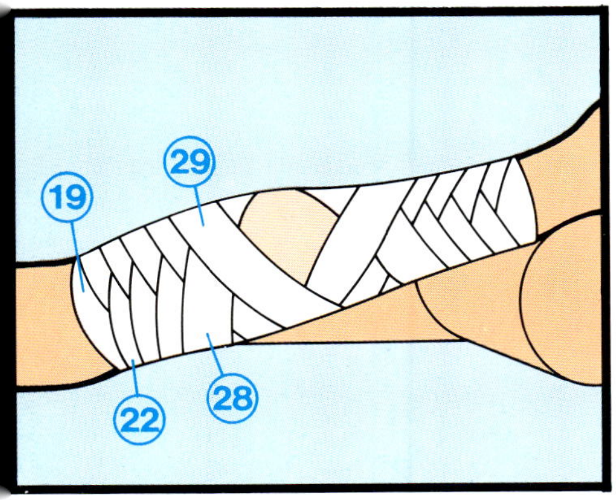

Die Zügel ㉒–㉙ ergänzen die absteigenden Kornährenzügel bis zum proximalen Verletzungsrand.

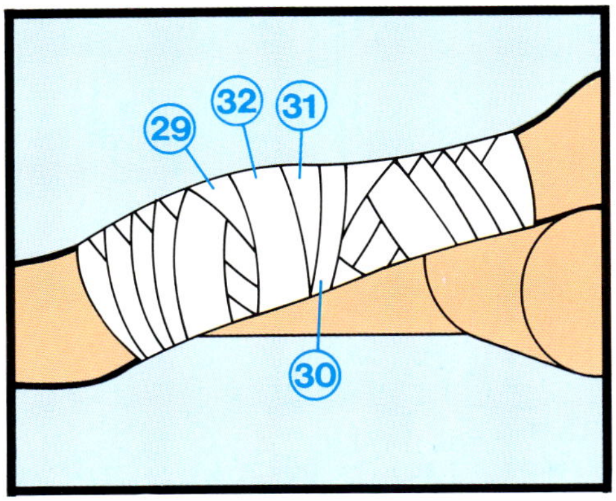

Die ausgewölbte verletzte Stelle wird mit den Streifen ㉚–㉜ semizirkulär abgedeckt.

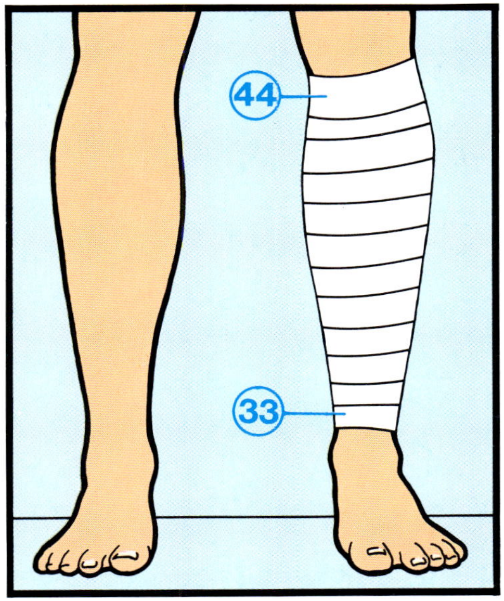

Unter maximaler Belastung des Verbandes, d. h. im Stehen, wird die ventrale Seite dachziegelförmig mit den Streifen ㉝–㊹ verschalt.
Bei erkennbarem oder vermutetem Hämatom an der verletzten Stelle muß der Fuß komplett mitverschalt werden, ferner bei Ödemgefahr.

Verletzungen der Oberschenkelmuskulatur

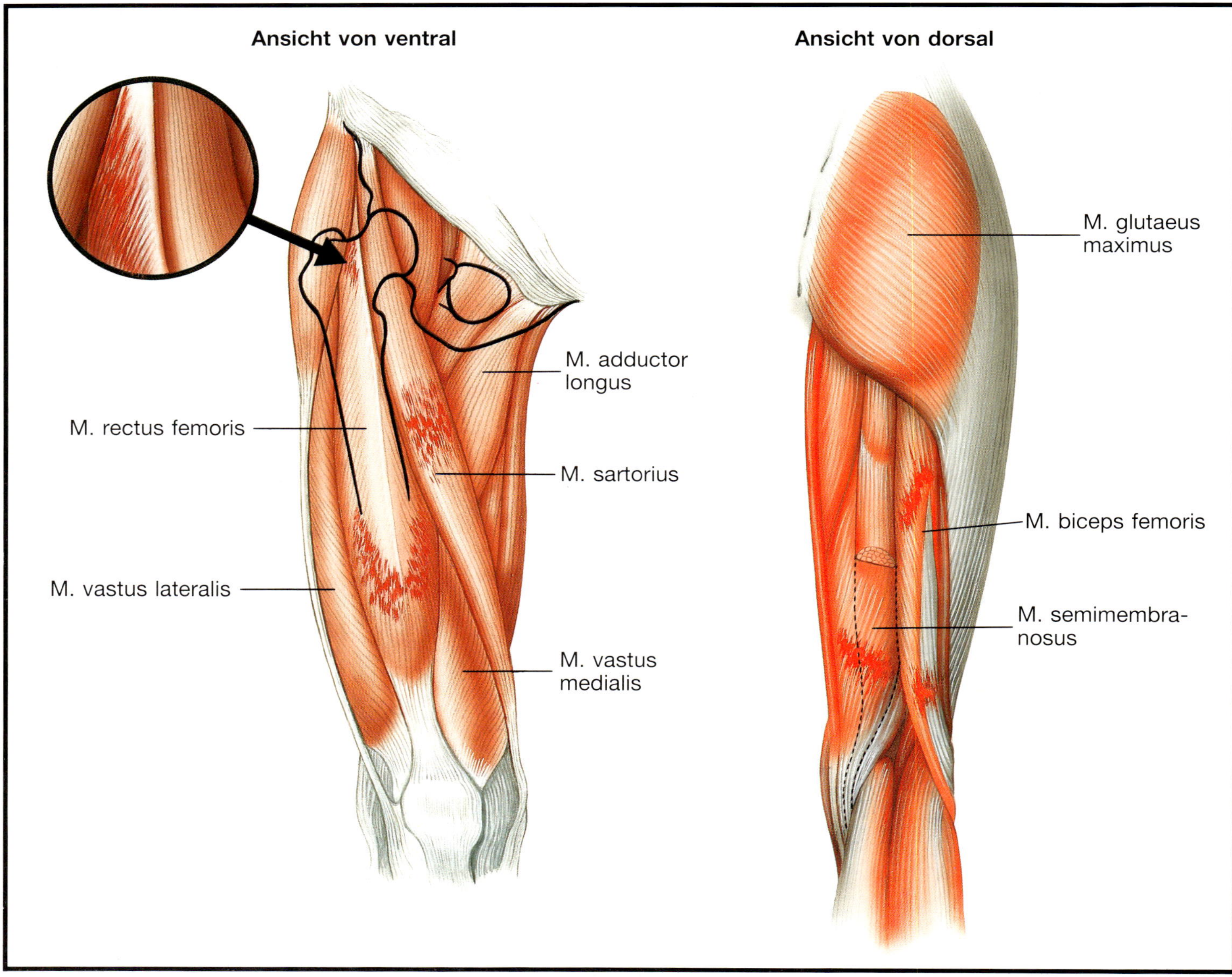

Übersicht der Verbände zur Entlastung der Oberschenkelmuskulatur

Verbandart		**Entlastungsverband für die ischiokrurale Muskulatur**		**Entlastungsverband für die Oberschenkelmuskulatur**	
Beschreibung auf Seite	Belastungs-gruppe	Seite 126	III	Seite 130	II
Funktion des Verbandes		Verschiebt die verletzte Muskulatur nach distal in Richtung auf die verletzte Stelle Bringt die verletzte Muskulatur zusammen Bezieht das benachbarte Gelenk mit ein		Entlastet den verletzten Muskel in beide Richtungen (distal und proximal) Verschiebt die Muskelmasse auf die verletzte Stelle zu Verändert das Muskelvolumen distal sowie proximal der verletzten Stelle	
Indikationen		Muskelüberdehnungen, Muskelzerrungen, Muskelfaserrisse, Muskelbündelrisse } im distalen Bereich der ischiokruralen Muskulatur Reizzustände am Muskel-Sehnen-Übergang; Insertionsbeschwerden		Muskelzerrungen Muskelüberdehnungen Muskelfaserriß Muskelbündelriß	
Kontraindikationen		Komplette Muskelrupturen Ausgedehnte Hämatome Schwellungen am Kniegelenk Durchblutungsstörungen (arteriell und venös)		Komplette Muskelrupturen Frakturen Massive Hämatome Varizen	
Material		Elastoplast oder Acrylastic 10 cm: 2,5 m, 8 cm: 2,5 m Leukotape 3,75 cm: ca. 4 m Leukospray		Leukotape 3,75 cm: ca. 5 m 2 cm: ca. 1,5 m Acrylastic oder Elastoplast 10 cm: 2,5 m Leukospray	
Sonstige Hinweise		Symmetrische Zügelung beachten Geschlitzten Zügel nicht unter Zug anlagen Stehend – Knie ca. 20° gebeugt Verschalung unter voller Anspannung der Muskulatur		Nur direkt auf die Haut angelegt wirksam Hautverschieblichkeit berücksichtigen Hauthämatome vermeiden Verband großflächig anlegen Verschalung bei voller Anspannung der Muskulatur	
Liegedauer/Kontrolle		Maximal 8 Tage Kontrolle am 2. Tag		Maximal 8 Tage Kontrolle am 2. Tag	

Entlastungsverband für die ischiokrurale Muskulatur

Indikationen

- Muskelüberdehnungen
- Muskelzerrungen
- Muskelfaserrisse
- Muskelbündelrisse

} im distalen Bereich der ischiokruralen Muskulatur

- Reizzustände am Muskel-Sehnen-Übergang
- Insertionsbeschwerden

Material

- Elastoplast oder Acrylastic 10 cm: 2,5 m, 8 cm: 2,5 m
- Leukotape 3,75 cm: ca. 4 m
- Leukotape 5 cm: 0,5 m
- Leukospray

Sonstige Hinweise

- Symmetrische Zügelung beachten
- Geschlitzten Zügel nicht unter Zug anlegen
- Stehend – Knie ca. 20° gebeugt
- Verschalung unter voller Anspannung der Muskulatur

Liegedauer

Maximal 8 Tage, Kontrolle am 2. Tag

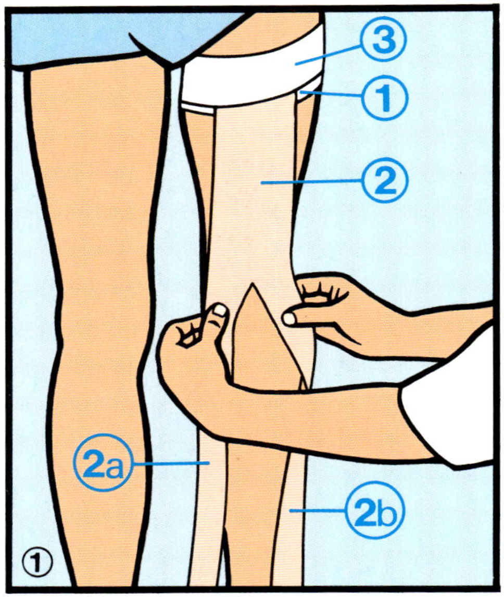

Anker ① wird zirkulär kurz überlappend aus 5 cm breitem Leukotape angelegt. Der Elastoplast-Zügel ② wird mit Tour ③ auf dem Anker befestigt und proximal der Kniekehle 80–100 cm eingerissen.

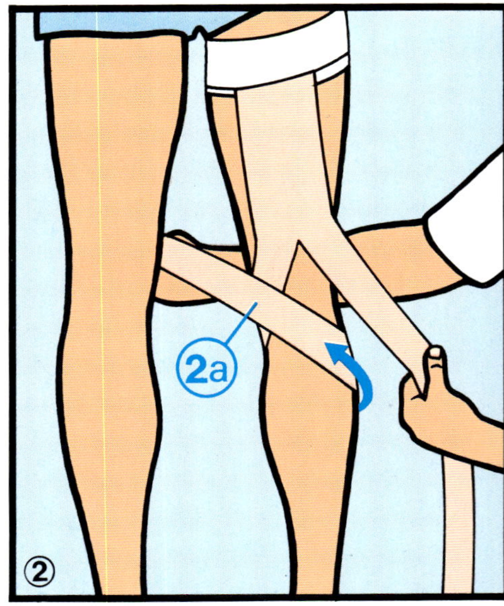

Der geschlitzte Schenkel ②a umfaßt das Kniegelenk im gebeugten Zustand von medial, den Unterschenkel von lateral und führt in Pfeilrichtung wieder über die mediale Kniegelenkseite zur Oberschenkelstreckseite.

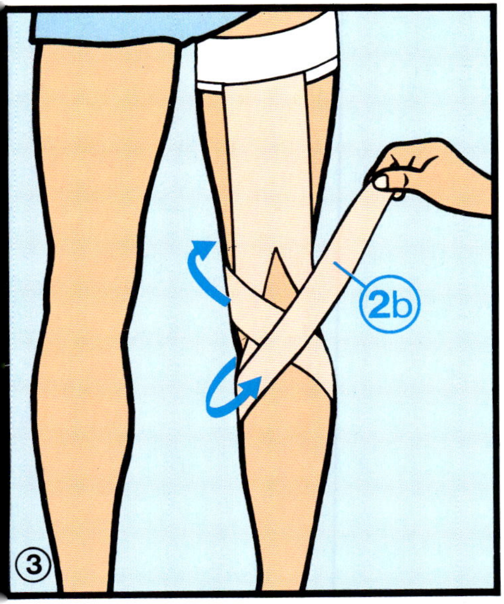

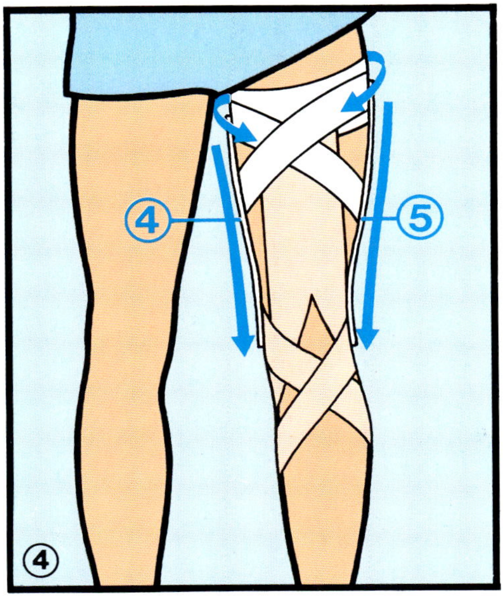

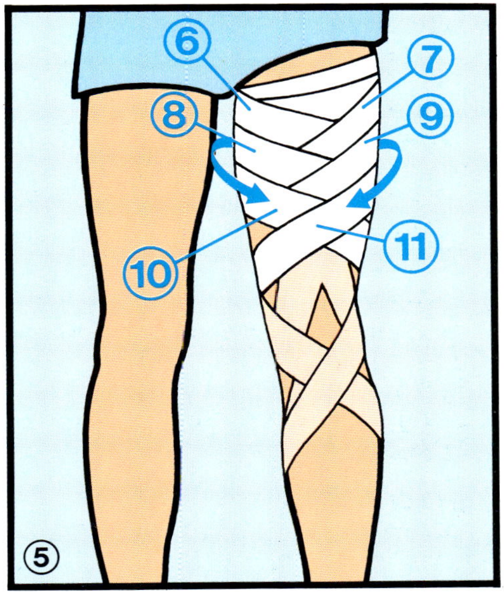

Der geschlitzte Schenkel (2b) umfaßt analog zum Schenkel (2a) das Kniegelenk von der lateralen Seite, den Unterschenkel von der medialen Seite und führt in Pfeilrichtung über die laterale Kniegelenkseite zur Oberschenkelstreckseite.

Ein medialer Ankerstreifen (4) sowie ein lateraler Streifen (5) führen in Pfeilrichtung von proximal nach distal.

Von den beiden Ankerstreifen (4) und (5) laufen in Pfeilrichtung die in Kornährenform angelegten Zügel (6)–(11) unter mittlerem Zug von proximal nach distal. Die absteigenden Kornährenzügel (6)–(11) verlagern das Muskelvolumen nach distal auf die verletzte Stelle zu.

Entlastungsverband für die ischiokrurale Muskulatur

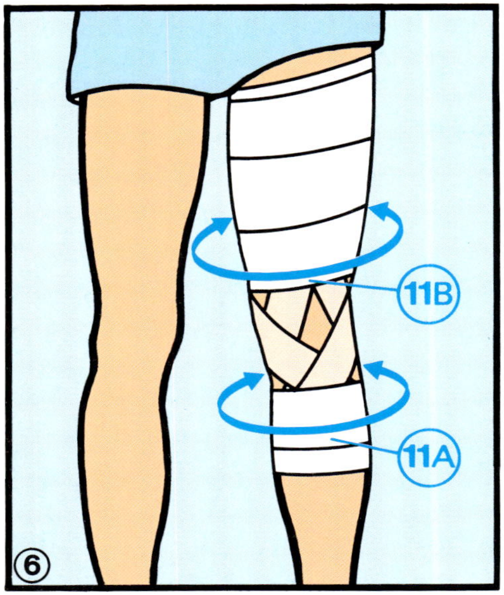

Bei Zerrungen und leichten Muskelfaserrissen der ischiokruralen Muskulatur ist eine Verschalung der distalen ⑪A und proximalen Zügel ⑪B mit 10 cm breitem elastischem Tape erforderlich.

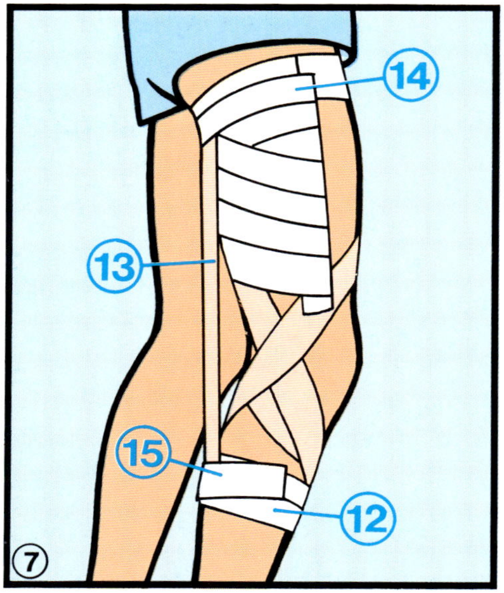

Distal des Kniegelenkes wird der Anker ⑫ zirkulär gelegt. Der 10 cm breite Elastoplast-Zügel ⑬ läuft von Anker ① zu Anker ② und wird mit der Fixiertour ⑭ proximal und der Fixiertour ⑮ distal befestigt.

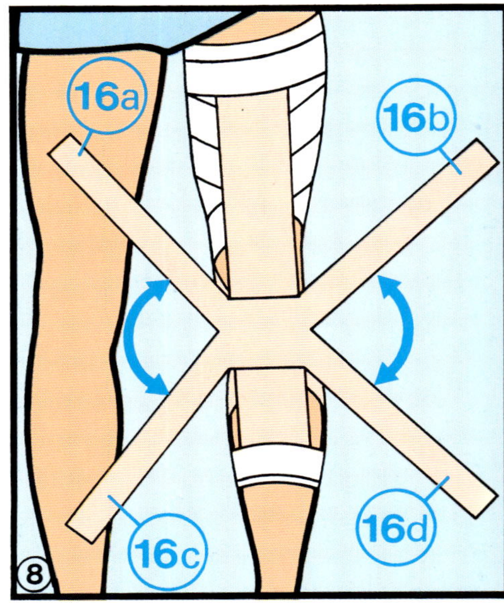

Der quer angelegte 10 cm breite Elastoplast-Zügel ⑯ wird von beiden Seiten etwa 60 cm eingeschlitzt.

Bei schweren Muskelverletzungen oder Teilrupturen muß der Verband entsprechend den Abbildungen 7 bis 10 vervollständigt werden.

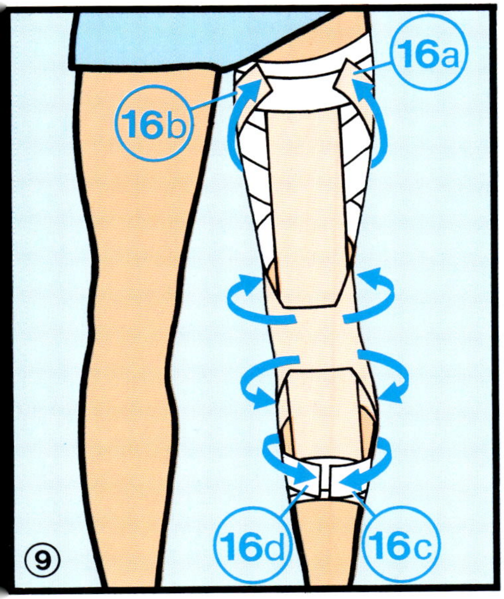

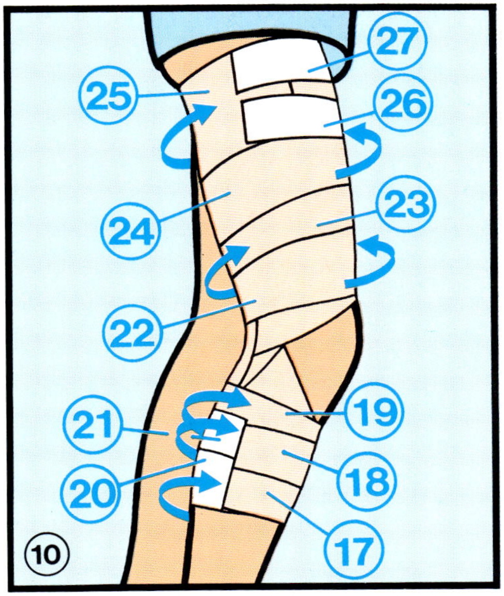

Der querverlaufende geschlitzte Schenkel ⑯a zieht über die mediale Kniegelenkseite und die Oberschenkelstreckseite nach lateral. Analog dazu verläuft der geschlitzte Schenkel ⑯b über die laterale Kniegelenkseite und die Oberschenkelstreckseite nach medial. Die nach distal zeigenden geschlitzten Schenkel ⑯c und ⑯d umfassen den Unterschenkel von ventral und führen wieder auf die dorsale Unterschenkelseite.

Der Unterschenkel wird mit den drei Zirkulärtouren ⑰, ⑱ und ⑲ aus 8 cm breitem Elastoplast abgedeckt und das Ende mit den Fixierstreifen ⑳ und ㉑ befestigt. Der Oberschenkel wird mit den zirkulär laufenden Touren ㉒–㉔ aus 10 cm breitem Elastoplast abgedeckt. Sie werden mit den beiden Fixierstreifen ㉖ und ㉗ befestigt.

Entlastungsverband für die Oberschenkelmuskulatur

Indikationen
– Zerrungen, Überdehnungen
– Muskelfaserriß
– Muskelbündelriß

Material
– Leukotape 3,75 cm: ca. 5 m
– Leukotape 2 cm: ca. 1,5 m
– Acrylastic 10 cm: 2,5 m
– Leukospray, Leukoplast

Sonstige Hinweise
– Nur direkt auf die Haut anlegen
– Hautverschieblichkeit beachten
– Hauthämatome vermeiden
– Verband großflächig anlegen
– Verschalung bei voller Anspannung der Muskulatur

Liegedauer
Maximal 8 Tage, Kontrolle am 2. Tag

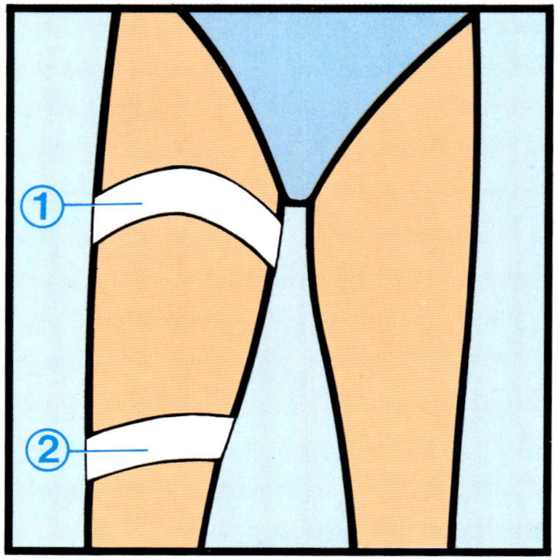

Anker ① verläuft im oberen, Anker ② im unteren Drittel des Oberschenkels von ventral nach dorsal semizirkulär.

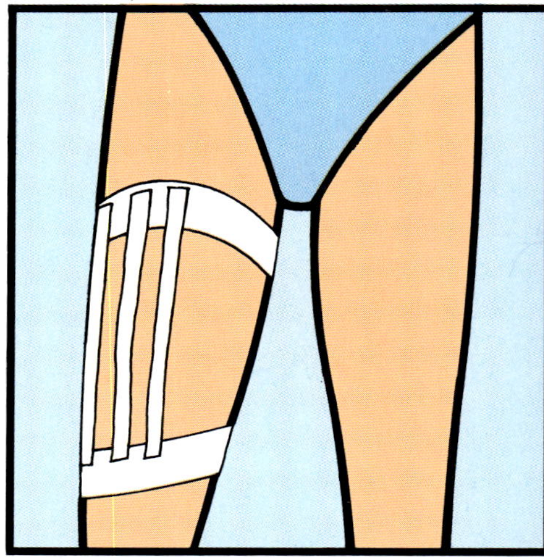
Am Anker ① werden je nach Größe des Oberschenkels 7–10 2 cm breite Zügel locker angeheftet.

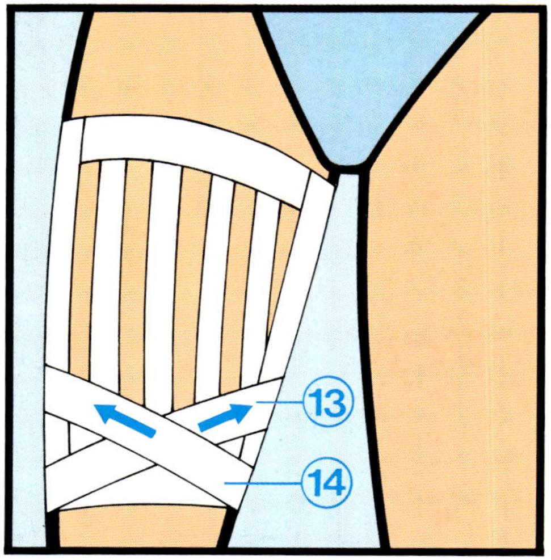

Zügel ⑬ und ⑭ werden kornährenförmig von distal nach proximal gezogen.

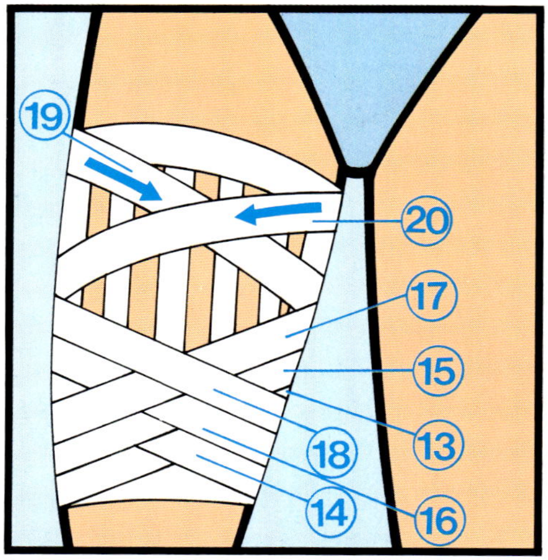

Die Zügel ⑬–⑱ verlaufen bis zum distalen Rand der verletzten Stelle, die Zügel ⑲ und ⑳ analog von proximal nach distal.

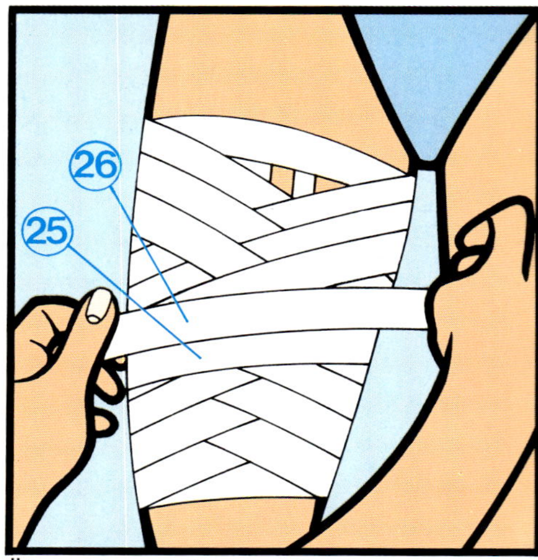

Über der verletzten Stelle werden die beiden semizirkulären Verschalungstouren ㉕ und ㉖ angelegt.

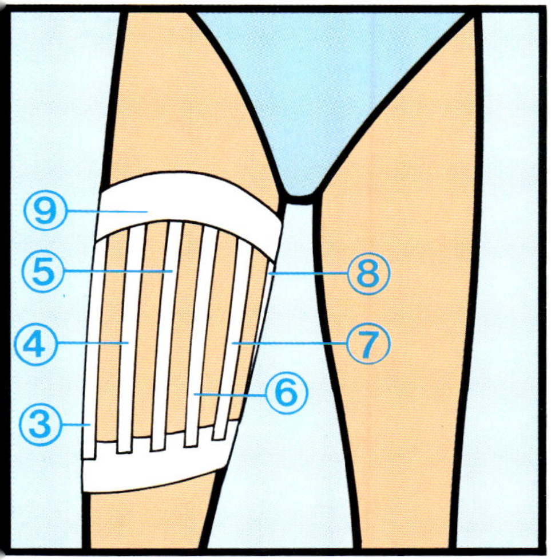

Die Enden der längsverlaufenden Zügel ③–⑧ werden proximal am Anker ① mit dem Streifen ⑨ befestigt.

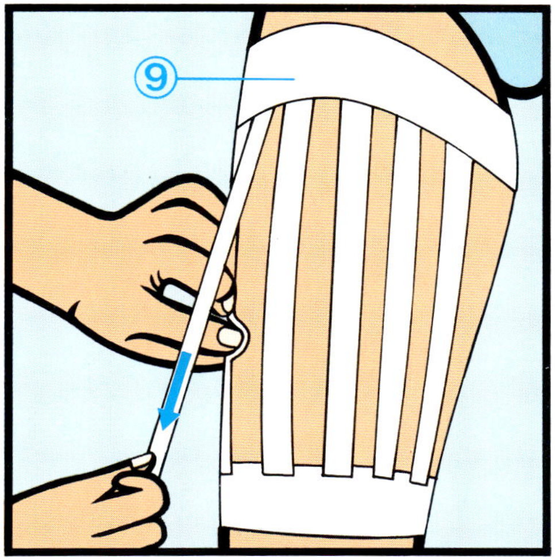

Die Zügel werden unter Anheben der Muskulatur von Anker ① zu Anker ② stark gezogen.

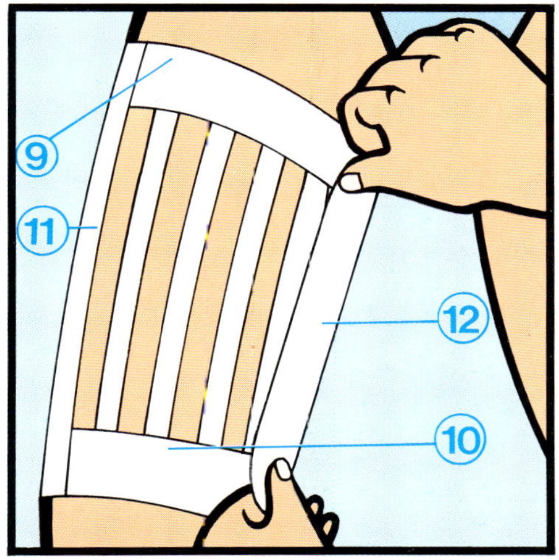

Befestigung der distalen Zügelenden mit ⑩. Lateral und medial werden die längsverlaufenden Anker ⑪ und ⑫ geklebt.

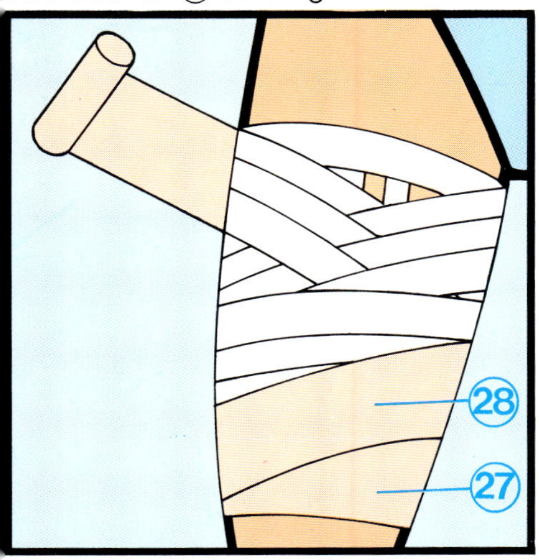

Die Klebebinde beschreibt distal der verletzten Stelle die Zirkulärtouren ㉗ und ㉘ und läuft über die dorsale Seite nach proximal.

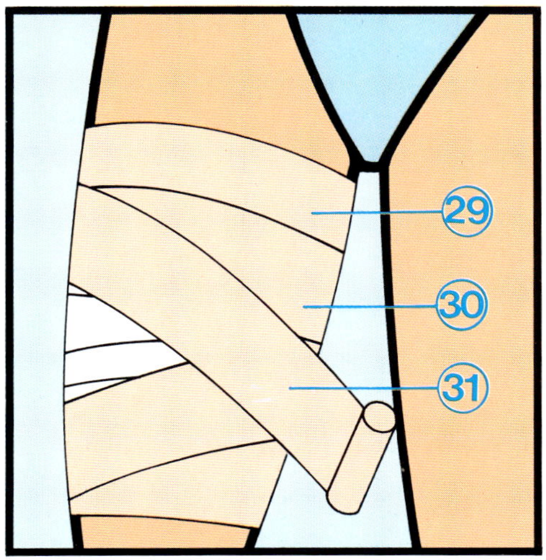

Der proximale Teil über der verletzten Stelle wird mit ㉙ und ㉚ umschlungen; Tour ㉛ führt wieder nach distal.

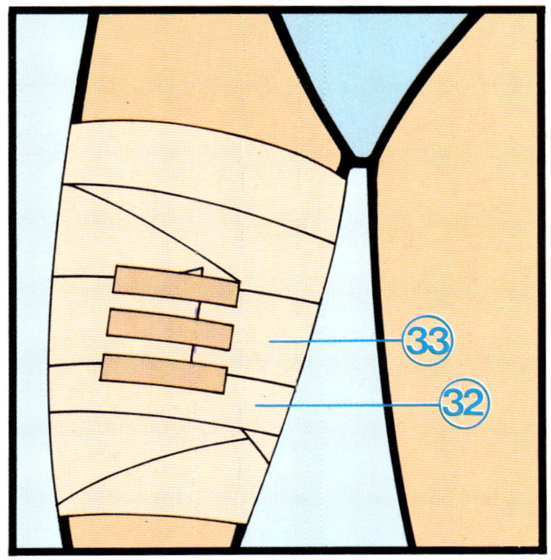

Verschalung der verletzten Stelle mit ㉜ und ㉝, Endfixierung mit Leukoplast.

Verletzungen am Bandapparat von Daumen- und Handgelenk

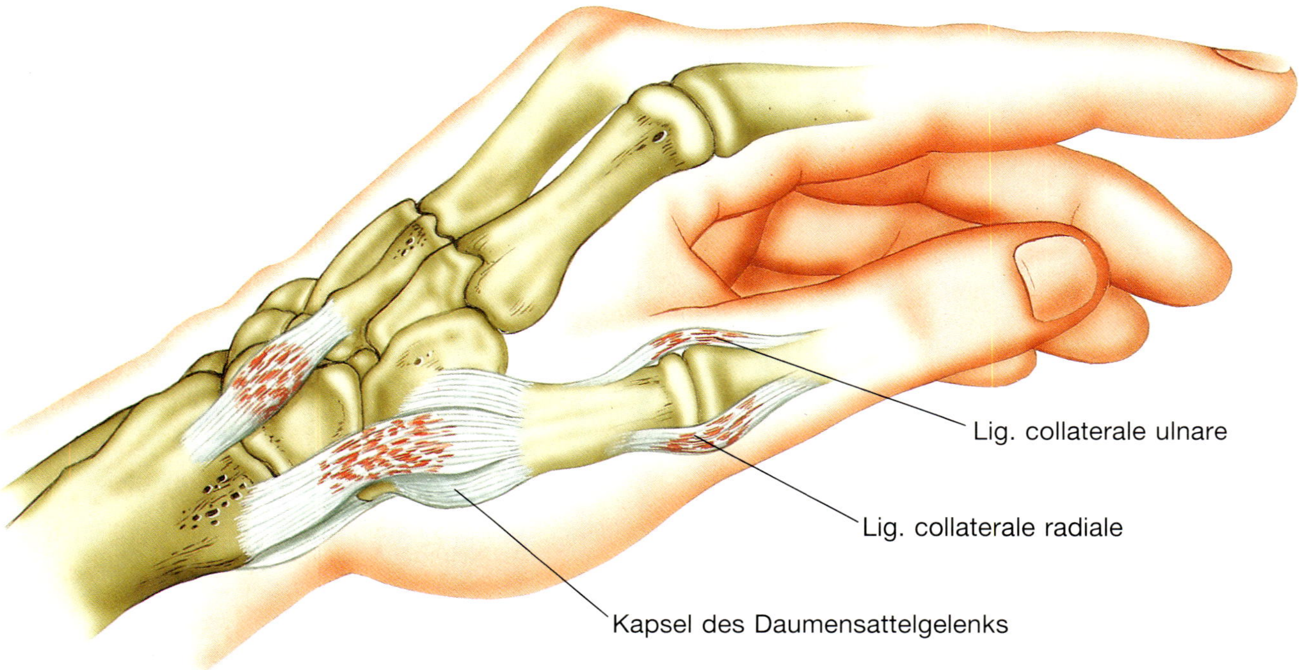

Verletzungen an den Bändern der Fingergelenke

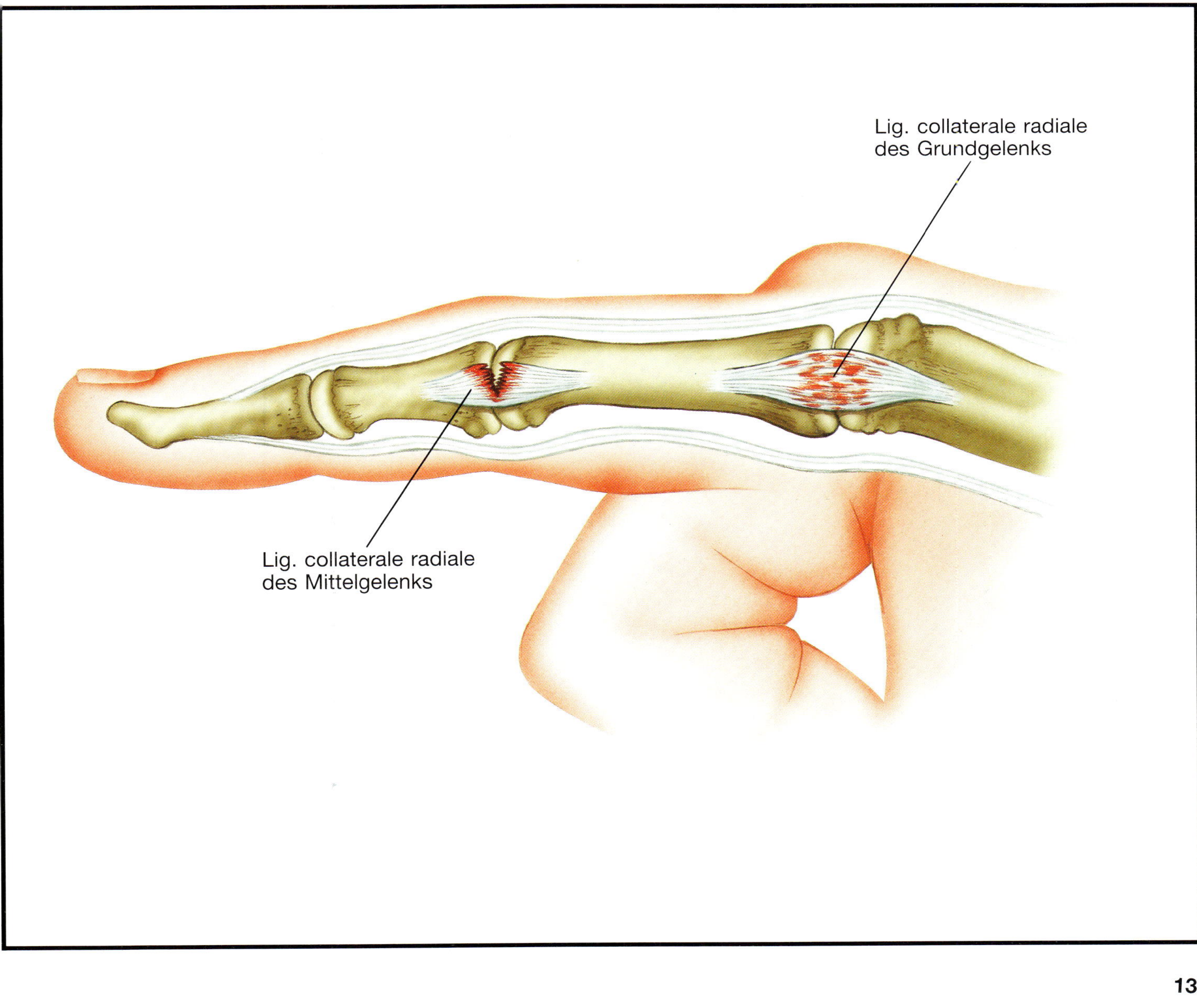

Übersicht der Verbände an den Fingern und am Handgelenk

Verbandart		Fingergrundgelenkverband – Streckungseinschränkung		Fingergrundgelenkverband – Beugungseinschränkung	
Beschrieben auf Seite . . .	Belastungs-gruppe	Seite 138	II	Seite 139	II
Funktion des Verbandes		Einschränkung der Streckung im Fingergrundgelenk		Einschränkung der Beugung im Fingergrundgelenk	
Indikationen		Distorsionen Kontusionen Hyperextensionstrauma Prophylaxe von Überstreckungen		Distorsionen Kontusionen Überlastungsreize an der Kapsel Beugesehnenüberlastungsreize	
Kontraindikationen		Komplette Bandrupturen Frakturen Massive Schwellungen, ausgedehnte Hämatome Rheumatische Entzündungen		Komplette Bandrupturen Frakturen Massive Schwellungen, ausgedehnte Hämatome Rheumatische Entzündungen	
Material		Leukotape 3,75 cm: ca. 1 m Leukotape 2 cm: ca. 0,5 m Leukospray		Leukotape 3,75 cm: ca. 1 m Leukotape 2 cm: ca. 0,5 m Leukospray	
Sonstige Hinweise		Keine Zirkulärtouren an den Fingern Finger ca. 30° Flexion Überprüfung nach ca. 15 min, besonders auf sensible und Durchblutungsstörungen achten		Keine Zirkulärtouren an den Fingern Finger in 30° Flexion Überprüfung nach ca. 15 min, besonders auf sensible und Durchblutungsstörungen achten	
Liegedauer/Kontrolle		3–6 Tage Kontrolle nach 2 Tagen		3–6 Tage Kontrolle nach 2 Tagen	

Daumenschlinge		Flexible Fingerschiene		Entlastungsverband für das Fingermittelgelenk	
Seite 140	II (I)	Seite 141	II	Seite 142	II
Flexible Fixierung des Daumens an den Zeigefinger Starke Einschränkung der Abduktion im Daumengrundgelenk Alle anderen Funktionen des Daumens bleiben frei		Fixierung des verletzten Fingers am benachbarten unverletzten Finger Extensions- und Flexionseinschränkung		Stabilisierung der Kollateralbänder (lateral und medial) Starke Extensionseinschränkung bei geringer Flexionseinschränkung	
Distorsionen Kontusionen Hyperextensionstrauma Kapselreizungen am Daumengrundgelenk Insuffizienter Kapsel-Band-Apparat		Distorsionen Kontusionen Überlastungsreize Insuffizienter Kapsel-Band-Apparat Zerrungen der Seitenbänder	der Fingermittelgelenke	Distorsionen Kontusionen Überlastungsreize Insuffizienter Kapsel-Band-Apparat Zerrungen der Seitenbänder	der Fingermittelgelenke
Komplette Bandrupturen Frakturen Massive Schwellungen, ausgedehnte Hämatome Arthrosen Rheumatische Entzündungen		Komplette Bandrupturen Frakturen Massive Schwellungen, ausgedehnte Hämatome Offene Verletzungen Schlecht primär versorgte Verletzungen		Komplette Bandrupturen Frakturen Massive Schwellungen, ausgedehnte Hämatome Offene Verletzungen Schlecht primär versorgte Verletzungen	
Leukotape 2 cm : ca. 0,5 m ggf. Leukospray		Leukotape 2 cm : ca. 20 cm Artifoam		Leukotape 2 cm : ca. 20–30 cm	
Nicht geeignet für Sportarten, bei denen Handschuhe getragen werden, z. B. Torhüter Auf schmerzfreie Gelenkstellung achten		Das Schaumgummipolster (Artifoam) polstert und verhindert Mazerationen zwischen den Fingern		Nur semizirkuläre Touren anlegen Streckseite nicht verschalen	
Maximal 1 Tag		2–4 Tage		Maximal 4 Tage	

Übersicht der Verbände an den Fingern und am Handgelenk

Verbandart		Daumenverband/ kurzer Daumenverband		Entlastungsverband für die Daumengelenke und das Handgelenk	
Beschrieben auf Seite	Belastungsgruppe	Seite 144/145	II	Seite 148	III
Funktion des Verbandes		Einschränkung der Bewegung in allen Ebenen, beim Daumengrundgelenk stark, beim Daumensattelgelenk gering Stabilisierung der Seitenbänder Leichte Behinderung der Dorsalextension sowie der Ulnar- und Radialabduktion des Handgelenkes		Einschränkung der Bewegung und Stabilisierung des Daumensattel- und Daumengrundgelenkes in allen Funktionsebenen Starke Einschränkung der Beweglichkeit des Handgelenkes (Flexion und Extension sowie Radial- und Ulnarabduktion)	
Indikationen		Distorsionen, Kontusionen, Überlastungsreize, Insuffizienter Kapsel-Band-Apparat } der Daumengelenke Überdehnungen, Zerrungen der Seitenbänder; Kapseleinrisse		Distorsionen, Kontusionen } der Daumengelenke Extensions-, Hyperextensionstrauma Ulnare Seitenbandzerrungen sowie -überdehnungen des Daumens Postoperativ nach ulnarer Bandnaht am Daumen	
Kontraindikationen		Komplette Bandrupturen Frakturen Massive Kapselrisse Massive Schwellungen, ausgeprägte Hämatome Frische Verletzungen		Strecksehnenabrisse (komplette Bandrupturen) Frakturen Massive Schwellungen, ausgeprägte Hämatome Hautdefekte	
Material		Leukotape 2 cm : ca. 2 m Leukospray		Leukotape 3,75 cm : ca. 0,5 m Leukotape 2 cm : ca. 0,1 m Elastoplast 6 cm : ca. 2,5 m Leukoplast 2,5 cm : ca. 0,1 m	
Sonstige Hinweise		Auf schmerzfreie Gelenkstellung achten		Nagelbett freilassen; schmerzfreie Gelenkstellung exakt einhalten Verband vor Nässe schützen	
Liegedauer/Kontrolle		2–6 Tage		8–10 Tage	

Daumengrundgelenk – Schlingenverband	**Stütz- und Entlastungsverband für Handgelenk und Daumen**	**Handgelenkverband**
Seite 150 II	Seite 152 III	Seite 154 III
Daumengrundgelenk, Einschränkung aller Funktionen Stabilisiert die Seitenbänder Entlastet die Gelenkkapsel	Stabilisierung des Hand- und des Daumensattelgelenks in allen Ebenen Einschränkung der Supination und Pronation	Einschränkung aller Bewegungsebenen des Handgelenkes, speziell Supination und Pronation
Überdehnungen, Zerrungen, Insuffizienzen des Kapsel-Band-Apparates des Daumengrundgelenkes Überlastungsreize der Gelenkkapsel	Distorsionen, Kontusionen des Handgelenks Überdehnungen, Zerrungen der Bandverbindungen des Handgelenkes Überlastungsbeschwerden der Metakarpalgelenke	Distorsionen Kontusionen Zerrungen der ulnaren und radialen Bänder Fissuren der Metakarpalknochen Reizzustände der Metakarpalgelenke
Komplette Bandrupturen Frakturen Massive Schwellungen, ausgedehnte Hämatombildung Frische Verletzungen	Komplette Bandrupturen Frakturen Frische Verletzungen mit ausgeprägten Hämatomen Periphere Durchblutungsstörungen Neurologische Störungen der Finger und der Hand	Komplette Bandrupturen Frakturen Starke Hämatombildung Großflächige Hautverletzungen Schwellungsneigung
Leukotape 3,75 cm : ca. 2 m Leukospray	Elastoplast oder Acrylastic oder Tricoplast 6 cm: ca. 2,5 m Leukotape 3,75 cm : ca. 1 m Leukospray	Leukotape 3,75 cm : ca. 2,5–3 m Leukospray ggf. als Unterzug Gazofix oder Tricoplast 6 cm
Zirkuläre Touren ohne Zug anlegen Auf schmerzfreie Gelenkstellung achten	Straffe Zirkulärtouren vermeiden Auf schmerzfreie Gelenkstellung achten	Auf schmerzfreie Gelenkstellung achten Nicht bei Schwellungsneigung anlegen
2–4 Tage	4–8 Tage	Bis 8 Tage

Fingergrundgelenkverband zur Streckungseinschränkung

Indikationen
- Distorsionen
- Kontusionen
- Hyperextensionstrauma
- Prophylaxe von Überstreckungen

Material
- Leukotape 3,75 cm: ca. 1 m
- Leukotape 2 cm: ca. 0,5 m
- Leukospray

Sonstige Hinweise
- Keine Zirkulärtouren an den Fingern
- Finger ca. 30° Flexion
- Überprüfung nach ca. 15 Minuten, besonders auf sensible und Durchblutungsstörungen achten

Liegedauer
3–6 Tage, Kontrolle nach 2 Tagen

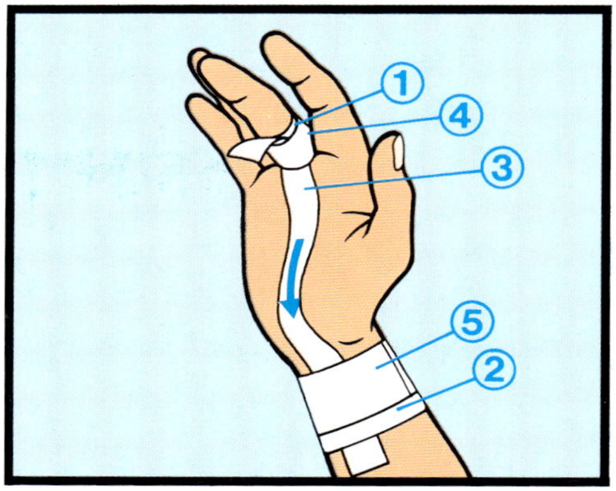

Anker ① aus 2 cm breitem Leukotape distal des Fingergrundgelenkes von palmar nach dorsal nicht ganz geschlossen anlegen. Anker ② verläuft etwa 1 Tapebreite proximal des Handgelenkes von ulnar nach radial. Zügel ③ zieht in Pfeilrichtung von Anker ① zu Anker ② und wird mit den Fixierstreifen ④ und ⑤ befestigt.

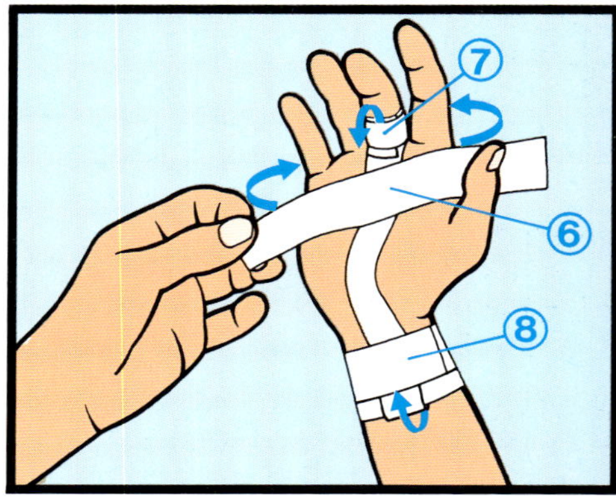

Der Fixierstreifen ⑥ verläuft in Pfeilrichtung von palmar nach dorsal. Die Enden des Zügels ③ werden umgeschlagen und mit den Streifen ⑦ und ⑧ fixiert.

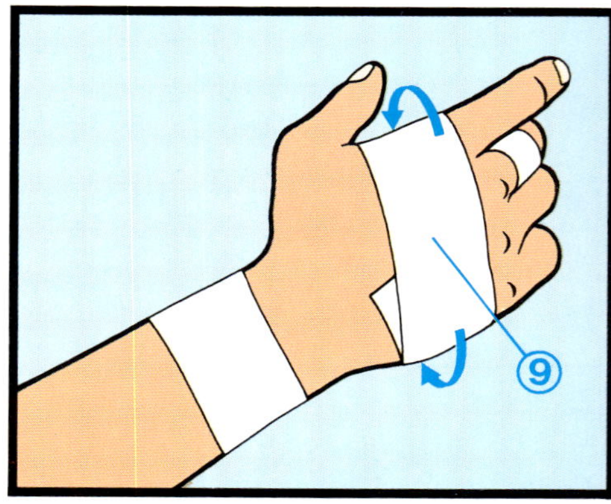

Die dorsale Seite der Hand wird mit der Tour ⑨ verschalt.

Fingergrundgelenkverband zur Beugungseinschränkung

Indikationen
- Distorsionen
- Kontusionen
- Überlastungsreize an der Kapsel
- Beugesehnenüberlastungsreize

Material
- Leukotape 3,75 cm: ca. 1 m
- Leukotape 2 cm: ca. 0,5 m
- Leukospray

Sonstige Hinweise
- Keine Zirkulärtouren an den Fingern
- Finger in 30° Flexion
- Überprüfung nach ca. 15 Minuten, besonders auf sensible und Durchblutungsstörungen achten

Liegedauer
3–6 Tage, Kontrolle nach 2 Tagen

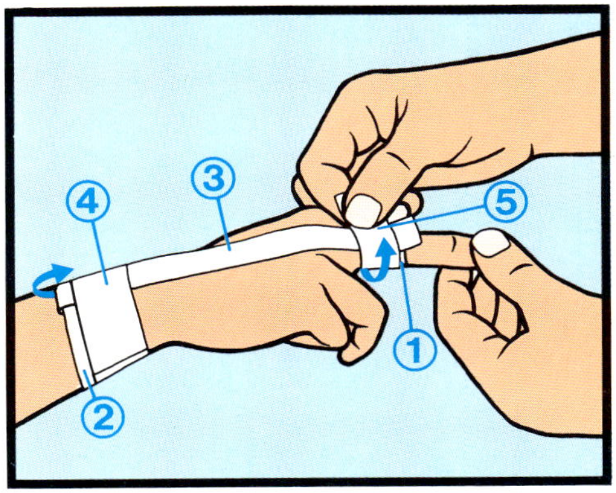

Anker ① verläuft distal des Fingergrundgelenkes von dorsal nach palmar; er wird nicht vollständig geschlossen. Anker ② wird etwa eine Tapebreite proximal des Handgelenkes angelegt. Der Zügel ③ zieht über die Streckseite von Anker ① zu Anker ②. Seine Enden werden umgeschlagen und mit den Streifen ④ und ⑤ fixiert.

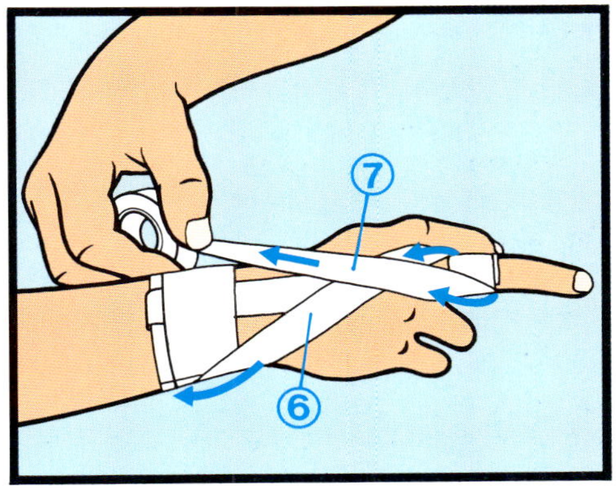

Die Zügel ⑥ und ⑦ verlaufen kornährenförmig über die dorsale Seite der Hand von Anker ① zu Anker ②.

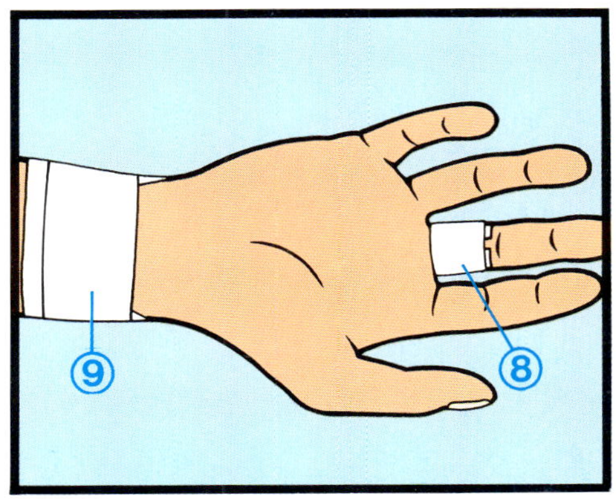

Mit den Fixierstreifen ⑧ und ⑨ werden die Enden der Zügel befestigt.

Daumenschlinge

Indikationen
- Distorsionen
- Kontusionen
- Hyperextensionstrauma
- Kapselreizungen am Daumengrundgelenk
- Insuffizienter Kapsel-Band-Apparat

Material
- Leukotape 2 cm: ca. 0,5 m
- Ggf. Leukospray

Sonstige Hinweise
- Nicht geeignet für Sportarten, bei denen Handschuhe getragen werden, z. B. Torhüter
- Auf schmerzfreie Gelenkstellung achten

Liegedauer
Maximal 1 Tag

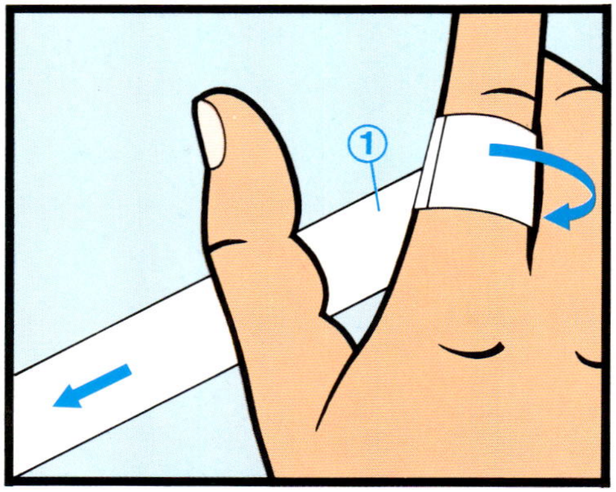

Ein Streifen aus 2 cm breitem Leukotape, distal des Fingergrundgelenkes von dorsal nach palmar zirkulär angelegt, bildet den Zügel ①.

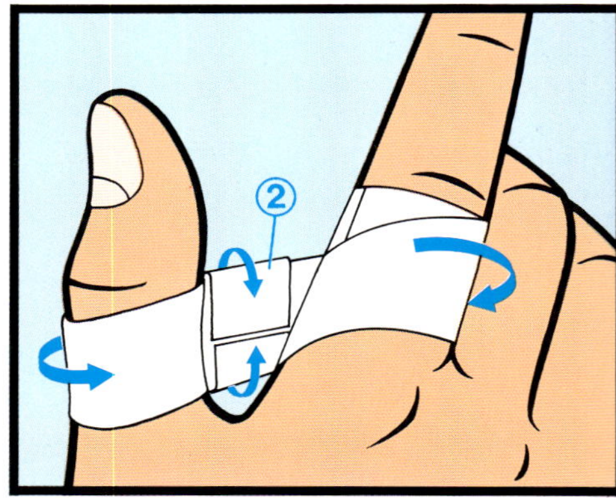

Der Zügel ① läuft unter Berücksichtigung der Funktionsstellung des Daumens zirkulär von palmar nach dorsal zurück zum Zeigefinger. Der Zügel ② fixiert die aneinandergeklebten Flächen des Zügels ①.

Flexible Fingerschiene

Indikationen
- Distorsionen
- Kontusionen
- Überlastungsreize
- Insuffizienter Kapsel-Band-Apparat
- Zerrungen der Seitenbänder

} der Fingermittelgelenke

Material
- Leukotape 2 cm: ca. 20 cm
- Artifoam

Sonstige Hinweise
- Das Schaumgummipolster (Artifoam) polstert und verhindert Mazerationen zwischen den Fingern

Liegedauer
2–4 Tage

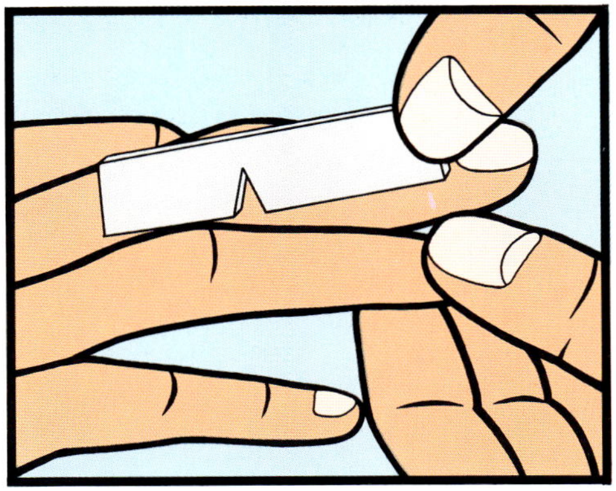

Ein keilförmig eingeschnittener Artifoam-Streifen wird zwischen die beiden Finger gelegt.

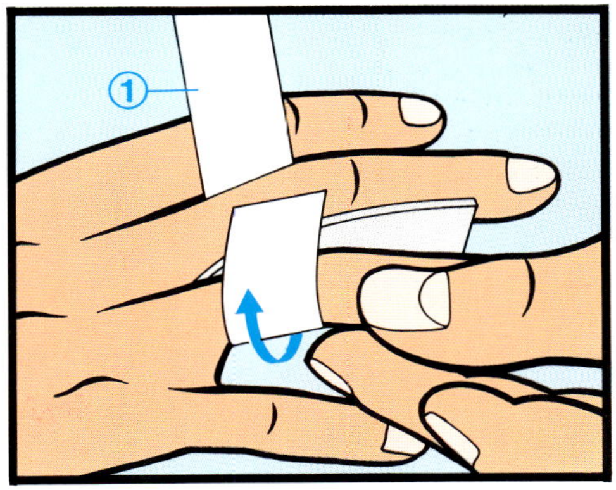

Ein 2 cm breiter Leukotape-Zügel ① umschlingt die beiden Finger von palmar nach dorsal zirkulär kurz überlappend.

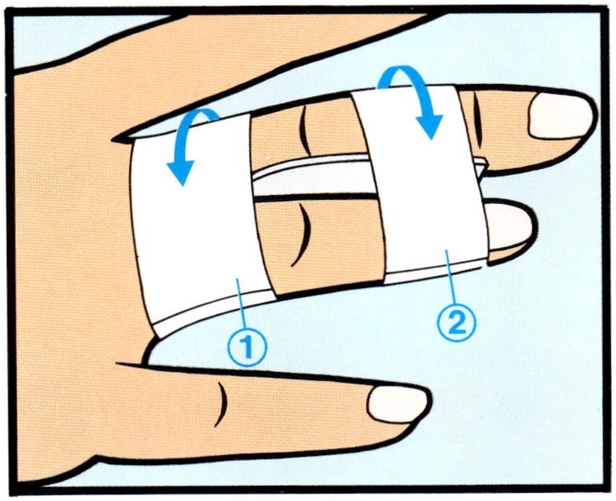

Der Zügel ② distal der Fingermittelgelenke wird analog zum Zügel ① angelegt.

Entlastungsverband für das Fingermittelgelenk

Indikationen
- Distorsionen
- Kontusionen
- Überlastungsreize
- Insuffizienter Kapsel-Band-Apparat
- Zerrungen der Seitenbänder

Material
- Leukotape 2 cm: 20 – 30 cm

Sonstige Hinweise
- Nur semizirkuläre Touren anlegen
- Streckseite nicht verschalen

Liegedauer
Maximal 4 Tage

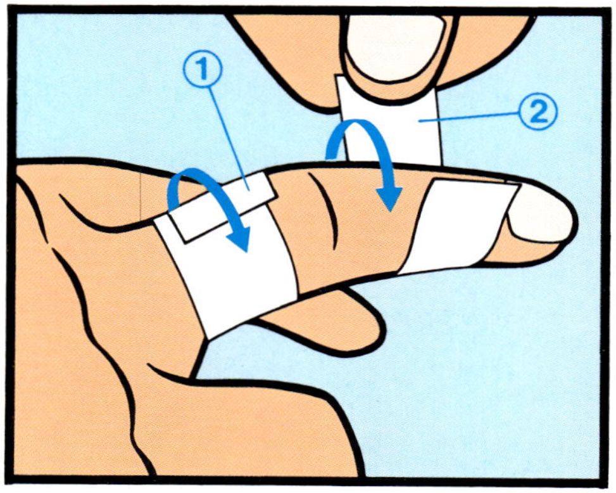

Anker ① und ② proximal sowie distal des Fingermittelgelenkes zirkulär kurz überlappend oder semizirkulär anlegen.

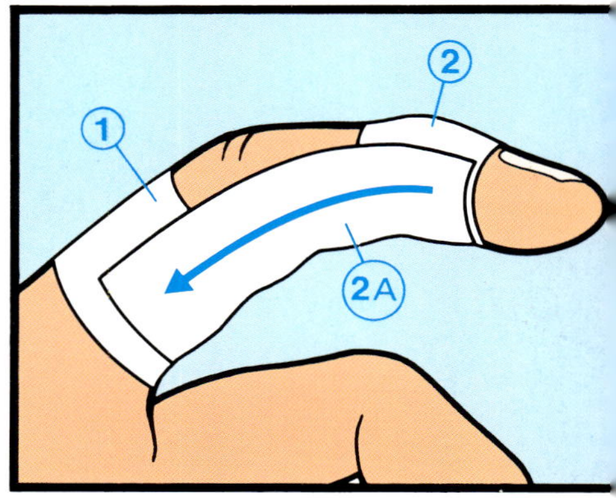

Ein volarer Zügel Ⓐ läuft von Anker ② zu Anker ①. Er verhindert die Extension und Hyperextension.

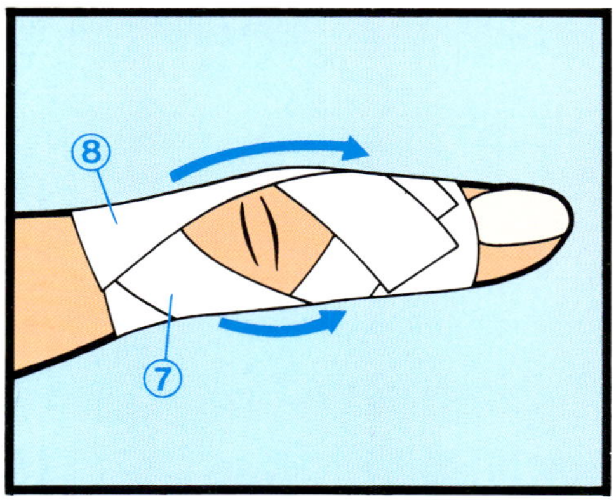

Die Zügel ⑤ und ⑤ verlaufen kornährenförmig von dorsal nach palmar, von Anker ② zu Anker ①.

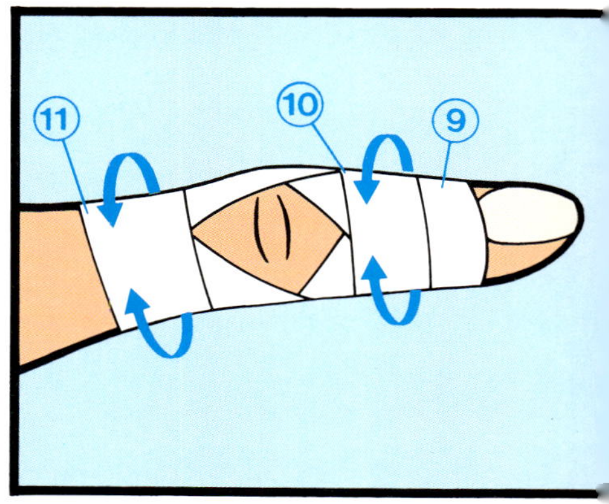

Die Enden der Zügel werden mit der Streifen ⑨, ⑩ und ⑪ zirkulär kurz überlappend fixiert.

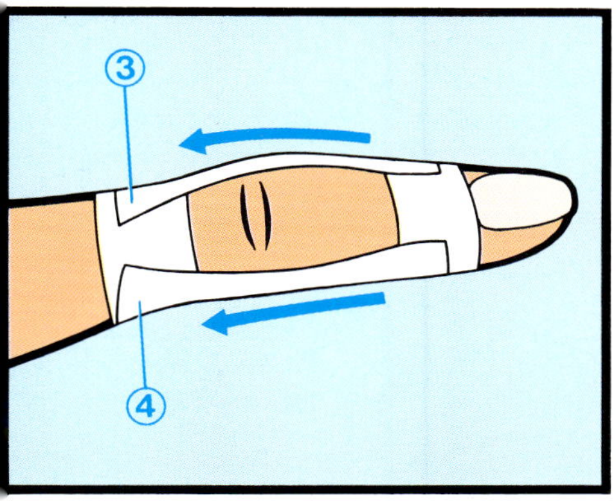

Die Zügel ③ und ④ ziehen ulnar sowie radial von Anker ② zu Anker ①.

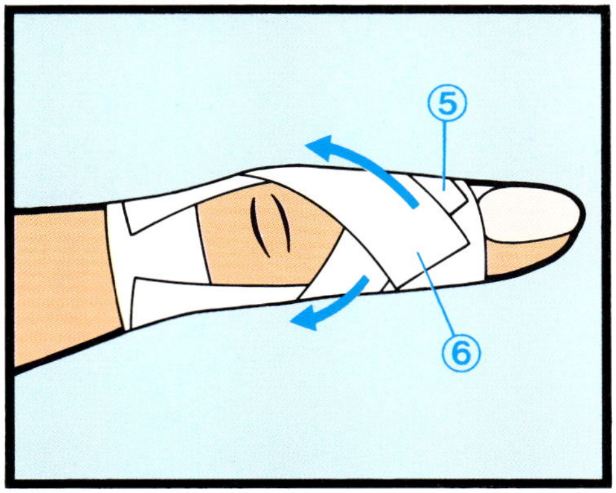

Die Zügel ⑦ und ⑧ ziehen analog zu den Zügeln ⑤ und ⑥ von Anker ① zu Anker ②.

Daumenverband

Indikationen
- Distorsionen
- Kontusionen
- Überlastungsreize
- Insuffizienter Kapsel-Band-Apparat

} der Daumengelenke

- Überdehnungen, Zerrungen der Seitenbänder
- Kapseleinrisse

Material
- Leukotape 2 cm: ca. 2 m
- Leukospray

Sonstige Hinweise
- Auf schmerzfreie Gelenkstellung achten

Liegedauer
2–6 Tage

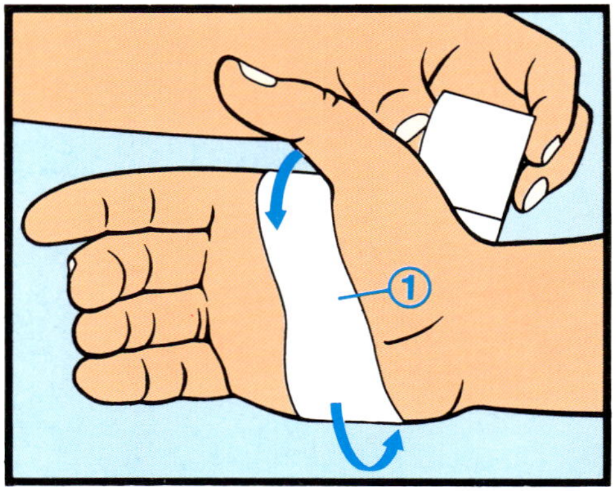

Zügel ① verläuft in Pfeilrichtung von der dorsalen Handseite über die palmare Handfläche nach ulnar und dorsal.

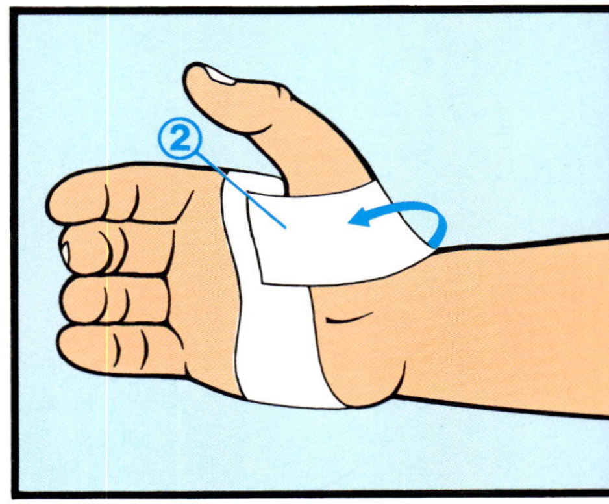

Von der dorsalen Seite zieht dieser Zü gel als ② über das Daumensattelgelen und endet auf der palmaren Handseite.

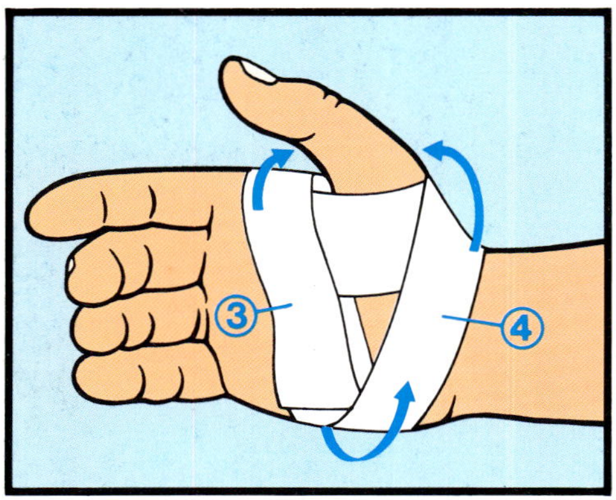

Analog zu ① und ② verläuft der Zügel ③ von ulnar in Pfeilrichtung über die palmare Handseite nach dorsal und wieder zurück nach ulnar. Von da umfaßt er als ④ das Daumensattelgelenk von palmar und endet auf dem Handrücken.

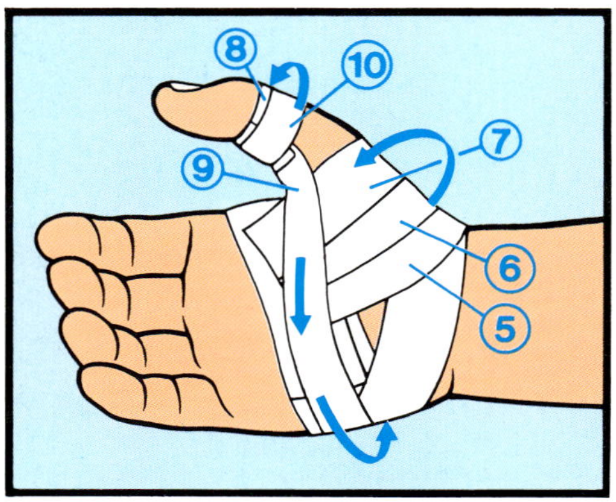

Die Zügel ⑤–⑦ verlaufen von dorsal nach palmar, verdecken das Daumensattel- und -grundgelenk. Der semizirkuläre Anker ⑧ umfaßt den Daumen von palmar nach dorsal. Zügel ⑨ wird mit dem Streifen ⑩ fixiert und zieht nach ulnar dorsal.

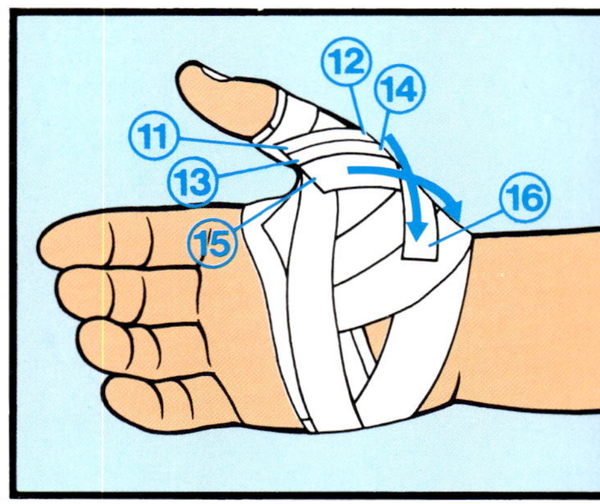

Die in Kornährenform angelegten Züge ⑪–⑯ überdecken die Daumengelenke i Pfeilrichtung von distal nach proximal. Die offenen Stellen werden dachziegel förmig von proximal nach ventral ver schalt.

Kurzer Daumenverband

Indikationen
- Distorsionen
- Kontusionen
- Überlastungsreize
- Insuffizienter Kapsel-Band-Apparat

} der Daumengelenke

- Überdehnungen, Zerrungen der Seitenbänder
- Kapseleinrisse

Material
- <u>Leukotape</u> 2 cm: ca. 2 m
- <u>Leukospray</u>

Sonstige Hinweise
- Auf schmerzfreie Gelenkstellung achten

Liegedauer
2–6 Tage

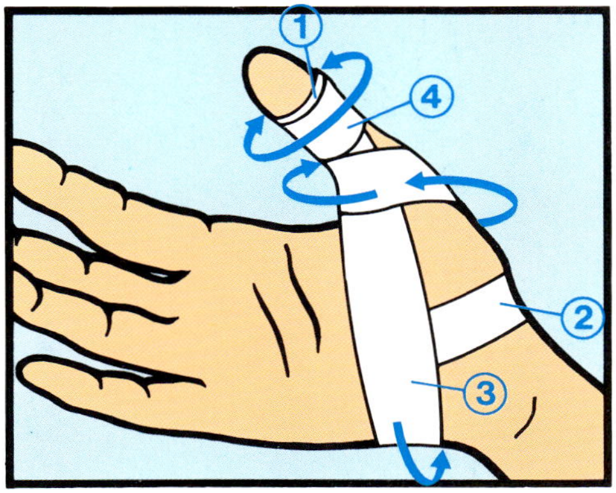

Ein distaler Anker ① zieht über das Daumenendgelenk von volar nach dorsal und bleibt etwa 0,5 cm offen. Der Anker ② verläuft in Höhe der Trapezii nach volar und dorsal. Der Zügel ③ wird am Anker ① mit einem Streifen ④ fixiert. Dieser läuft über die Volarseite nach ulnar, über die dorsale Seite, umschließt das Daumengrundgelenk und endet distal auf der ulnaren Seite des Daumens.

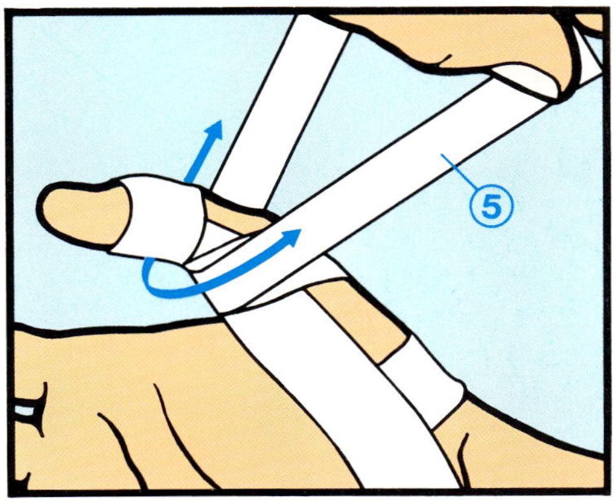

Die Schlinge ⑤, 1,5 cm breit, umfaßt den Daumen in Pfeilrichtung ...

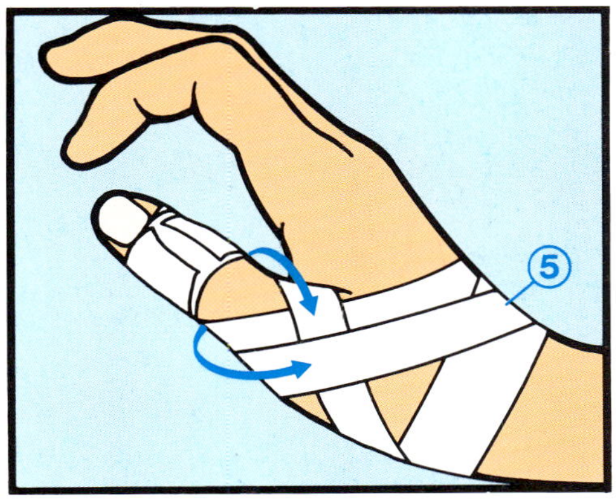

... und kreuzt sich auf der Dorsalseite des Daumens. Ihre Enden laufen nach radial volar bzw. nach dorsal ulnar.

Kurzer Daumenverband

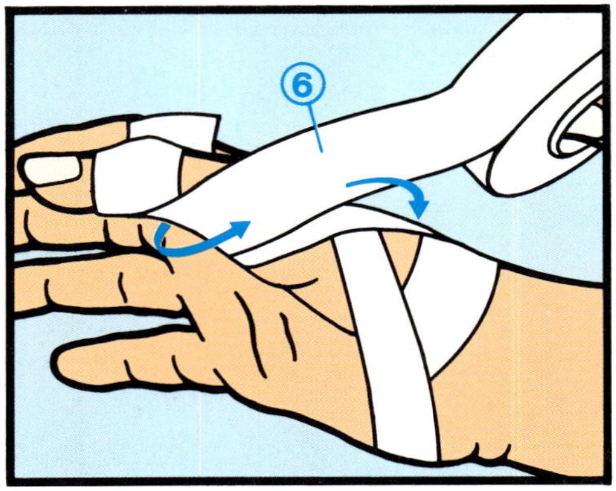

Der radiale Zügel ⑥ zieht vom distalen Anker ① über die radiale Daumenseite auf den Handrücken, ...

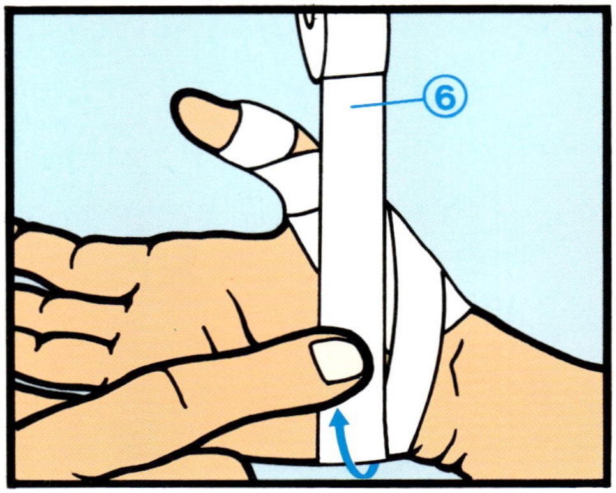

... weiter über die ulnare Handseite nach palmar, ...

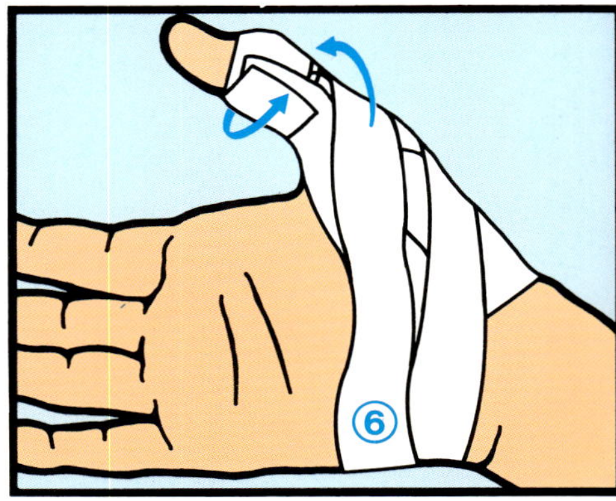

... umfaßt das Daumengrundgelenk von radial und läuft zum distalen Anker zurück.

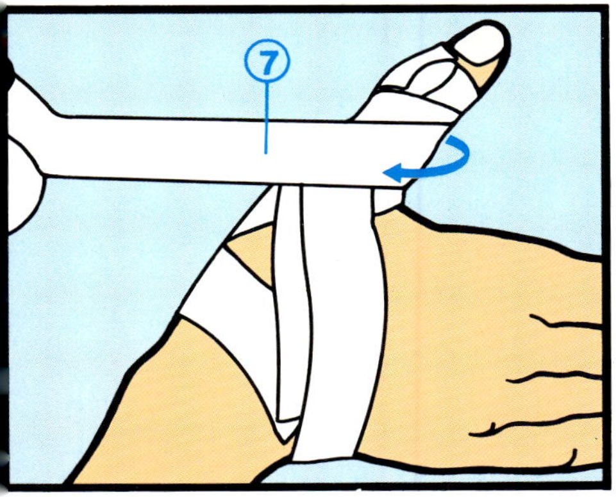

)er ulnare Zügel ⑦ läuft analog zu Zügel ⑥ in die Gegenrichtung.

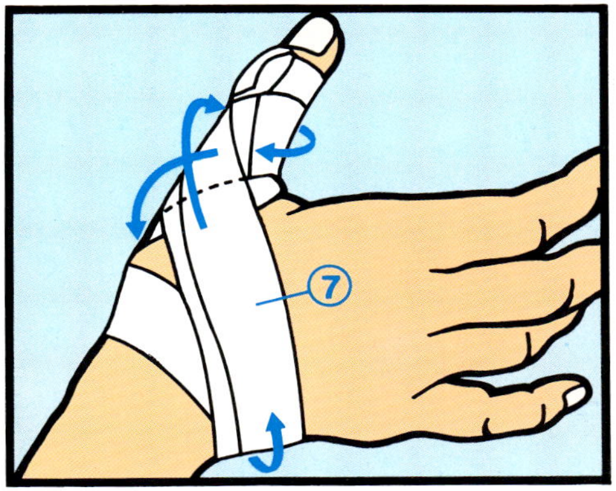

Er umfaßt das Daumengelenk von ulnar und zieht zum distalen Anker zurück.

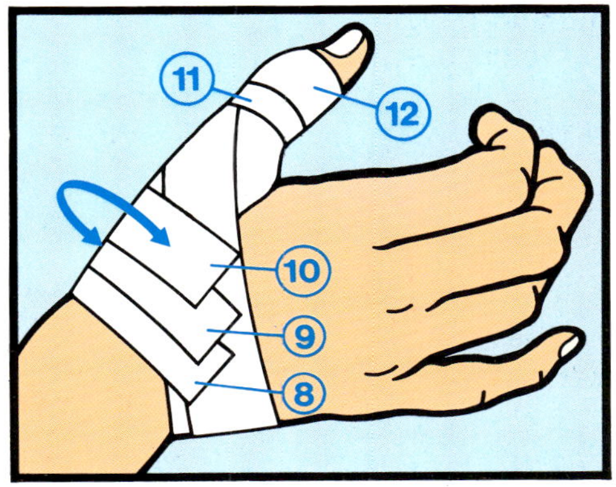

Der Verband wird von proximal nach distal mit den Streifen ⑧ bis ⑩ dachziegelförmig überlappend verschalt. Die distalen Zügelenden werden semizirkulär mit den Streifen ⑪ und ⑫ von beiden Seiten verschalt.

Entlastungsverband für die Daumengelenke und das Handgelenk

Indikationen
- Distorsionen und Kontusionen
- Extensions-, Hyperextensionstrauma
- Ulnare Seitenbandzerrungen und -überdehnungen des Daumens
- Postoperativ nach ulnarer Bandnaht

Material
- Leukotape 3,75 cm: ca. 0,5 m
- Leukotape 2 cm: ca. 0,1 m
- Elastoplast 6 cm: ca. 2,5 m
- Leukoplast 2,5 cm: ca. 0,1 m

Sonstige Hinweise
- Nagelbett freilassen
- Schmerzfreie Gelenkstellung einhalten
- Verband vor Nässe schützen

Liegedauer
8–10 Tage

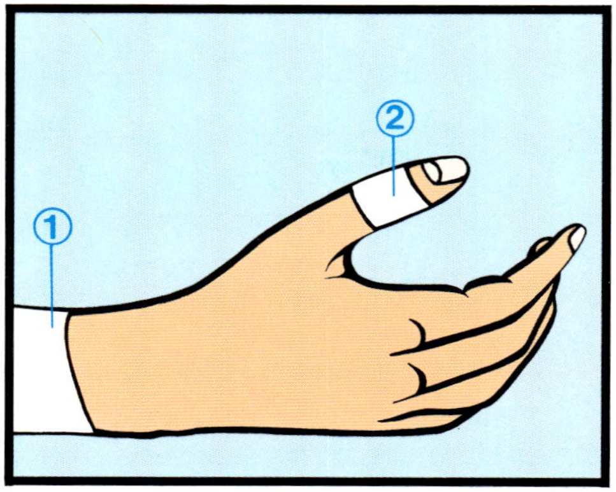

Anker ① semizirkulär oder zirkulär kurz überlappend im unteren Drittel des Unterarmes. Anker ② semizirkulär über das Daumenendgelenk.

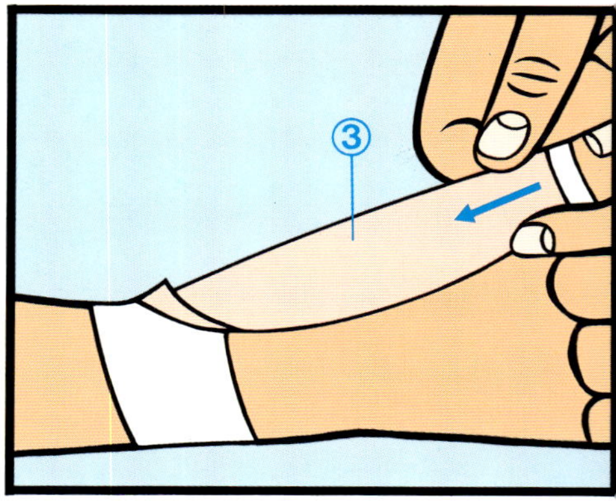

Der Zügel ③ aus 6 cm breitem Elastoplast läuft auf der Streckseite des Daumens von Anker ② zu Anker ①.

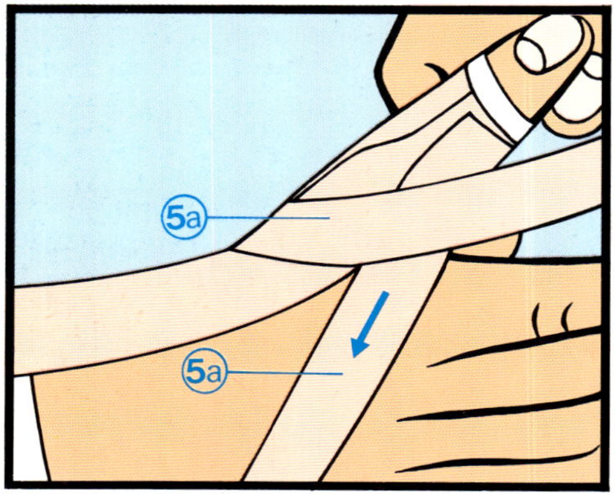

Der Zügel (5a) verläuft weiter zur ulnaren Seite der Hand, umschlingt den Daumenballen und läuft auf die ulnare Seite des Daumengrundgelenkes.

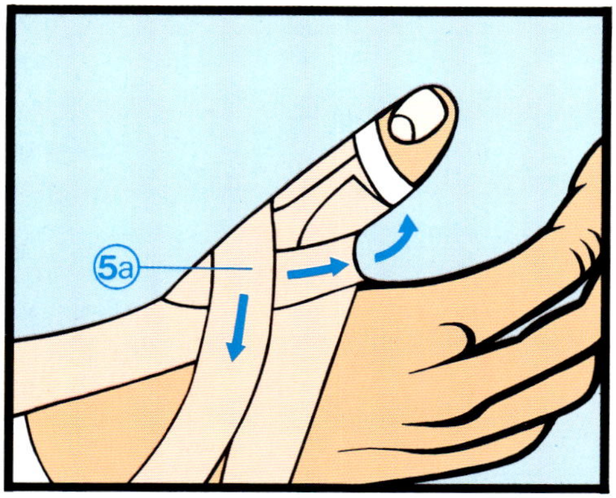

Der Zügel (5a) umschlingt in Pfeilrichtung einmal das Daumengrundgelenk und läuft dann auf die dorsale Seite der Hand.

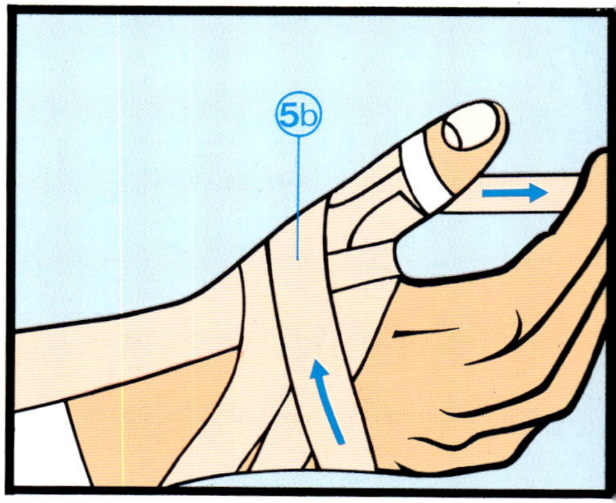

Der Zügel (5b) zieht über die palmare Seite der Hand zur ulnaren Seite, dann über die dorsale Seite in Pfeilrichtung zum Daumengrundgelenk.

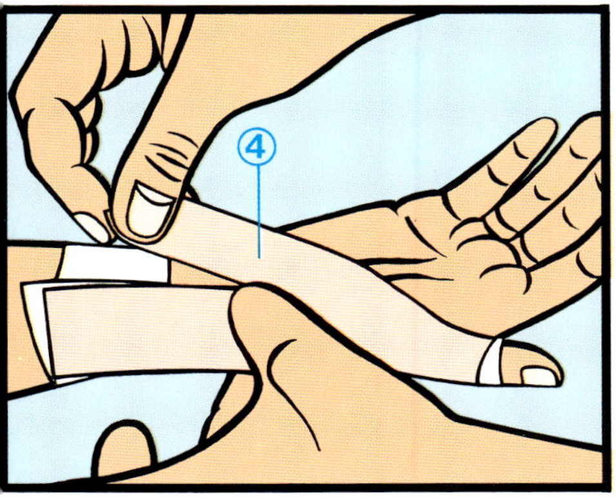

Der Zügel ④ zieht von der radialen Seite des Daumens über den Daumenballen zu Anker ①.

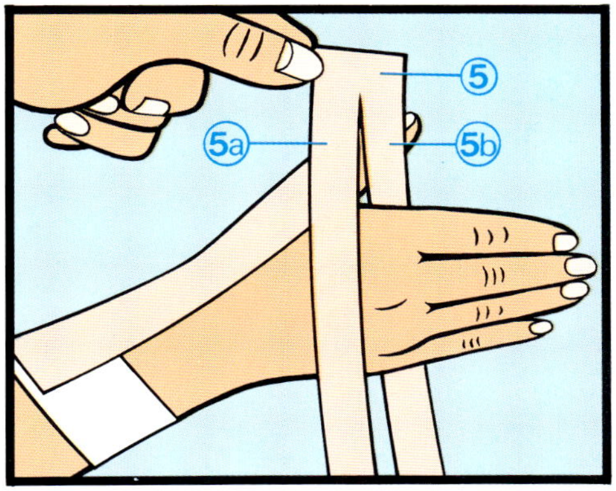

Der Zügel ⑤ wird bis auf 3 cm am Ende eingeschlitzt. Der geschlitzte Teil (5a) verläuft über die dorsale Fläche der Hand, der geschlitzte Zügel (5b) über die palmare Fläche der Hand.

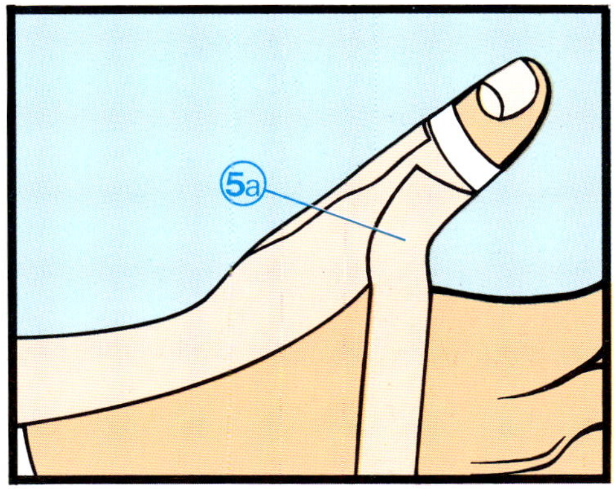

Der geschlitzte Zügel (5a) wird exakt in die Daumenfalte einmodelliert und verläuft weiter über die dorsale Fläche zur Handkante.

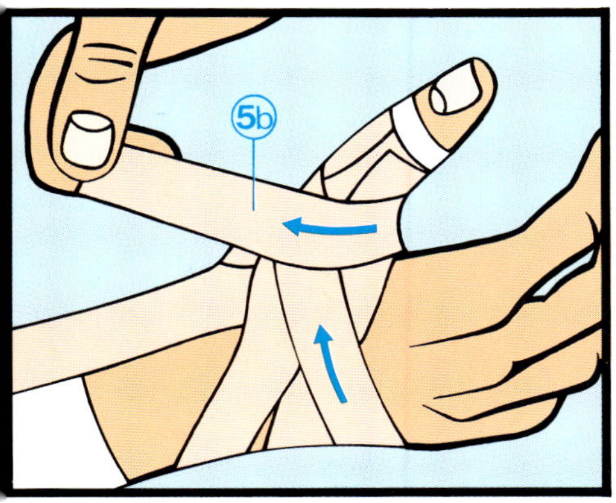

Der Zügel (5b) umfaßt in Pfeilrichtung das Daumengrundgelenk.

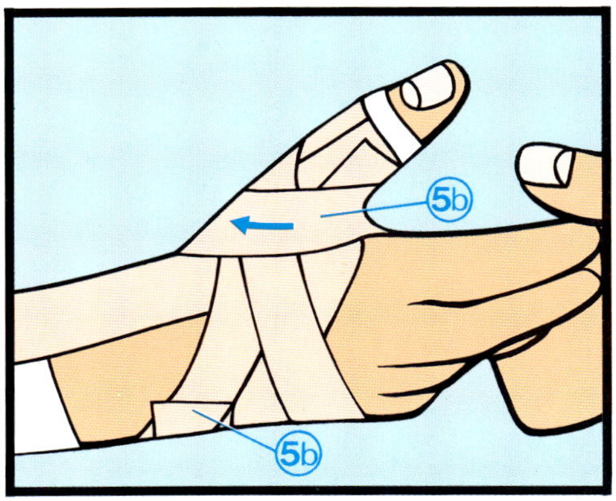

Der Zügel (5b) läuft dann über den Daumenballen und die palmare Handseite zur ulnaren Seite der Hand.

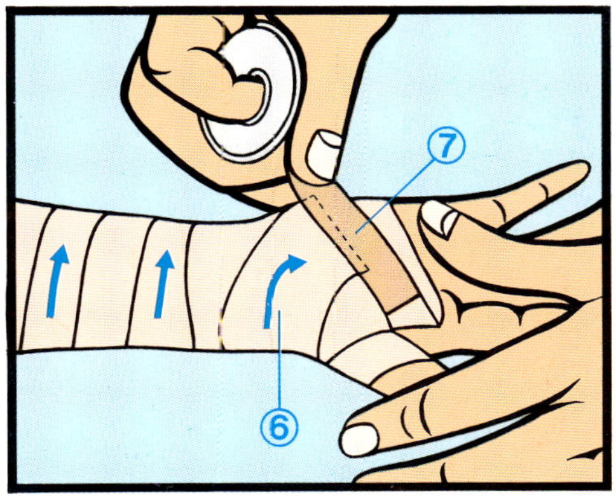

Der gezügelte Daumen wird dann mit einer 4 cm breiten Elastoplast-Binde vom Unterarm bis zur Hand verschalt, das Ende mit dem Fixierstreifen ⑦ abgedeckt.

Schlingenverband für das Daumengrundgelenk

Indikationen

- Überdehnungen
- Zerrungen
- Insuffizienzen

} des Kapsel-Band-Apparates des Daumengrundgelenkes

- Überlastungsreize der Gelenkkapsel

Material

- Leukotape 3,75 cm: ca. 2 m
- Leukospray

Sonstige Hinweise

- Zirkuläre Touren ohne Zug anlegen
- Auf schmerzfreie Gelenkstellung achten

Liegedauer

2–4 Tage

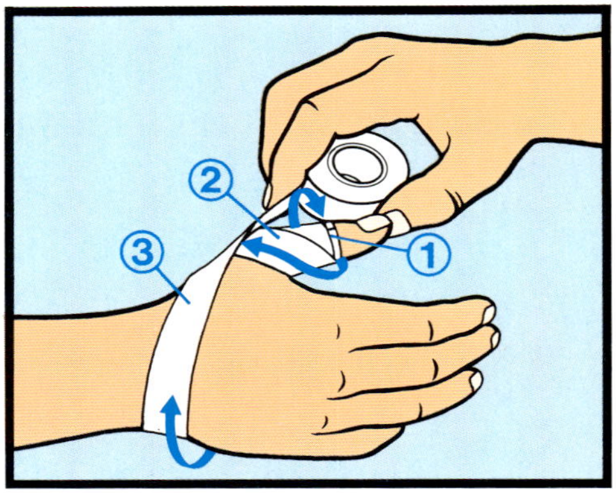

Der semizirkuläre Anker ① umfaßt das Daumenendgelenk von palmar nach dorsal. Der Zügel ② beginnt auf der radialen Daumenseite, umfaßt in Pfeilrichtung das Daumengrundgelenk, läuft über den Daumenballen zur ulnaren Handseite und zieht als ③ über die dorsale Handseite zum Daumengrundgelenk.

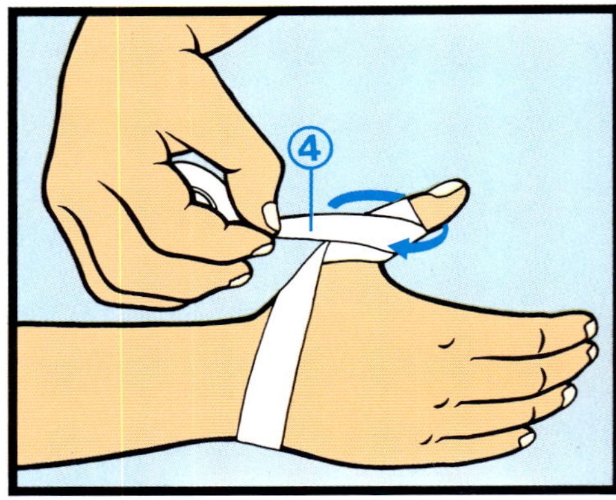

Als Zügel ④ umfaßt er das Daumengrundgelenk in Pfeilrichtung und verläuft nach palmar und ulnar.

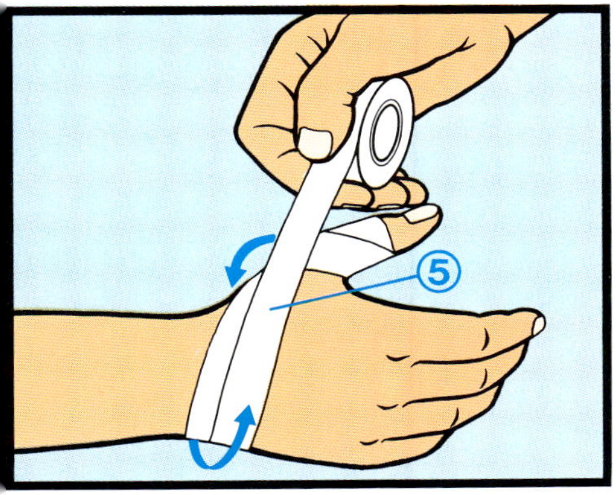

Der noch nicht unterbrochene Zügel ④ zieht dann von ulnar als ⑤ über den Handrücken zurück zum Daumengrundgelenk.

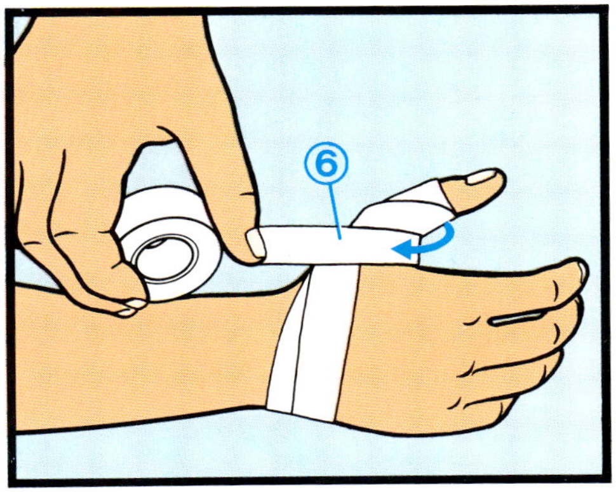

Als Zügel ⑥ umfaßt er das Daumengrundgelenk und endet auf der ulnaren Daumenseite.

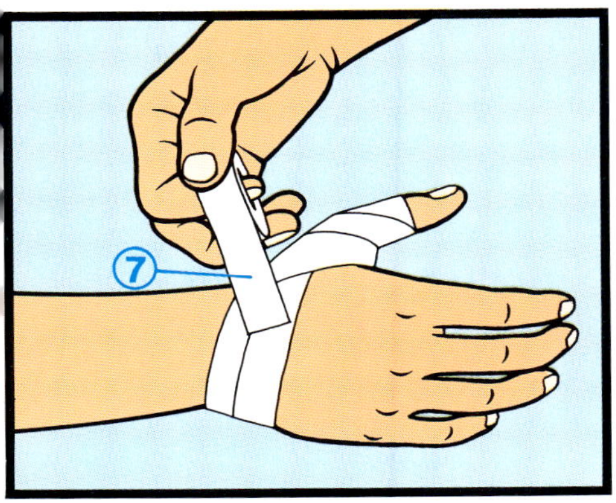

Die kurzen Zügel ⑦–⑪ beginnen auf der dorsalen Handseite und laufen über das Daumensattel- bzw. -grundgelenk nach palmar.

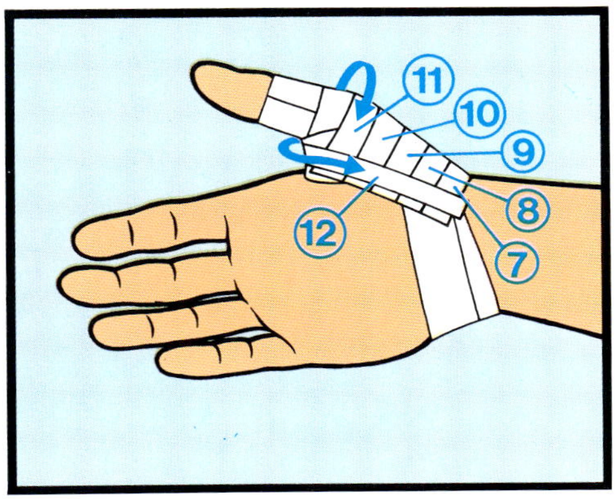

Die Zügel ⑦–⑪ überdecken das Daumensattel- und -grundgelenk dachziegelförmig von proximal nach distal. Der Streifen ⑫ fixiert die Enden palmar sowie dorsal.

Stütz- und Entlastungsverband für Handgelenk und Daumen

Indikationen
- Distorsionen und Kontusionen des Handgelenkes
- Überdehnungen und Zerrungen der Bandverbindungen des Handgelenkes
- Überlastungsbeschwerden der Metakarpalgelenke

Material
- Elastoplast, Acrylastic oder Tricoplast 6 cm: ca. 2,5 m
- Leukotape 3,75 cm: ca. 1 m
- Leukospray

Sonstige Hinweise
- Straffe Zirkulärtouren vermeiden
- Auf schmerzfreie Gelenkstellung achten

Liegedauer
4–8 Tage

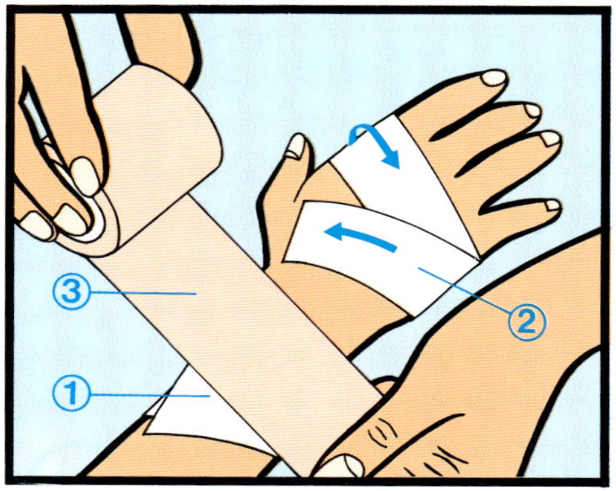

Anker ① im distalen Drittel des Unterarmes semizirkulär oder zirkulär kurz überlappend anlegen. Anker ② zieht von palmar nach dorsal. Die Klebebinde ③ verläuft über Anker ① von ulnar nach radial.

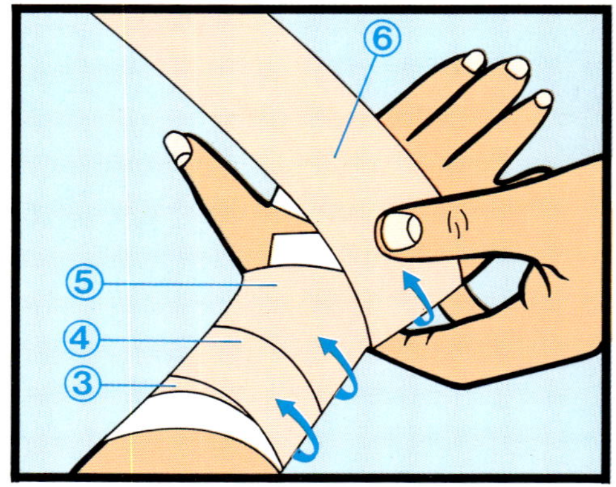

Der Unterarm wird bis zum Daumensattelgelenk dreimal umwickelt ③, ④ und ⑤. Tour ⑥ zieht dann auf die dorsale Seite der Hand.

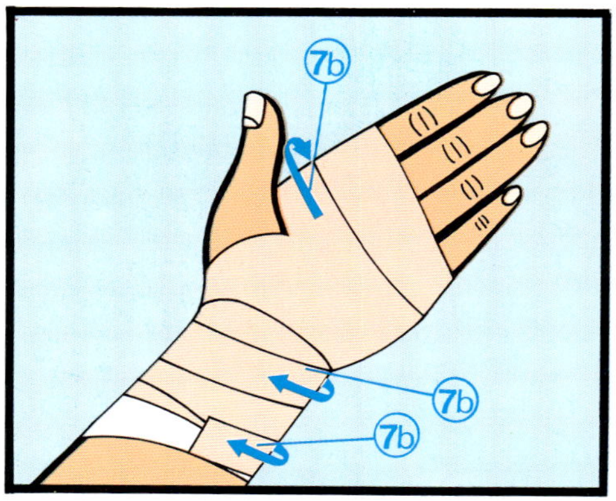

Der Zügel (7b) verläuft von dorsal auf die palmare Fläche der Hand, umfaßt das Handgelenk von ulnar zweimal und endet am Anker ①.

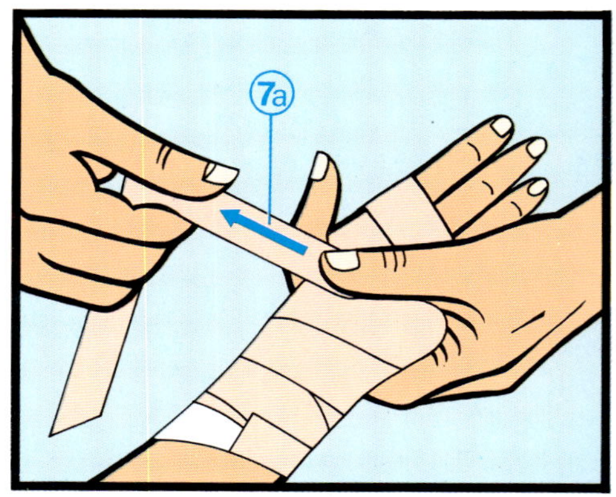

Der Zügel (7a) verläuft von dorsal in Pfeilrichtung zum Daumenballen.

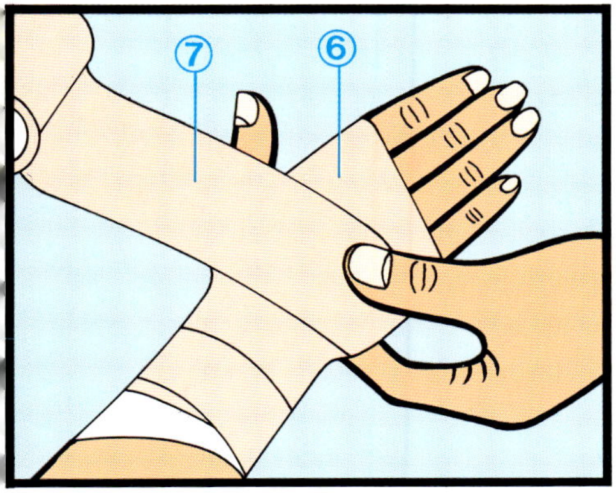

Die Tour ⑦ verläuft von der palmaren zur dorsalen Seite der Hand.

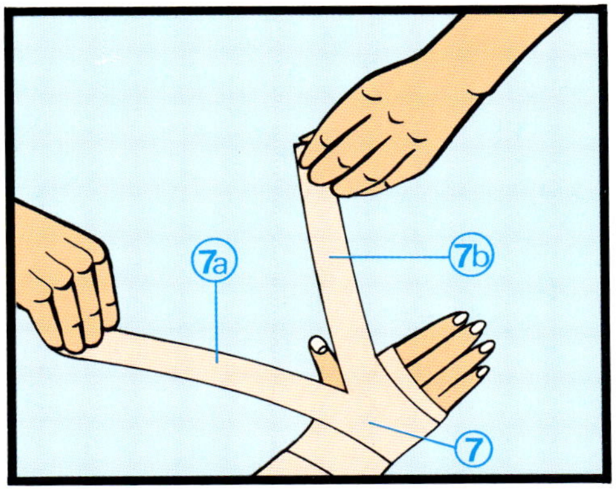

Das Ende der Binde wird bis zum Daumengrundgelenk eingeschlitzt (7a) und (7b).

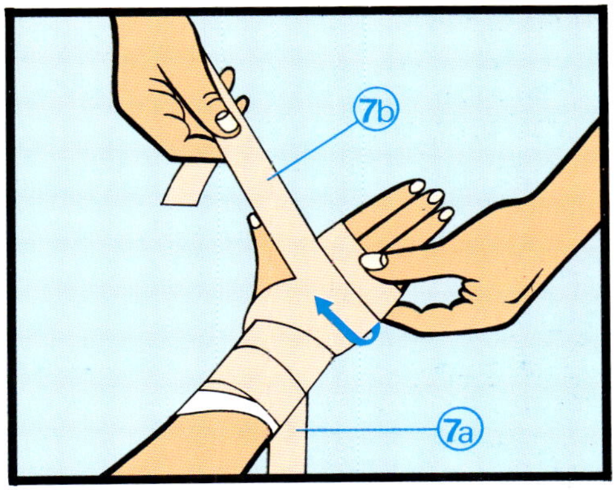

Der Zügel (7a) umfaßt den Daumen proximal, der Zügel (7b) distal.

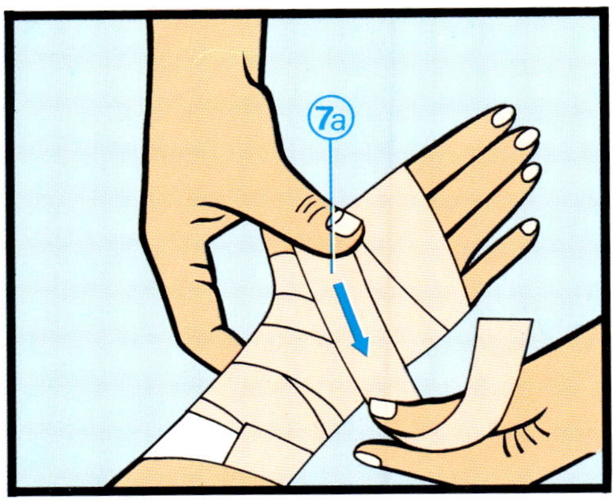

Der Zügel (7a) umfaßt den Daumen von radial nach ulnar und zieht wieder nach dorsal.

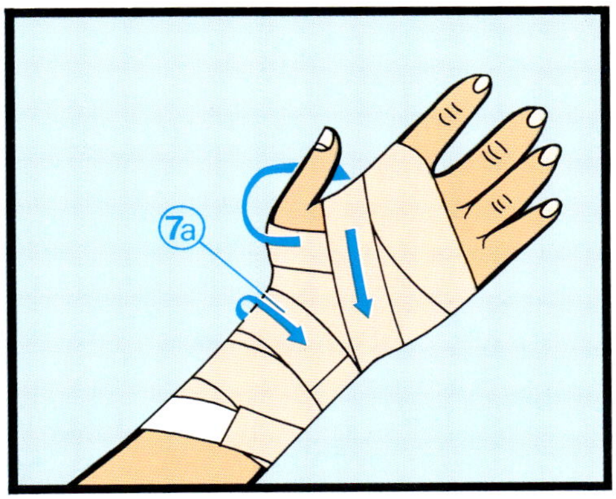

Der Zügel (7a) läuft dann um das Handgelenk und endet dorsal.

Handgelenkverband

Indikationen
– Distorsionen, Kontusionen
– Zerrungen der ulnaren und radialen Bänder
– Fissuren der Metakarpalknochen
– Reizzustände der Metakarpalgelenke

Material
– Leukotape 3,75 cm: 2,5–3 m
– Leukospray
– Ggf. als Unterzug Gazofix oder Tricoplast 6 cm

Sonstige Hinweise
– Auf schmerzfreie Gelenkstellung achten
– Nicht bei Schwellungsneigung

Liegedauer
Bis zu 8 Tagen

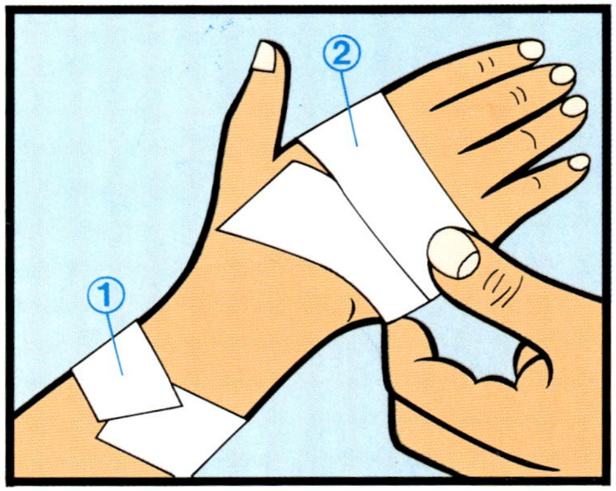

Der Anker ① verläuft semizirkulär oder zirkulär kurz überlappend im distalen Drittel des Unterarmes. Der Anker ② zieht analog zu ① von der palmaren zur dorsalen Fläche der Hand.

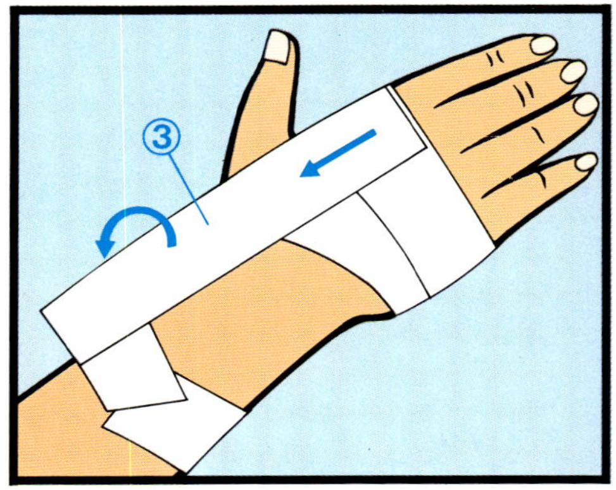

Der Zügel ③ verläuft vom dorsalen Anker ② über das Daumensattelgelenk und über die radiale Seite des Handgelenkes zu Anker ①.

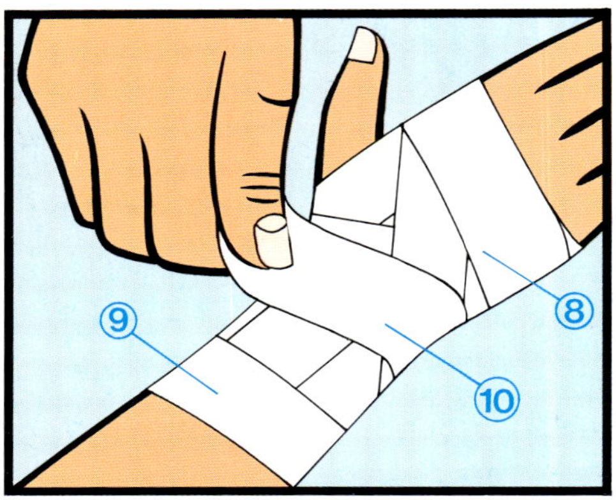

Über die dorsale Fläche der Hand verlaufen die drei semizirkulären Fixiertouren ⑧, ⑨ und ⑩.

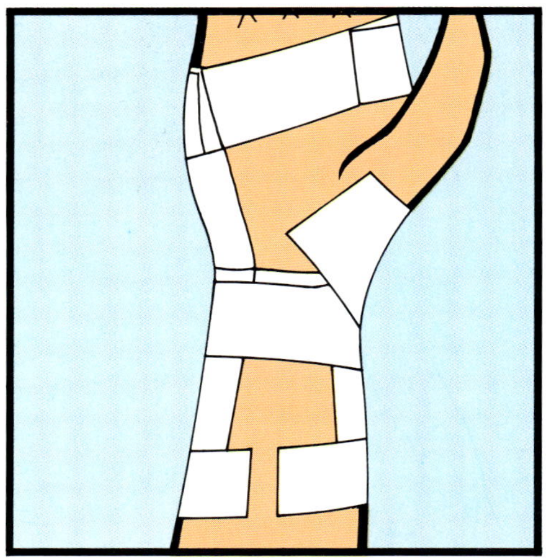

Verlaufsrichtung der Anker, Zügel und Fixiertouren auf der palmaren Handseite.

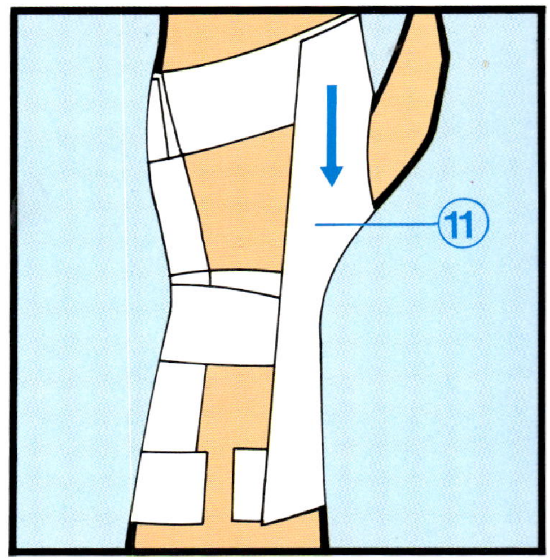

Auf der palmaren Seite zieht der Zügel ⑪ in Pfeilrichtung von Anker ② zu Anker ①.

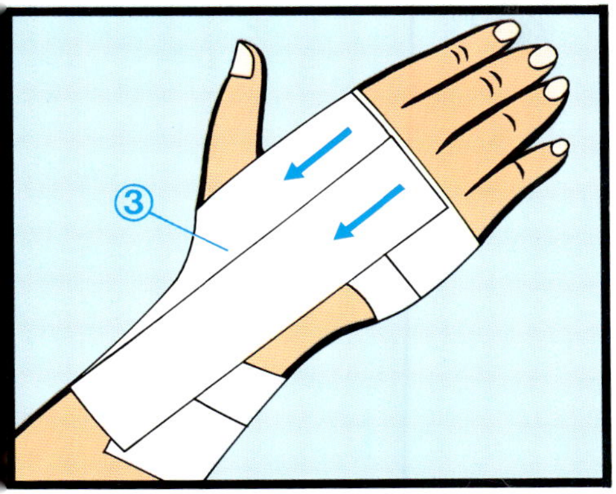

Der Zügel ④ verläuft analog zu Zügel ③, versetzt nach ulnar.

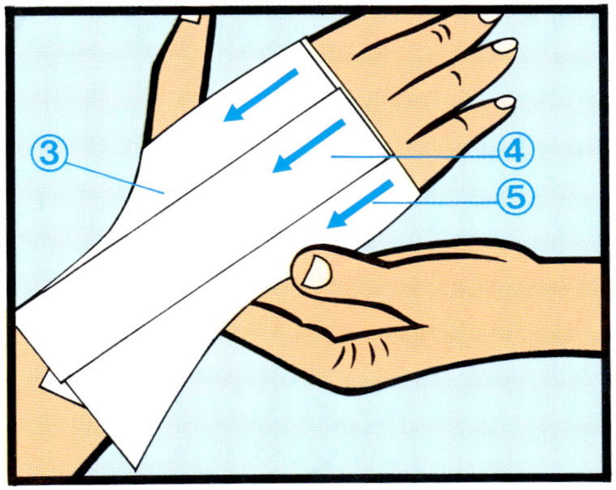

Der Zügel ⑤ verläuft analog zu ③ und ④ über die ulnare Seite der Hand.

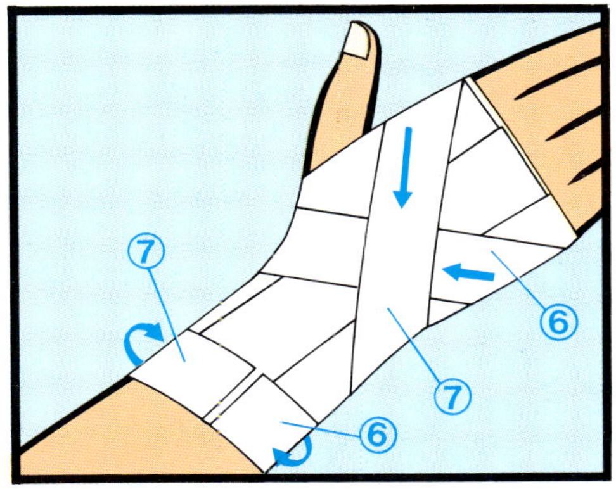

Der Zügel ⑥ zieht von palmar nach dorsal über die radiale Seite des Handgelenkes zu Anker ① nach ulnar. Der Zügel ⑦ verläuft in Pfeilrichtung analog zu Zügel ⑥ in die andere Richtung.

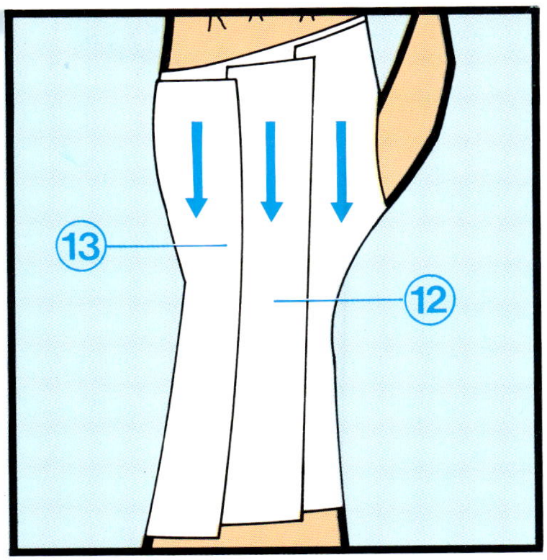

Die beiden Zügel ⑫ und ⑬ verlaufen in Pfeilrichtung wie Zügel ⑪, nur nach ulnar versetzt.

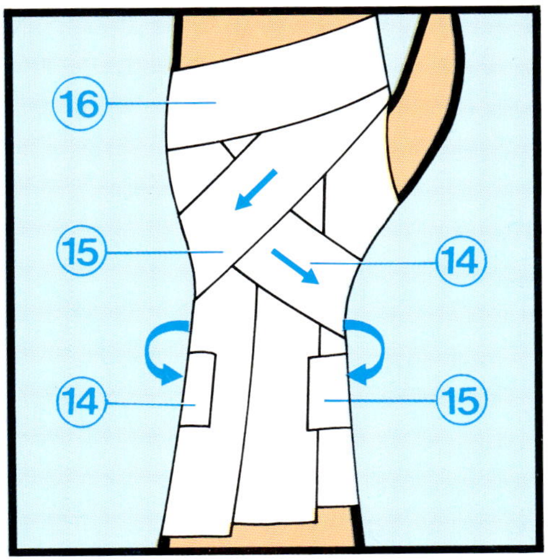

Die Zügel ⑭ und ⑮ umfassen das Handgelenk von palmar nach dorsal und werden mit dem Fixierstreifen ⑯ befestigt.

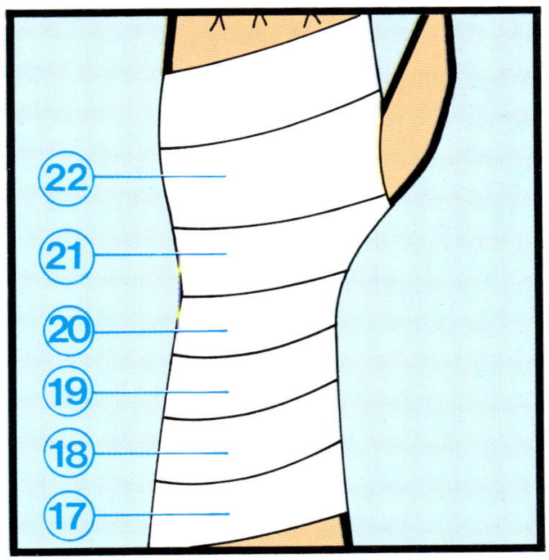

Mit den Verschalungsstreifen ⑰–㉒ wird der Verband semizirkulär abgedeckt.

Verletzungen im Bereich des Ellenbogens

Ansicht von lateral

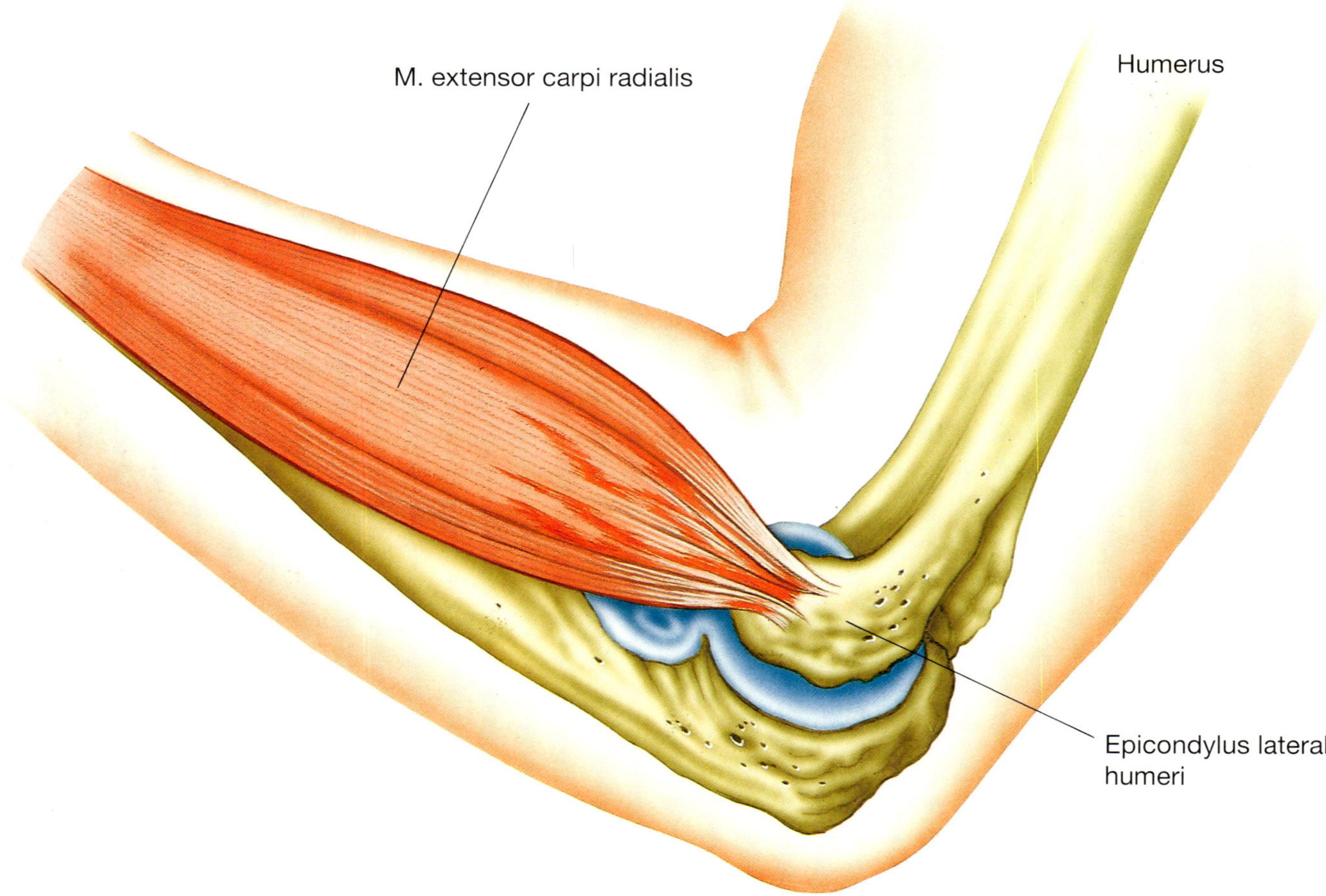

Übersicht der Verbände am Ellenbogen

Verbandart		Verband zur Extensionseinschränkung		Epikondylitisverband		Immobilisierender Ellenbogenverband	
Beschrieben auf Seite	Belastungsgruppe	Seite 158	II	Seite 160	II (III)	Seite 162	III
Funktion des Verbandes		Einschränkung der Extensionsstellung im Ellenbogengelenk ohne Behinderung der Flexion Leichte Behinderung von Supination und Pronation des Unterarms		Entlastet die Unterarmstreckmuskulatur in Richtung Insertion Fixiert Handgelenk und Daumen Schränkt die Extension des Ellenbogengelenkes ein Verschiebt die Unterarmstreckmuskulatur nach lateral		Starke Einschränkung von Extension und Flexion Behinderung der Supination und Pronation des Unterarmes	
Indikationen		Kontusionen, Distorsionen Extensionstrauma Überlastungsbeschwerden des – M. biceps brachii – M. brachialis – M. brachioradialis		Epicondylitis radialis Überlastung der Handstreckmuskeln (z. B. extensor digitorum, M. extensor carpi radialis) Tendovaginitis der Innenstrecksehnen		Distorsionen und Kontusionen am Ellenbogengelenk Reizzustände des Kapsel-Band-Apparates Nach Gipsruhigstellung (z. B. bei Ellenbogenluxation),	
Kontraindikationen		Alle Frakturen, Luxationen Massive Schwellungen Ausgedehnte Hämatome		Alle Frakturen, Luxationen, Schwellungen und Entzündungen des Ellenbogengelenkes Neurologische Störungen der Hand Schwellungen oder Hämatome des Unterarms und der Hand		Alle Frakturen, Luxationen, entzündliche Zustände des Ellenbogenegelenkes Bursitis olecrani, Hämatome und Schwellungen des Ellenbogengelenkes oder der Hand sowie neurologische Störungen	
Material		Leukotape 3,75 cm: 10 m Elastoplast oder Acrylastic 8 cm: 2,5 m Leukospray		Elastoplast oder Acrylastic 8 cm: 2,5 m Leukotape 3,75 cm: 1 m Leukospray Artifoam, evtl. Fixomull stretch		Elastoplast, Acrylastic, Tricoplast } 6 oder 8 cm: 2,5 m Leukotape 3,75 cm: ca. 2 m Leukospray	
Sonstige Hinweise		Am Oberarm keine Kompression ausüben Verband in Supinationsstellung anlegen		Keine Kompression am Oberarm Auf schmerzfreie Gelenkstellung achten. Evtl. zusätzlich externe medikamentöse Therapie, ausgedehnte physikalische Therapie		Keine Kompression am Oberarm Verband in leichter Supinationsstellung anlegen	
Liegedauer/Kontr.		Ca. 4 Tage, mit Acrylastic bis 8 Tage		6 – 8 Tage		6 – 8 Tage	

Verband zur Extensionseinschränkung des Armes

Indikationen
- Kontusionen
- Distorsionen
- Extensionstrauma
- Überlastungsbeschwerden des M. biceps brachii, M. brachialis und M. brachioradialis

Material
- Leukotape 3,75 cm : 10 m
- Elastoplast oder Acrylastic 8 cm: 2,5 m
- Leukospray

Sonstige Hinweise
- Am Oberarm keine Kompression ausüben
- Verband in Supinationsstellung des Unterarmes anlegen

Liegedauer
Etwa 4 Tage, mit Acrylastic bis 8 Tage

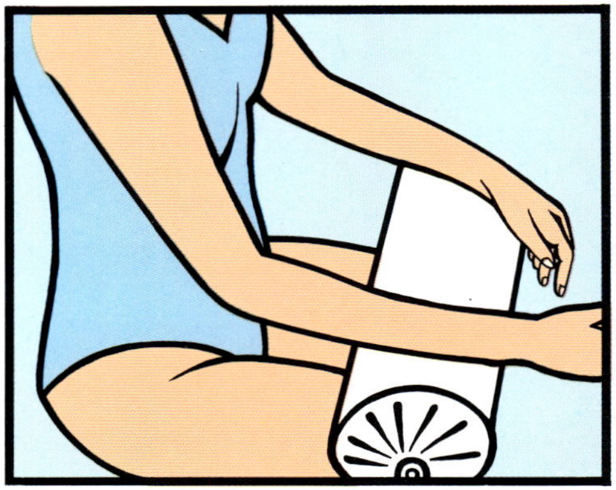

Exakte Lagerung.

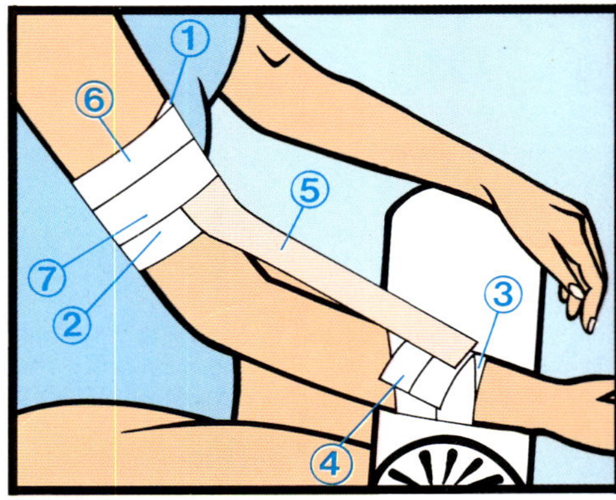

Anker ① und ② werden proximal, Anker ③ und ④ distal semizirkulär gelegt. Zügel ⑤ aus 8 cm breiter Klebebinde verläuft unter starkem Zug von proximal nach distal; Endenfixierung mit ⑥ und ⑦.

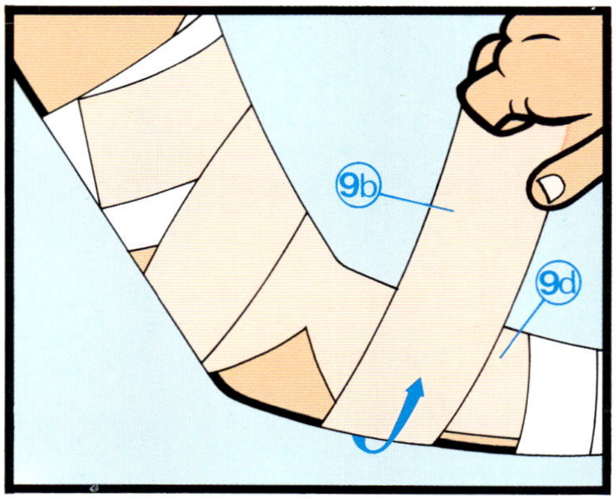

Der Zügel (9b) wird analog zu (9d) gegenläufig angelegt.

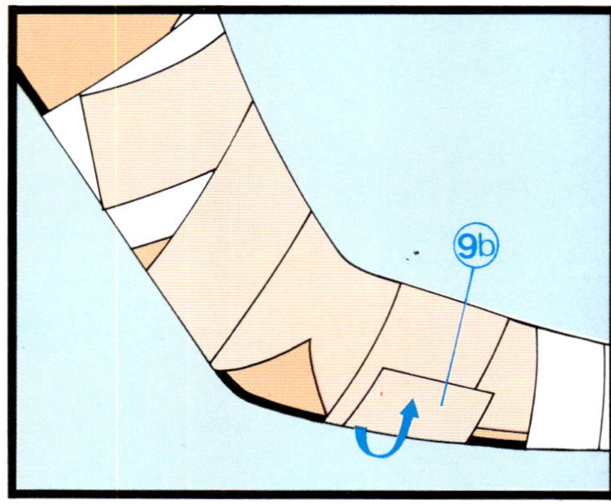

Der Zügel (9b) endet auf der radialen Seite des Unterarmes.

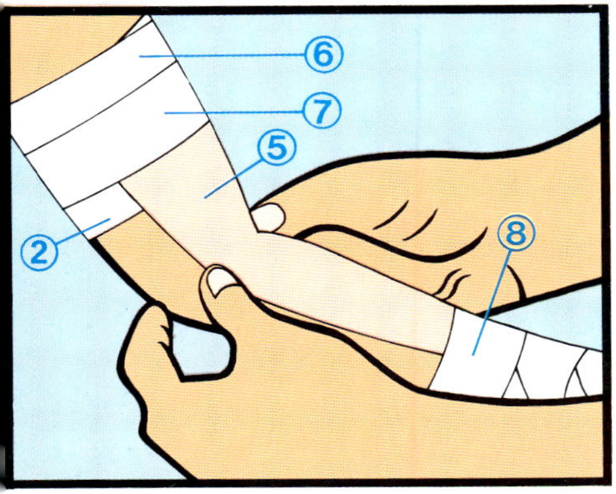

Das distale Ende des Zügels wird mit dem Streifen ⑧ fixiert. Der Zügel wird glatt auf die Haut in die Ellenbeuge modelliert.

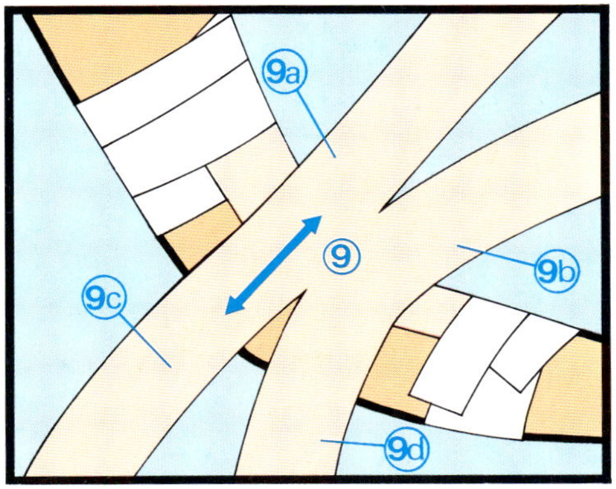

Ein 10 cm breiter Zügel aus Acrylastic oder Elastoplast ⑨ wird von beiden Seiten eingeschlitzt und quer über die Ellenbeuge gelegt. Länge ca. 80 cm.

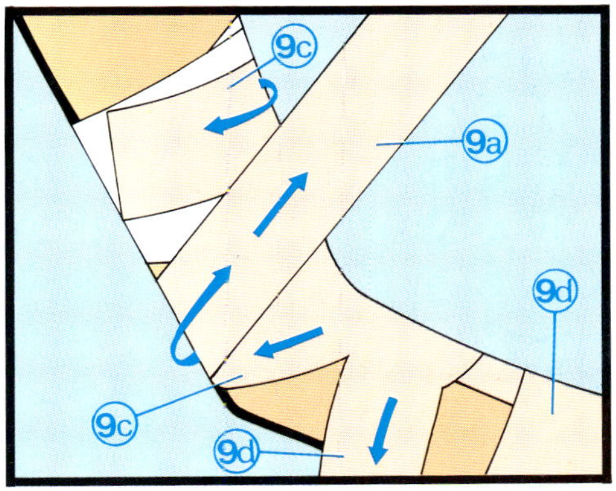

Der geschlitzte Zügel (9c) umfaßt den Oberarm in Pfeilrichtung in Form einer Spirale. Der Zügel (9a) verläuft gegensinnig zu (9c). Der Zügel (9d) zieht radial spiralenförmig über den Unterarm.

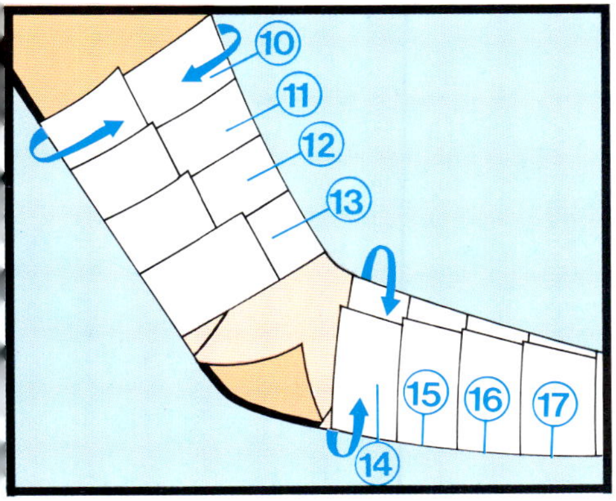

⑩–⑰: Ober- und Unterarm werden semizirkulär oder zirkulär kurz überlappend verschalt.

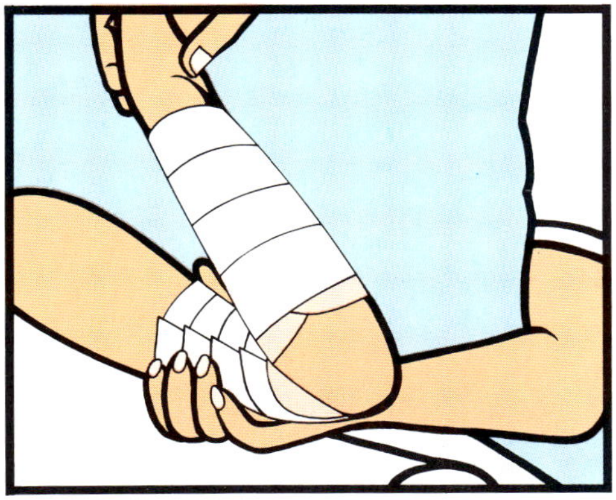

Die Funktionen werden auch passiv überprüft.

Epikondylitisverband (Entlastungsverband für das Hand- und Ellenbogengelenk)

Indikationen
- Epiondylitis radialis
- Überlastung der Handstreckmuskulatur
- Insertionstendopathie, Tendinose oder Myotendinose

Material
- Elastoplast oder Acrylastic 8 cm: 2,5 m
- Leukotape 3,75 cm: 1 m
- Leukospray
- Artiofoam, evtl. Fixomull stretch

Sonstige Hinweise
- Keine Kompression am Oberarm
- Auf schmerzfreie Gelenkstellung achten
- Evtl. zusätzlich externe medikamentöse Therapie
- Ausgedehnte physikalische Therapie, z. B. Muskeldehnung, manuelle Therapie, Cyriax-Friktion, Muskelaufbautraining, Elektrotherapie (TENS), Hochvolt- oder Ultraschallbehandlung

Liegedauer
6–8 Tage

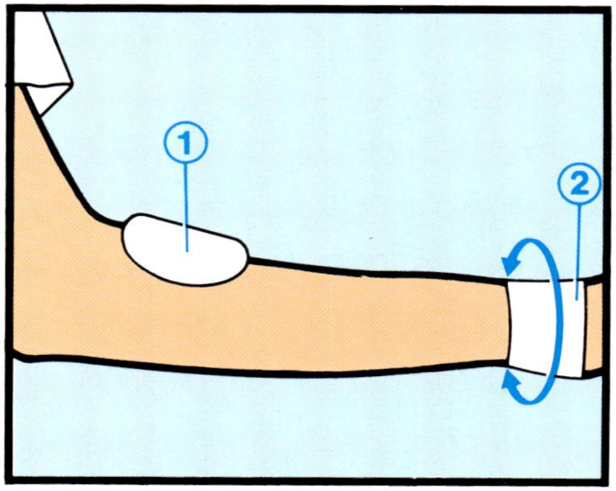

Eine nierenförmige, aus 1–2 Lagen Artifoam zugeschnittene Pelotte von 4–8 mm Stärke wird auf den Muskelbauch der Extensoren gelegt. Sie dient als Medikamententräger sowie zur Druckerhöhung. Über die distale Handwurzel wird der Anker ② von dorsal nach volar geklebt.

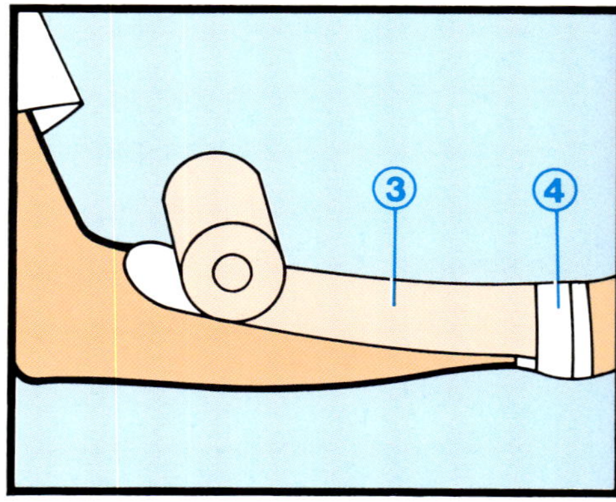

Ein 8 cm breiter elastischer Tape-Züge wird am Anker ② über den Metakarpali II und III mit einem Fixierstreifen ④ befestigt.

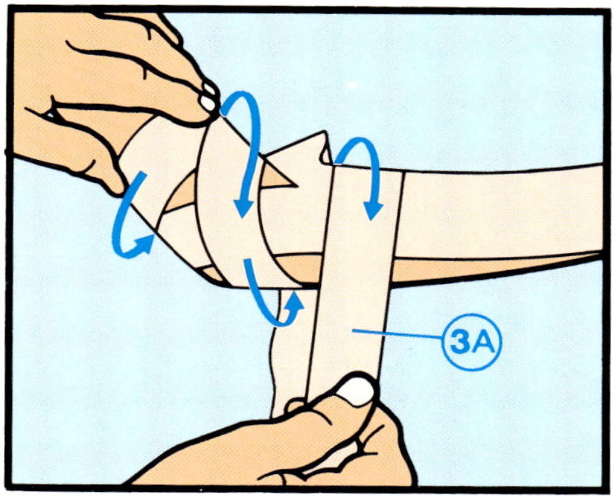

Der über den lateralen Epikondylus laufende Zügel (3A) umfaßt mit einer Zirkulärtour den Oberarm, läuft über die Ellenbeuge nach lateral und umfaßt den Unterarm mit zwei zirkulären Touren (3A).

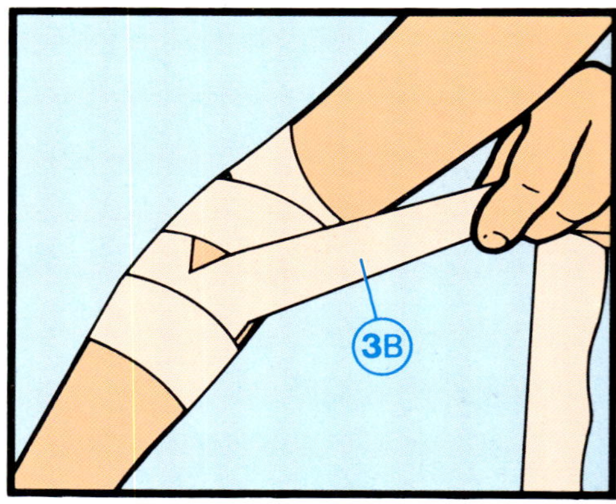

Der nach medial laufende Zügelschenkel (3B) zieht zur medialen Oberarmseite, …

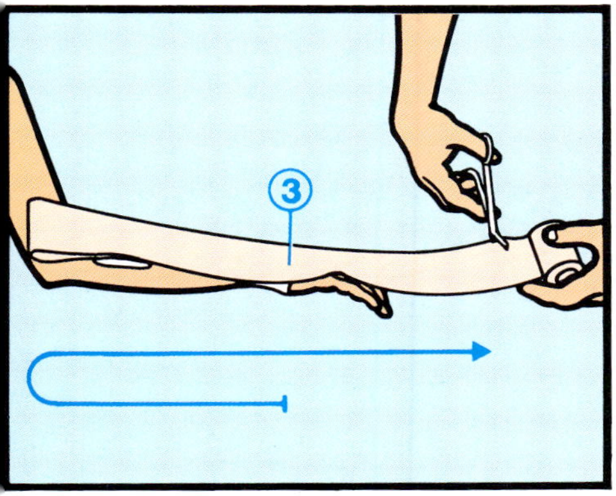

Der Zügel ③ wird abgemessen (ungedehnt bis zur Ellenbeuge und von dort nach distal bis etwa 10 cm über die Finger hinaus) und abgeschnitten.

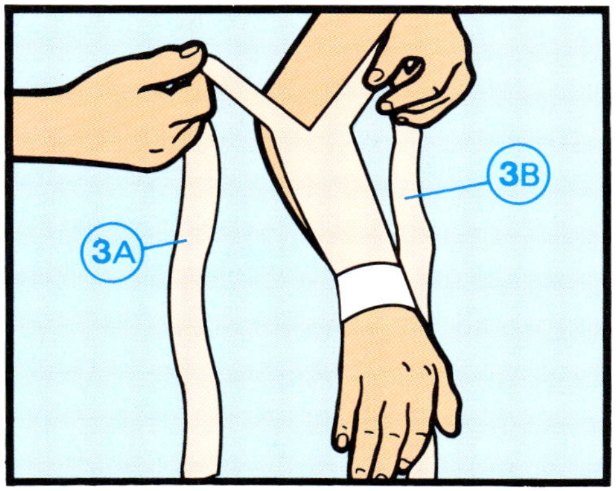

Das Zügelende schneidet man in der Mitte ein und reißt es bis zum proximalen Rand der Pelotte ein. Der laterale Teil Ⓐ bleibt seitlich des Oberarmes, der andere Teil Ⓑ läuft nach medial.

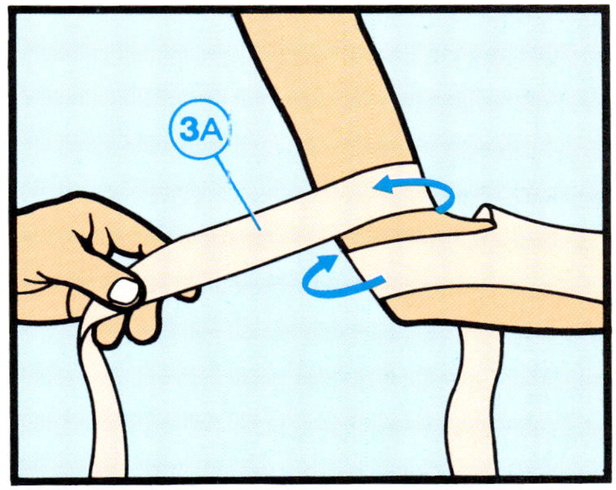

Unter Berücksichtigung der Handstellung (leichte Extension, radiale Abduktion) wird der Zügel Ⓐ stark nach proximal gezogen. Die Insertion des M. extensor carpi radialis brevis sollte exakt in der Mitte des Zügels Ⓐ liegen. Der Oberarm wird locker zirkulär umfaßt.

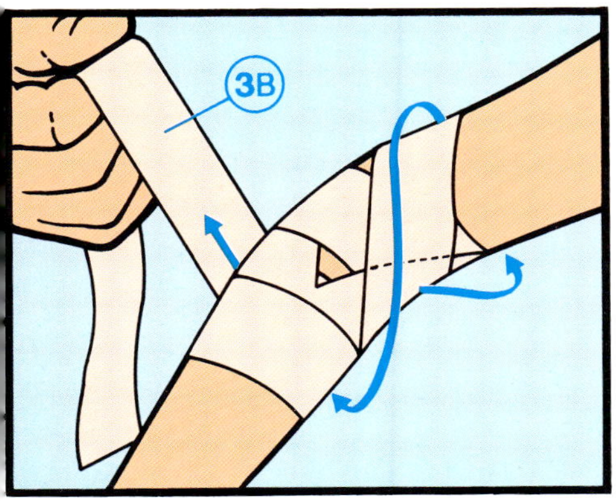

... läuft über den Oberarm distalwärts zur Ellenbeuge und von dort nach lateral.

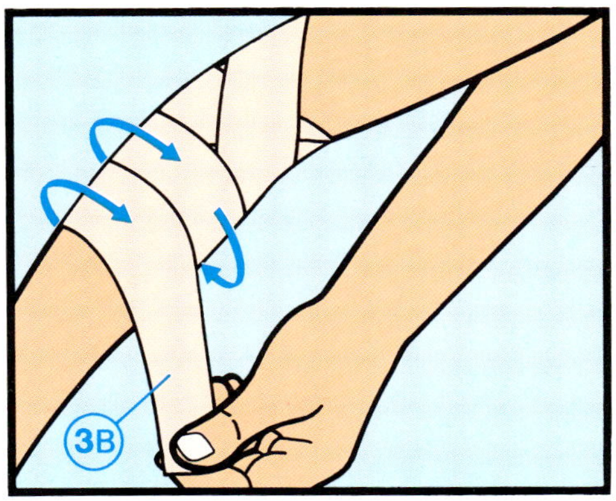

Je nach Stärke der Muskulatur ergeben sich zwei oder drei fortlaufende Zirkulärtouren Ⓑ nach distal.

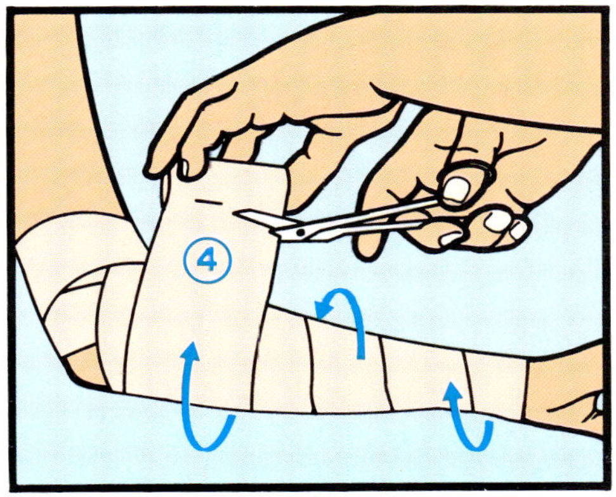

Der Unterarm wird von distal nach proximal mit zirkulären Touren aus elastischem Tape ④ bis zur Ellenbeuge verschalt. Das Ende wird mit ein oder zwei Streifen Tape fixiert.

Immobilisierender Ellenbogenverband

Indikationen
- Distorsionen und Kontusionen am Ellenbogengelenk
- Reizzustände des Kapsel-Band-Apparates
- Nach Gipsruhigstellung, z. B. bei Ellenbogenluxationen

Material
- Elastoplast, Acrylastic, Tricoplast } 6 oder 8 cm: 2,5 m
- Leukotape 3,75 cm: ca. 2 m
- Leukospray

Sonstige Hinweise
- Keine Kompression am Oberarm
- Verband in leichter Supinationsstellung des Oberarmes anlegen

Liegedauer
6–8 Tage

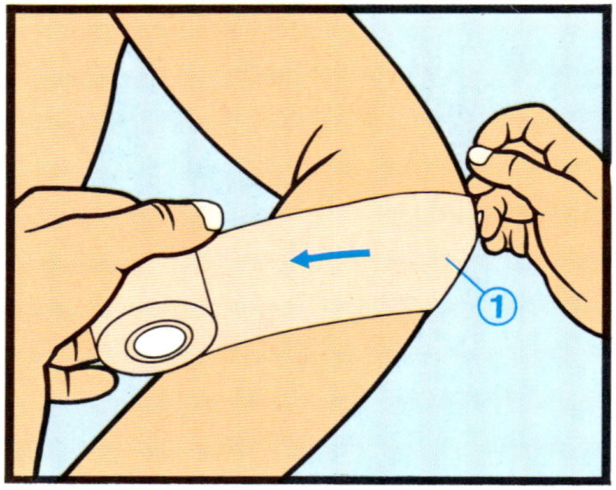

Bei 90° gebeugtem Ellenbogen und Neutral-Null-Stellung im Handgelenk beginnt die erste Tour in Pfeilrichtung über dem Olekranon nach distal.

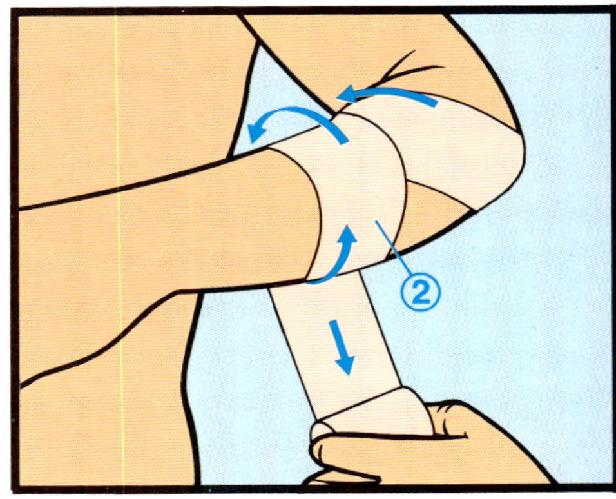

Der Unterarm wird mit der Zirkulärtour ② umschlungen.

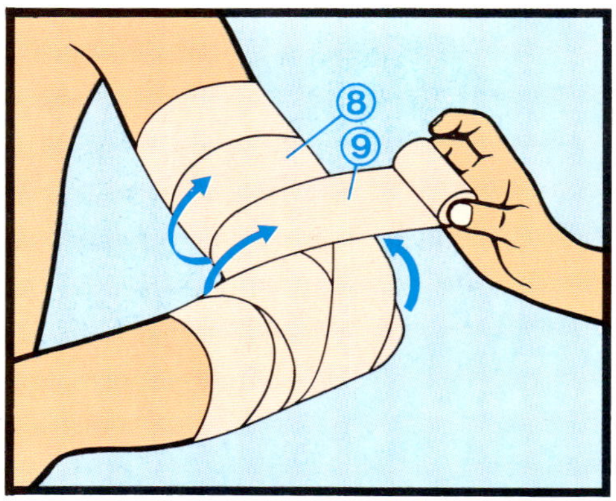

Der Oberarm wird mit Tour ⑧ in Pfeilrichtung umschlungen. Tour ⑨ läuft durch die Ellenbeuge und endet auf der ulnaren Seite des Ellenbogens.

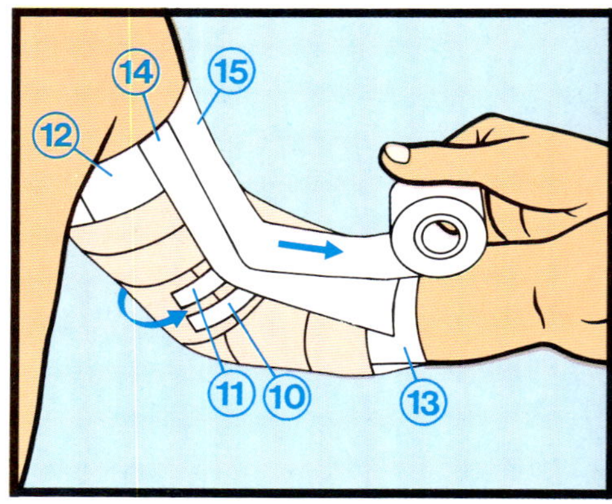

⑨ wird mit ⑩ und ⑪ fixiert. Die Anker ⑫ und ⑬ laufen semizirkulär über den Ober- bzw. Unterarm. Von ⑫ zu ⑬ ziehen die Zügel ⑭ und ⑮ aus Leukotape über die Ellenbeuge.

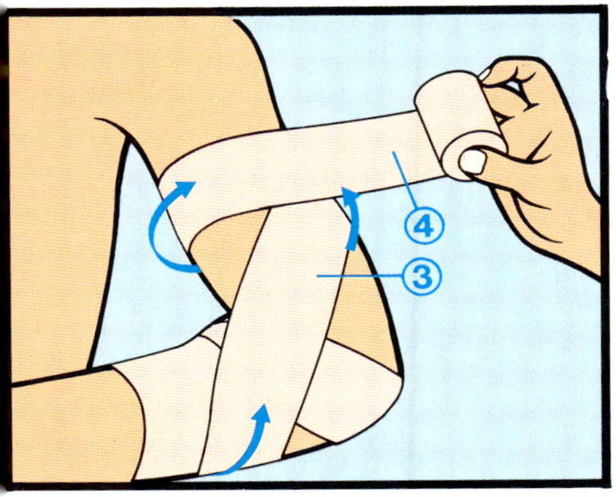

Eine aufsteigende Tour ③ läuft über die radiale Ellenbogenseite.

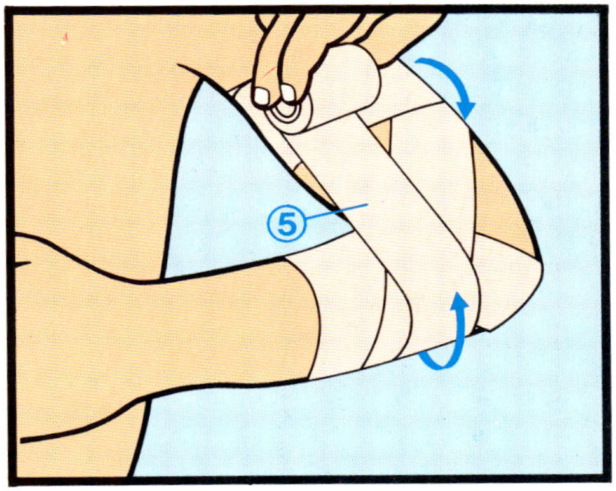

Die Binde zieht nach distal über die mediale Seite des Oberarmes zur ulnaren Seite des Unterarmes und läuft als Tour ⑤ wieder zur radialen Seite des Unterarmes.

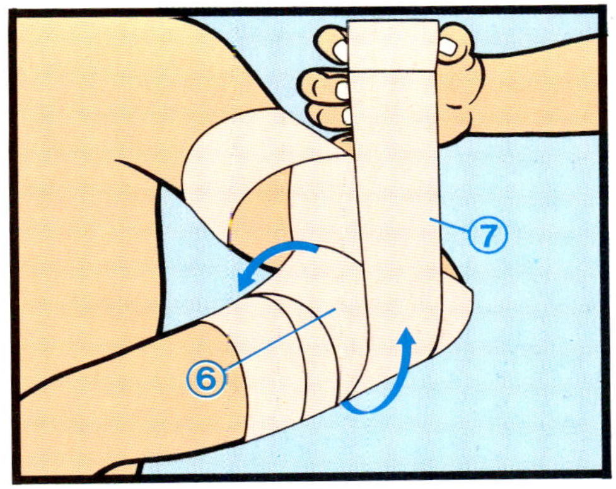

Tour ⑥ verläuft versetzt nach proximal über den Unterarm, umfaßt den Ellenbogen auf der radialen Seite und führt aufsteigend als Tour ⑦ zum Oberarm.

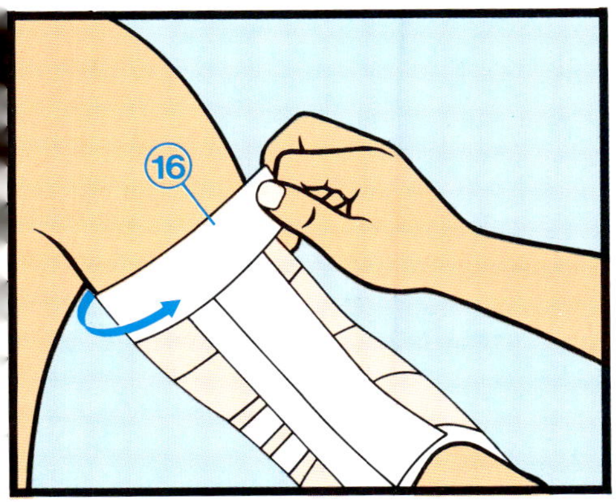

Die proximalen Enden werden mit dem semizirkulären Fixierstreifen ⑯ befestigt.

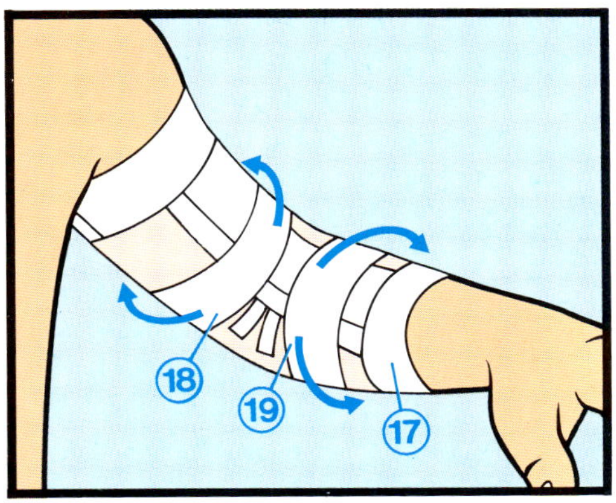

Das distale Ende wird mit dem semizirkulären Fixierstreifen ⑰ befestigt. Zwei weitere Fixiertouren umfassen in Pfeilrichtung den Oberarm ⑱ sowie den Unterarm ⑲ und fixieren die beiden längsverlaufenden unelastischen Zügel.

Verletzungen im Bereich des Schultergelenks

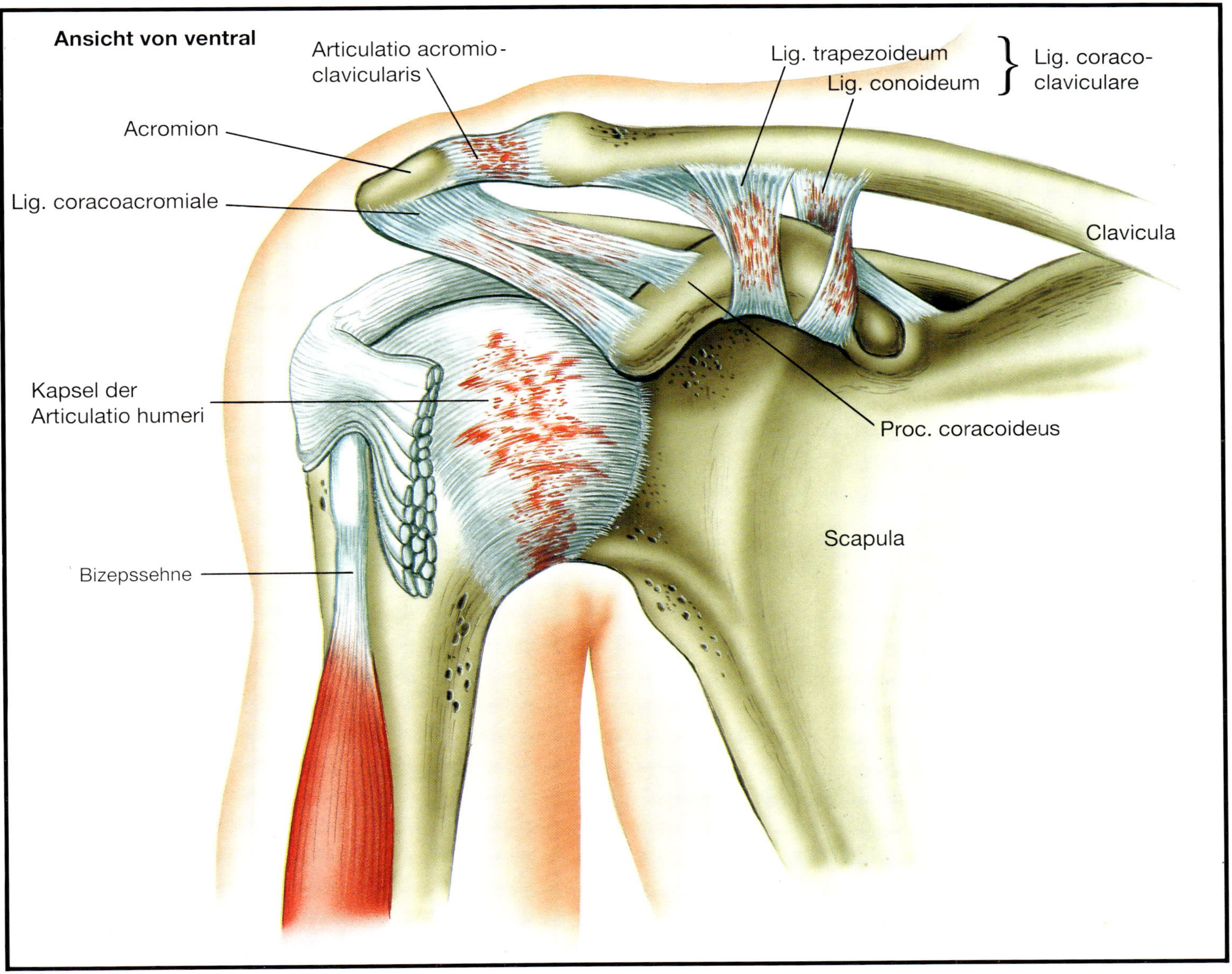

Übersicht der Verbände an der Schulter

Verbandart		Verband zur Rotationseinschränkung	
Beschrieben auf Seite	Belastungsgruppe	Seite 168	III
Funktion des Verbandes		Einschränkung der Außen- und Innenrotation des Schultergelenkes Behindert alle Funktionsebenen (Abduktion, Anteversion, Elevation)	
Indikationen		Reizzustände an der Rotarorenmanschette Infraspinatus- und Supraspinatussyndrom Überdehnungen und Zerrungen des Kapsel-Band-Apparates Reizzustände bei der Bizepssehne Kapselzerrungen am Schultergelenk	
Kontraindikationen		Alle Frakturen, Luxationen Komplette Bandrupturen Abriß des Tuberculum majus humeri Akromioklavikulargelenksprengungen Frakturen und Fissuren der Klavikula	
Material		Elastoplast oder Acrylastic } 8 oder 6 cm: ca. 1,5 Rollen Leukotape 3,75 cm: ca. 3 m, 5 cm: ca. 1 m Leukospray	
Sonstige Hinweise		Haut gut mit Leukospray einsprühen, Haut muß trocken sein Auf Hautreaktionen achten	
Liegedauer/Kontrolle		4–6 Tage	

Kompletter Schulterverband		Entlastungsverband für das Akromioklavikulargelenk		Kompressionsverband für das Akromioklavikulargelenk	
Seite 170	III	Seite 172	III	Seite 174	III
Stabilisierung des Schulter- und Schultereckgelenkes, des Schulterblattes sowie des Sternoklavikulargelenkes Schränkt alle Funktionen des Schultergelenkes ein, v. a. die Abduktion		Starke Kompression des AC-Gelenkes, das Akromium wird von dorsal nach ventral verlagert Die Abduktion wird ab 60° eingeschränkt und auf ca. 90° begrenzt Innen- und Außenrotation werden nur geringfügig eingeschränkt		Durch das Eigengewicht des Armes starke Kompression auf das AC-Gelenk Abduktions- und Rotationseinschränkung im Schultergelenk	
Zerrungen und kleine Einrisse – der Gelenkkapsel – der Bänder des AC-Gelenkes Supraspinatus- und Infraspinatussyndrom Reizzustände der Bizepssehne und der Rotatorenmanschette Fissuren des Tuberculum majus humeri		Zerrungen, Überdehnungen, Einrisse und Teilrupturen der Gelenkkapsel und der Bänder des AC-Gelenkes Tossy I (Tossy II)		Überdehnungen, Zerrungen, Teileinrisse, Teilrupturen des Bandapparates am AC-Gelenk Primärversorgung bis zur klinischen Versorgung bei Sprengung des AC-Gelenkes	
Frakturen – des Oberarmes – des Humeruskopfes – des Tuberculum majus humeri Frische Luxationen Schultereckgelenksprengungen		Alle Frakturen Komplexe Zerreißung des Schultereckgelenkes Muskelabrisse Entzündliche Reaktionen des Schultergelenkes Periarteriitis humeroscapularis, Schultersteife		Frakturen und Luxationen des Schultergelenkes Entzündliche Zustände im Bereich des Schultergelenkes Nervale Störungen im Bereich des Armes	
Elastoplast oder Acrylastic } 10 cm: 1–1,5 m Leukotape 3,75 cm: ca. 5 m Fixomull stretch 10 cm: 1–2 m Leukospray		Elastoplast oder Acrylastic } 8–10 cm: 2,5 m Leukotape 3,75 cm: ca. 5 m evtl. Fixomull stretch 10 cm: 1–2 m Artifoam, Leukospray		Elastoplast oder Acrylastic } 8 cm: 2,5 m 1,5–2 Rollen Leukotape 3,75 cm: ca. 2 m Artifoam, Leukospray	
Keine Zirkulärtouren mit Leukotape am Oberarm Keine Kompression am Oberarm Auf schmerzfreie Gelenkstellung und Hautreaktionen achten		Bei frischen Verletzungen des AC-Gelenkes auf Hämatombildung am Oberarm achten Mamille nicht bekleben, ggf. abdecken Bei starker Hautreaktion Verband entfernen		Besonders auf nervale Störungen des Armes achten Verband darf nicht über Nacht angelegt bleiben	
6–8 Tage		2–4 Tage		1–8 Stunden (!)	

Verband zur Fixierung des Schultergelenkes (Einschränkung der Rotation)

Indikationen
- Reizzustände an der Rotatorenmanschette
- Infraspinatus- und Supraspinatussyndrom
- Überdehnungen und Zerrungen des Kapsel-Band-Apparates
- Reizzustände an der Bizepssehne
- Kapselzerrungen am Schultereckgelenk

Material
- Elastoplast oder Acrylastic 8 oder 6 cm: ca. 1,5 Rollen
- Leukotape 3,75 cm: ca. 3 m
- Leukotape 5 cm: ca. 1 m
- Leukospray

Sonstige Hinweise
- Haut gut mit Leukospray einsprühen; Haut muß trocken sein
- Auf Hautreaktionen achten

Liegedauer
4–6 Tage

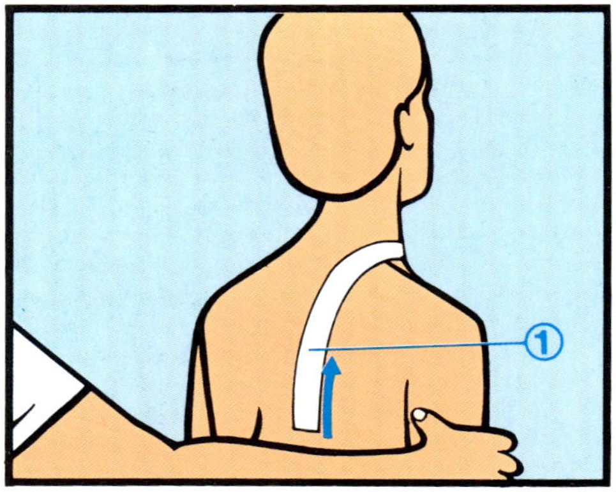

Der Anker ① verläuft in Pfeilrichtung paravertebral vom unteren Schulterblattwinkel bis zur Klavikula.

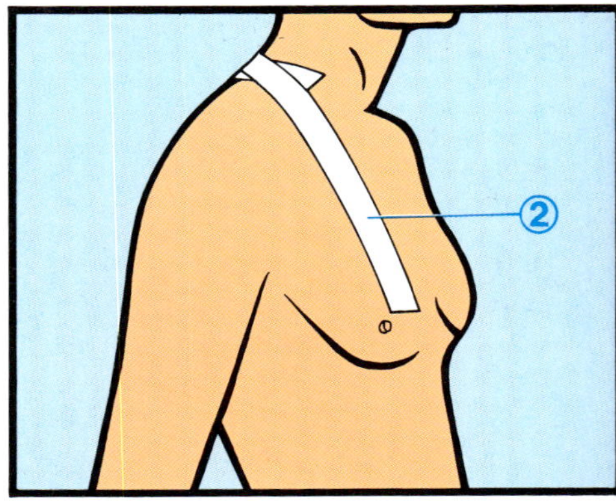

Der Anker ② verläuft über das Sternum von kaudal nach kranial.

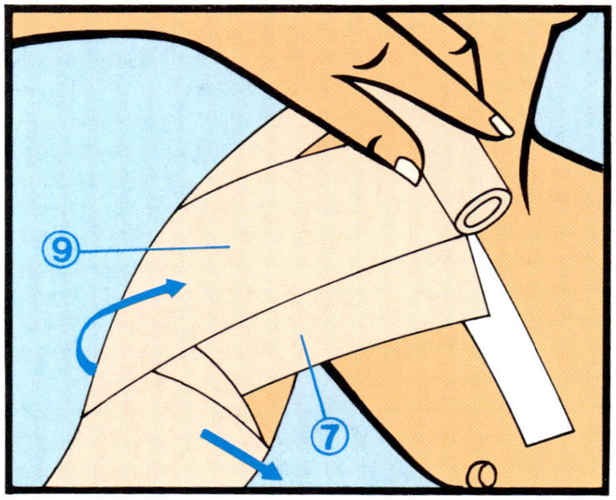

Die in Kornähren angelegten Zügel, wie hier ⑨, werden mehrmals wiederholt.

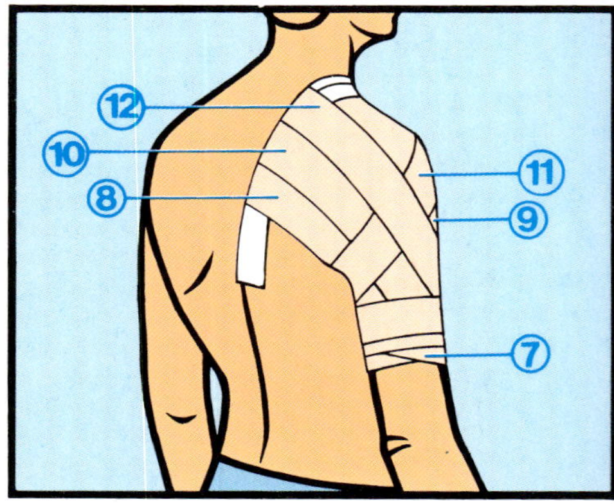

Die Zügel ⑦–⑫ decken die gesamte Schulterregion kornährenförmig ab.

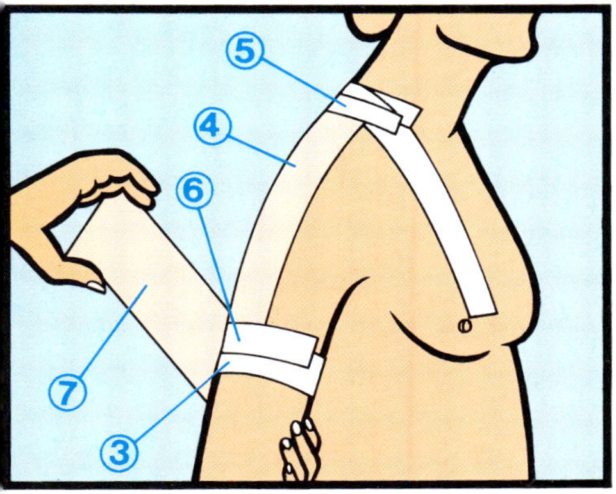

Anker ③ zieht semizirkulär über die Oberarmmitte. Zügel ④ aus 8 cm breiter elastischer Klebebinde verläuft exakt über den M. deltoideus und wird mit den Streifen ⑤ und ⑥ fixiert. Zügel ⑦ umfaßt den Oberarm von der dorsalen Seite.

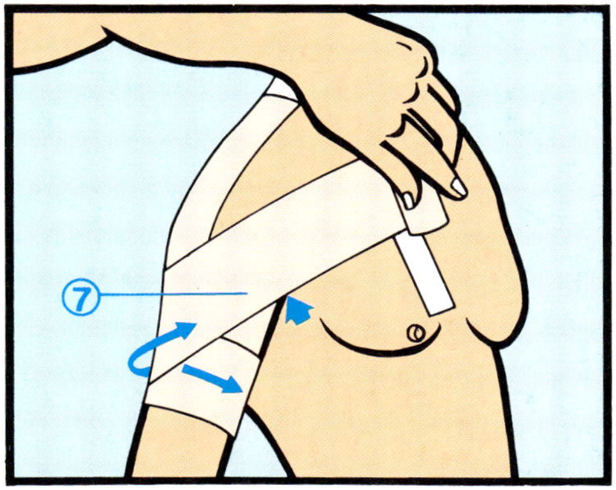

Der Zügel ⑦ korrigiert die Außenrotationsstellung des Schultergelenkes, umfaßt dies lateral und führt zum Anker ②. Der distale Rand des Zügels deckt sich mit der ventralen Achselfalte (Pfeil).

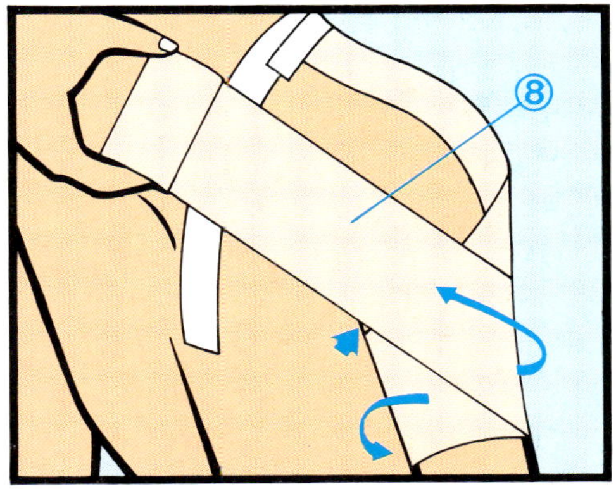

Analog zu Zügel ⑦ umfaßt der Zügel ⑧ den Oberarm von der ventralen Seite und verläuft zum Anker ①; der distale Rand des Zügels deckt sich mit der dorsalen Achselfalte (Pfeil).

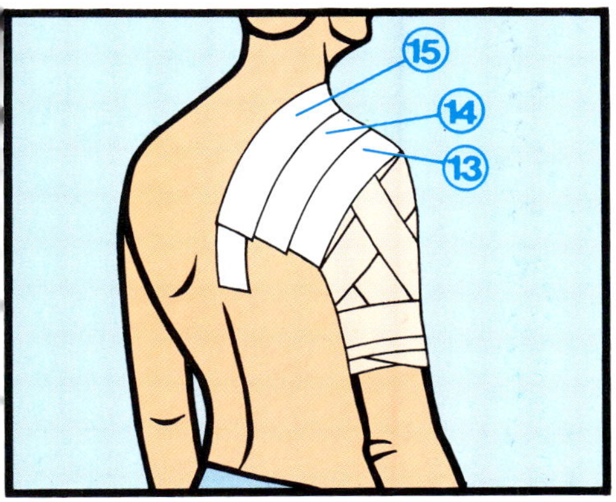

Mit 5 cm breiten Leukotape-Streifen ⑬–⑮ werden die Enden der Zügel verschalt.

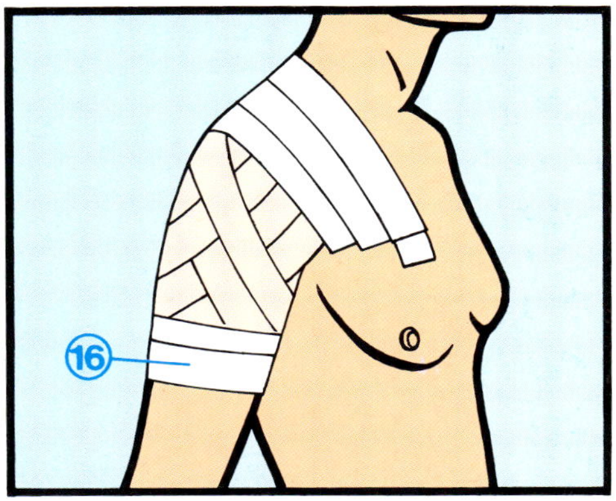

Mit dem Streifen ⑯ wird der Oberarm semizirkulär verschalt.

Kompletter Schulterverband

Indikationen
- Zerrungen und kleine Einrisse der Gelenkkapsel bzw. der Bänder des AC-Gelenkes
- Supraspinatus- und Infraspinatussyndrom
- Reizzustände der Bizepssehne sowie der Rotatorenmanschette
- Fissuren des Tuberculum majus humeri

Material
- Elastoplast oder Acrylastic 10 cm: 1–1,5 m
- Leukotape 3,75 cm: ca. 5 m
- Fixomull stretch 10 cm: 1–2 m
- Leukospray

Sonstige Hinweise
- Keine Zirkulärtouren mit Leukotape am Oberarm
- Keine Kompression am Oberarm
- Auf schmerzfreie Gelenkstellung achten

Liegedauer
6–8 Tage

Verbandtechnik

Bild 1:
Semizirkuläre Abdeckung mit Fixomull stretch (10 cm breit) als Hautschutz für die Verankerung. Anker ① zieht in Pfeilrichtung semizirkulär von dorsal nach ventral über die Abdeckung.

Bild 2:
Der 10 cm breite Elastoplast-Zügel ② läuft von der dorsalen Seite der Verankerung über das Schulterblatt über das AC-Gelenk auf die ventrale Seite.

Bild 3:
Der ventrale Teil des Zügels ② wird ca. 30 cm eingeschnitten und die Mamille mit dem geschlitzten Schenkel ②a lateral und mit ②b medial umfaßt. Dieser Zügel wird unter maximaler Dehnung angelegt.

Bild 4:
Die ventralen sowie dorsalen Enden werden mit dem Streifen ③ fixiert.

Bild 5:
Der Anker ④ wird semizirkulär über die Mitte des Oberarmes gelegt. Der Zügel ⑤ läuft in Pfeilrichtung über das Schulterblatt und den Ansatzpunkt des M.deltoideus zum Anker ④, der Zügel ⑥ in Pfeilrichtung analog zum Zügel ⑤ auf der ventralen Seite.

Bild 6:
Die in breiten Kornähren angelegten Zügel ⑦–⑬ laufen von dorsal und ventral auf das Gelenk zu. Die Streifen ⑭ und ⑮ decken die Enden am Oberarm ab. Die Touren ⑭ und ⑮ als semizirkuläre Verschalung anlegen.

Bild 7:
Der Tapezügel ⑯ fixiert die Zügel ⑤–⑬ über dem Schultergelenk.

Bild 8:
Die Enden der Zügel ⑫–⑬ werden mit der Verschalungstour ⑰ fixiert.

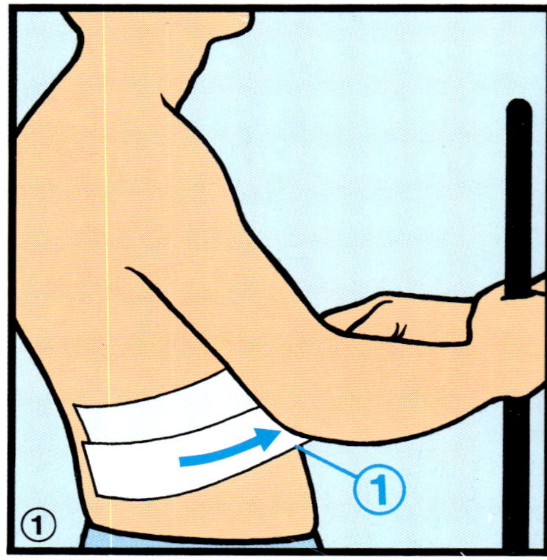

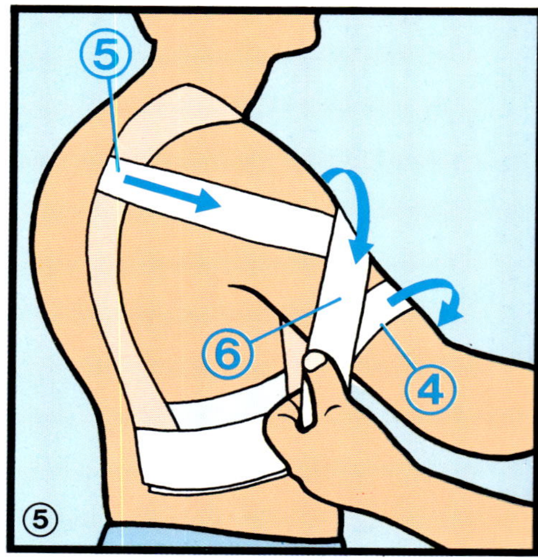

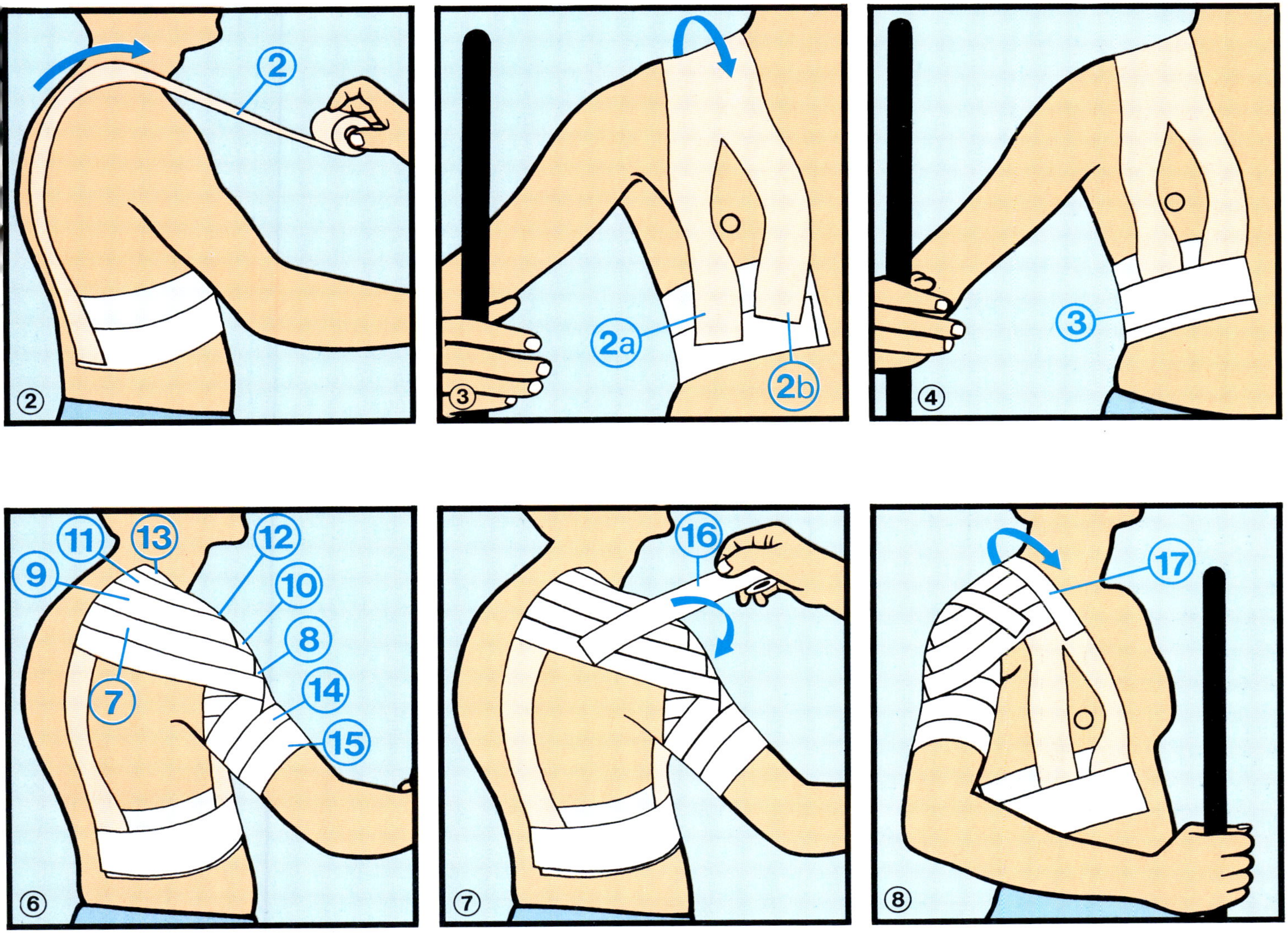

2
②
2a
2b
③
3
④
11
13
12
9
10
8
7
14
15
⑥
16
⑦
17
⑧

Entlastungsverband für das Akromioklavikulargelenk

Indikationen
- Zerrungen, Überdehnungen, Einrisse sowie Teilrupturen der Gelenkkapsel und der Bänder des AC-Gelenkes
- Tossy I (Tossy II)

Material
- Elastoplast oder Acrylastic 8 oder 10 cm: 2,5 m
- Leukotape 3,75 cm: ca. 5 m
- Evtl. Fixomull stretch 10 cm: 1–2 m
- Artifoam
- Leukospray

Sonstige Hinweise
- Bei frischen Verletzungen des AC-Gelenkes auf Hämatombildung am Oberarm achten
- Mamille nicht bekleben, ggf. abdecken
- Bei starker Hautreaktion Verband entfernen

Liegedauer
2–4 Tage

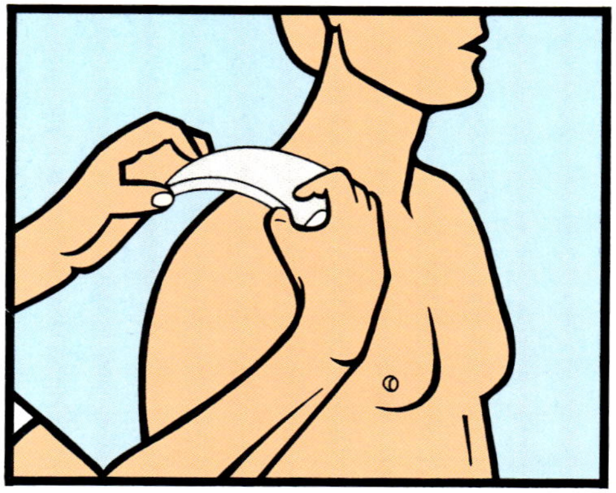

Ein Polsterstück aus 2–3 Schichten Artifoam wird über das AC-Gelenk gelegt.

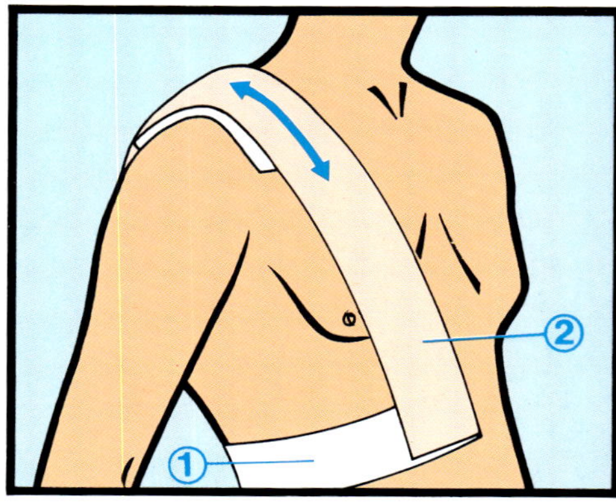

Anker ① zieht über dem unteren Rippenbogen von dorsal semizirkulär nach ventral. Zügel ② aus 8 oder 10 cm breitem Elastoplast bzw. Acrylastic verläuft von dorsal über das AC-Gelenk nach ventral.

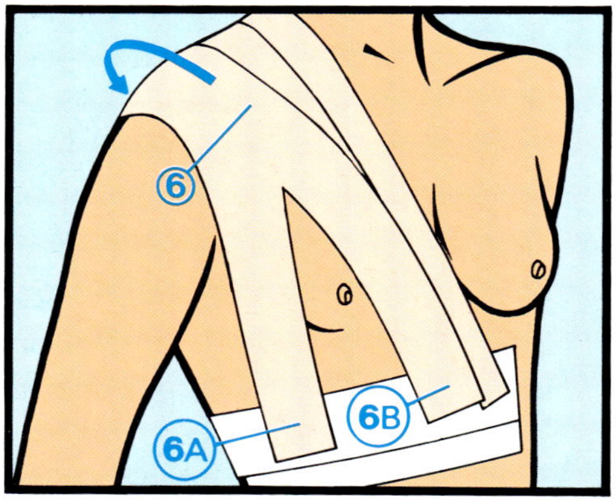

Der dritte Zügel ⑥ wird auf der Ventralseite ca. 30–40 cm eingeschnitten. Die geschlitzten Enden 6A und 6B lassen die Mammille frei und werden auf dem Fixierstreifen ⑤ befestigt. Der Zügel ⑥ wird mit kräftigem Zug über das AC-Gelenk zum dorsalen Teil des Fixierstreifens ⑤ geführt.

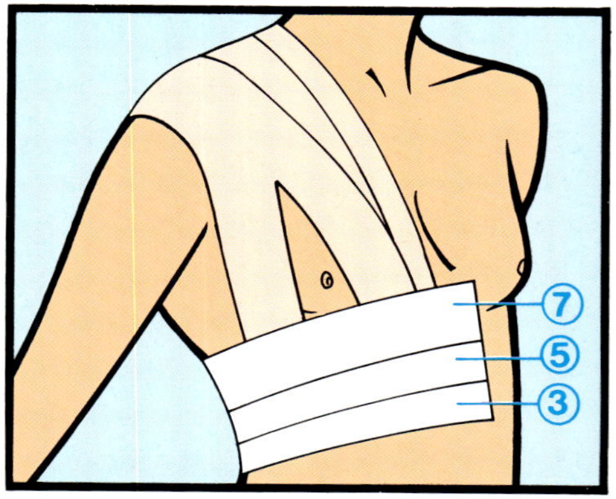

Mit dem Fixierstreifen ⑦ werden die Enden dorsal sowie ventral befestigt.

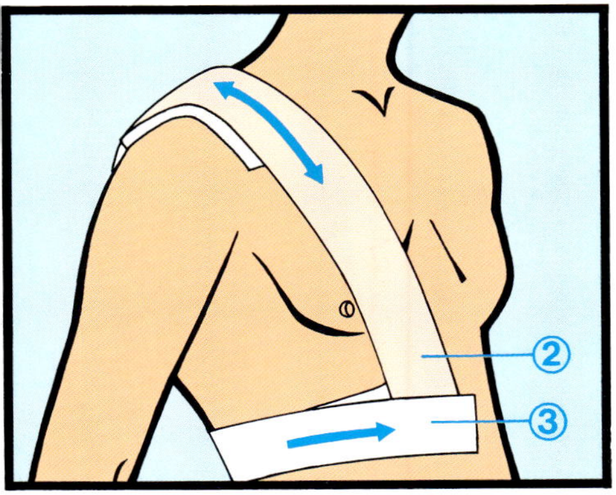

Die Enden des Zügels ② werden mit einem Fixierstreifen ③ in Pfeilrichtung befestigt.

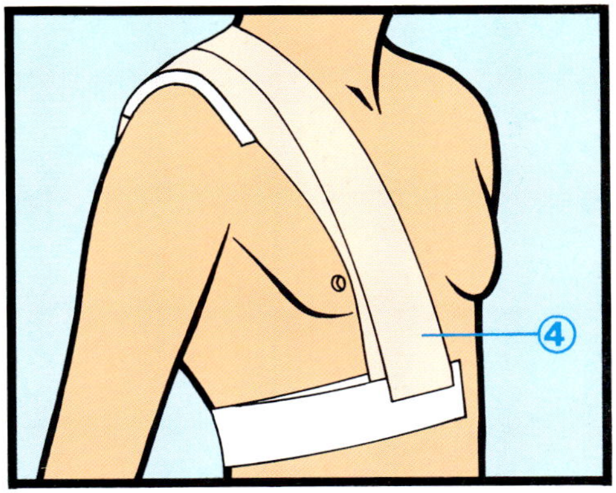

Der zweite Zügel ④ verläuft analog zum ersten Zügel nach medial versetzt.

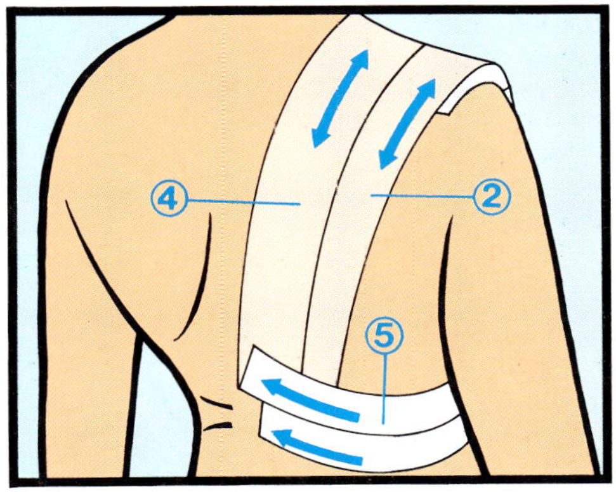

Zügel ④ zieht dann auf der dorsalen Seite über den medialen Schulterblattrand. Mit dem Fixierstreifen ⑤ werden die Enden auf dem Anker ① fixiert.

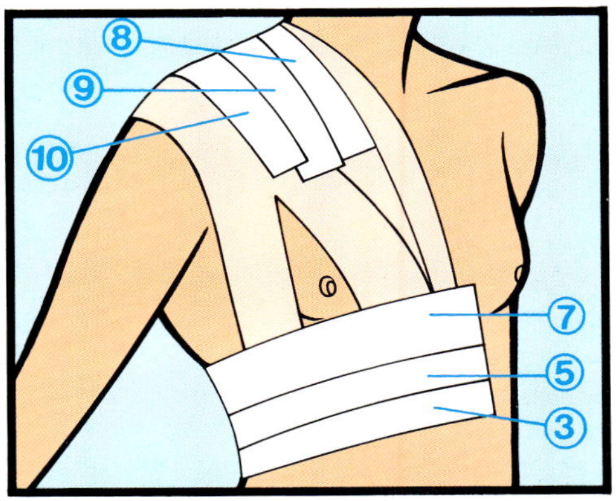

Mit den kurzen Zügeln ⑧, ⑨ und ⑩ wird die Klavikula fixiert.

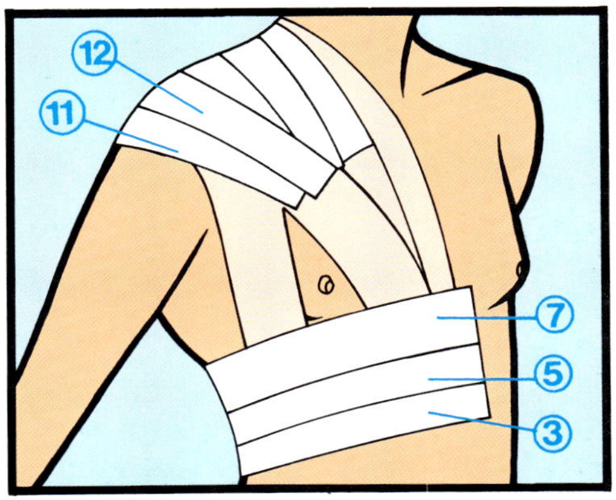

Die Zügel ⑪ und ⑫, ebenfalls aus 5 cm breitem Leukotape, verlaufen über das Schultergelenk und fixieren die Abduktion.

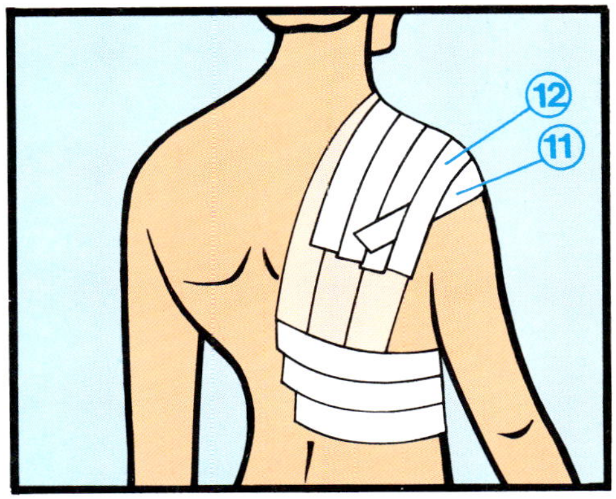

Auf der dorsalen Seite kreuzen sich die Zügel ⑪ und ⑫.

Kompressionsverband für das Akromioklavikulargelenk

Indikationen

- Überdehnungen, Zerrungen, Teileinrisse und Teilrupturen des Bandapparates am AC-Gelenk
- Primärversorgung bis zur klinischen Versorgung bei Sprengung des AC-Gelenkes

Material

- Elastoplast oder Acrylastic 8 cm: 2,5 m
- Leukotape 3,75 cm: ca. 2 m
- Artifoam
- Leukospray

Sonstige Hinweise

- Besonders auf nervale Störungen des Armes achten
- Verband darf nicht über Nacht angelegt bleiben

Liegedauer

1–8 Stunden (!)

Verbandtechnik

Bild 1:
Mit einer 8 cm breiten elastischen Klebebinde ① wird der Unterarm im proximalen Drittel von ulnar nach radial umfaßt.
Die Polsterung aus Artifoam für das AC-Gelenk mit Leukospray auf der Haut befestigen.

Bild 2:
Die Tour ② umfaßt den Unterarm in Ellenbogennähe, verläuft als Tour ③ aufsteigend in Pfeilrichtung unter starkem Zug bis zum AC-Gelenk und auf der Rückseite des Oberarmes wieder zurück bis zum Ellenbogengelenk.

Bild 3:
Die Tour ④ hat dieselbe Verlaufsrichtung wie ③, nur nach lateral versetzt. Mit dem Ende der Tour ④ wird der Ellenbogen von radial nach medial umschlungen.

Bild 4:
Mit schwachem Zug wird der Oberarm mit Tour ⑤ und ⑥ umwickelt.

Bild 5:
An der medialen Oberarmseite sowie auf der gegenüberliegenden Schulter werden zwei Anker ⑧ und ⑨ gelegt. Ein 8 cm breiter Elastoplast-Zügel ⑩ wird am Anker fixiert ⑪.

Bild 6:
Der auf der medialen Oberarmseite angelegte Zügel ⑩ läuft über den Ellenbogen und die laterale Oberarmseite über das AC-Gelenk, über die dorsale Seite des Schultergelenkes auf den Anker ⑨ und wird mit den Fixierstreifen ⑫ und ⑬ befestigt. Zur Fixierung am Oberarm wird dieser Zügel mit den beiden Streifen ⑭ und ⑮ semizirkulär befestigt.

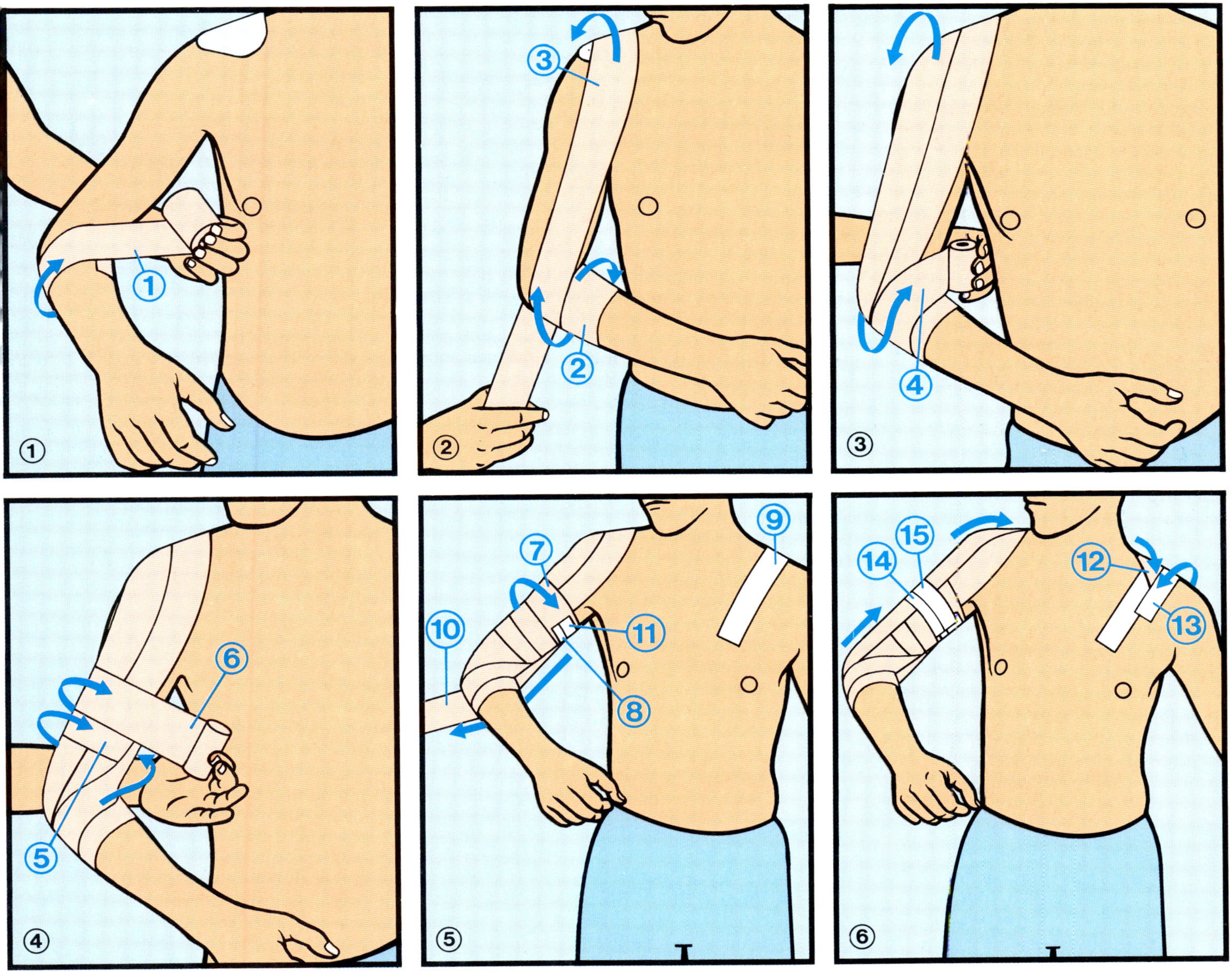

①
②
③
④
⑤
⑥
1
2
3
4
5
6
7
8
9
10
11
12
13
14
15

Verletzungen im Bereich der Rückenmuskulatur

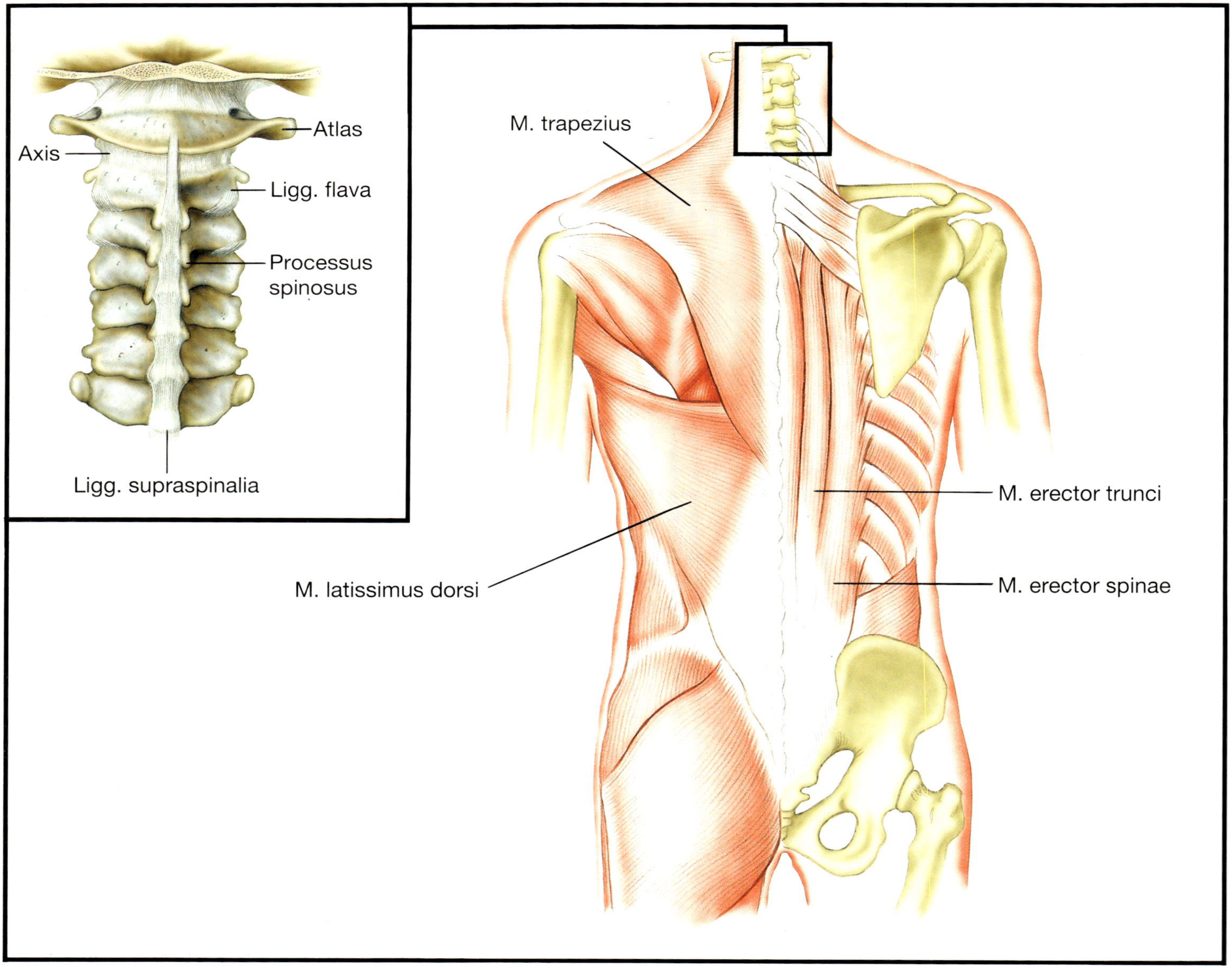

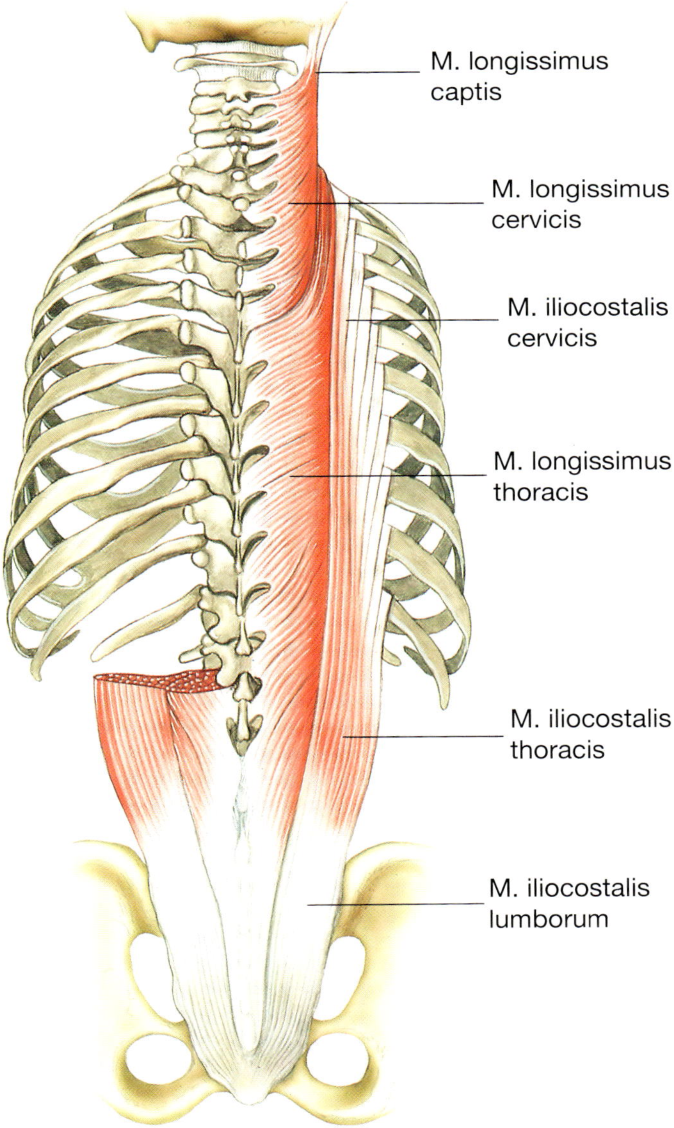
M. longissimus captis
M. longissimus cervicis
M. iliocostalis cervicis
M. longissimus thoracis
M. iliocostalis thoracis
M. iliocostalis lumborum

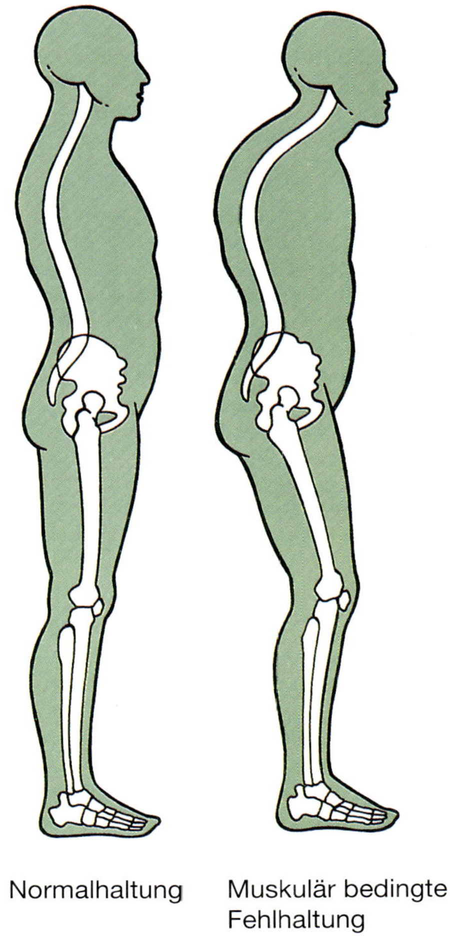
Normalhaltung
Muskulär bedingte Fehlhaltung

Übersicht der Verbände an Hals und Thorax

Verbandart		**Verband zur Fixierung der Halswirbelsäule**	
Beschrieben auf Seite	Belastungs-gruppe	Seite 181	III
Funktion des Verbandes		Einschränkung aller Funktionen der HWS, v. a. Seitneigung, Rotation und Aufrichten Stabilisierung der oberen BWS Fixierung der Schulterblätter	
Indikationen		Akutes Peitschensyndrom bzw. Auswirkungen eines Schleudertraumas Reizzustände der Bandverbindungen der HWS Blockierungen der HWS	
Kontraindikationen		Schweres Schleudertrauma Akuter Tortikollis Akutes Zervikalsyndrom mit nervaler Störung	
Material		Leukotape 3,75 cm: ca. 10 m Leukospray	
Sonstige Hinweise		Nicht zu weit ventral an den Hals tapen Bei Störungen der Schilddrüsenfunktion Verband sofort abnehmen	
Liegedauer/Kontrolle		2–4 Tage	

Halswirbelsäulenschale (modifizierte Schanzsche Krawatte)	**Stabilisierender Verband an der Lendenwirbelsäule**	**Semicingulum**
Seite 182 — III	Seite 184 — III	Seite 186 — II
Entlastet den Kopf Stabilisiert die HWS in allen Bewegungsrichtungen Fixiert die Schulterblätter	Stabilisierung der Lendenwirbelsäule, v. a. bei Seitneigung und Torsion Entlastet die Rückenstreckmuskulatur Richtet den Rücken auf	Entlastet und fixiert die Rippen semizirkulär Stabilisiert die Rippenzwischenräume Entlastet die Interkostalmuskulatur Wirkt leicht komprimierend
Schleudertrauma Akute entzündliche Reize an der HWS Akuter Tortikollis Schulter-Arm-Syndrom mit nervaler Störung Insuffizienz der Schulter-Nacken-Muskulatur	Schmerzzustände im Bereich der LWS mit Ausweichskoliose, akuter Lumbago bzw. Lumbalgie Zerrungen des M. erector spinae Insuffizienz der Rumpfmuskulatur Überbelastungsbeschwerden der – Mm. intertransversarii – Mm. interspinales – Mm. rotatores	Rippenprellungen Rippenfissuren Reizzustände der Interkostalmuskulatur Kontusion einer Thoraxhälfte
Schilddrüsenbeschwerden Durchblutungsstörungen im Kopfbereich Zervikalmigräne Schwellungen des Halses bzw. Nackens	Alle frischen Traumen an der LWS Massive Hämatome um die LWS	Rippenfrakturen Nicht abgeklärte Beschwerden im Interkostalbereich
Artiflex 10 cm und 6 cm oder Artifoam: je 3 m Leukotape 3,75 cm: ca. 10 m Leukospray	Elastoplast oder Acrylastic 8 cm: 2,5 m Leukotape 3,75 cm: 10–12 m Artifoam, Leukospray	Fixomull stretch 20 cm: 1–1,2 m Leukotape 5 cm: 5–6 m Leukospray
Auf schmerzfreie Funktionsstellung des Kopfes und der HWS achten Keine Zirkulärtouren um den Hals! Bei Atemnot Verband sofort entfernen!	Auf schmerzfreie Stellung achten Kopf und HWS während des gesamten Anlegens in Neutral-Null-Stellung Verband nicht zu weit nach ventral anlegen, da sonst die Bauchatmung eingeschränkt wird	Bei Neigung zu Hyperventilation Atmung während des Verbandanlegens beobachten Verband im Stehen anlegen, Arme leicht angewinkelt Bei starker Hautreaktion Verband sofort entfernen
Maximal 4 Tage	2–3 Tage	Maximal 8 Tage

Übersicht der Verbände an Hals und Thorax

Verbandart		Kontralaterale Haltungskorrektur		Homolaterale Haltungskorrektur	
Beschrieben auf Seite	Belastungs-gruppe	Seite 187	II	Seite 188	II
Funktion des Verbandes		Aktivierung der insuffizienten Rückenmuskulatur durch Haltungskorrektur Verbesserung der Propriozeption durch starken Haltungsreiz		Aktivierung der insuffizienten Rückenmuskulatur durch Haltungskorrektur Verbesserung der Propriozeption durch starken Haltungsreiz	
Indikationen		Muskuläre Insuffizienz der Rumpf-, im speziellen der Rückenmuskulatur Haltungsschäden Überlastungsbeschwerden, insbesondere infolge einseitiger Beanspruchung		Muskuläre Insuffizienz der Rumpf-, im speziellen der Rückenmuskulatur Haltungsschäden Überlastungsbeschwerden, insbesondere infolge einseitiger Beanspruchung	
Kontraindikationen		Morbus Bechterew Rippenfrakturen, -prellungen, -fissuren Alle frischen Traumen der Wirbelsäule Interkostalneuralgie		Morbus Bechterew Rippenfrakturen, -prellungen, -fissuren Alle frischen Traumen der Wirbelsäule Interkostalneuralgie	
Material		Elastoplast oder Acrylastic 6–10 cm: ca. 2,5 m Fixomull stretch ca. 10 cm breit, ca. 2 m lang Leukospray		Elastoplast oder Acrylastic 6–10 cm: ca. 2,5 m Fixomull stretch ca. 10 cm breit, ca. 2 m lang Leukospray	
Sonstige Hinweise		Intensive physikalische Therapie, speziell Rückenschule Der Verband wird grundsätzlich im Stehen unter Berücksichtigung der physiologischen Kopfhaltung angelegt		Intensive physikalische Therapie, speziell Rückenschule Der Verband wird grundsätzlich im Stehen unter Berücksichtigung der physiologischen Kopfhaltung angelegt	
Liegedauer/Kontrolle		Wechsel nach 1–4 Tagen		Wechsel nach 1–4 Tagen	

Verband zur Fixierung der Halswirbelsäule

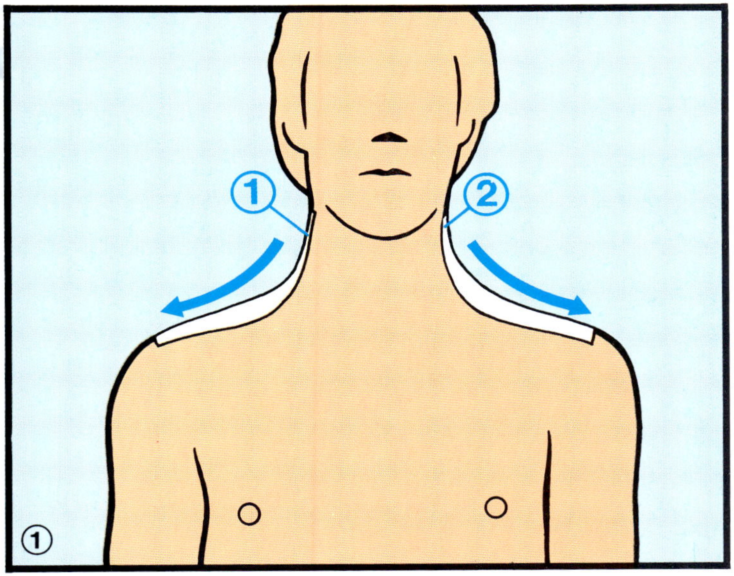

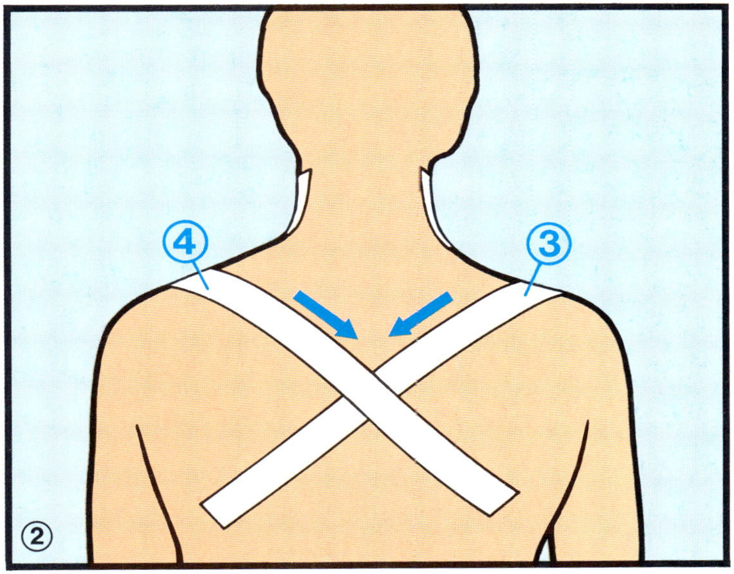

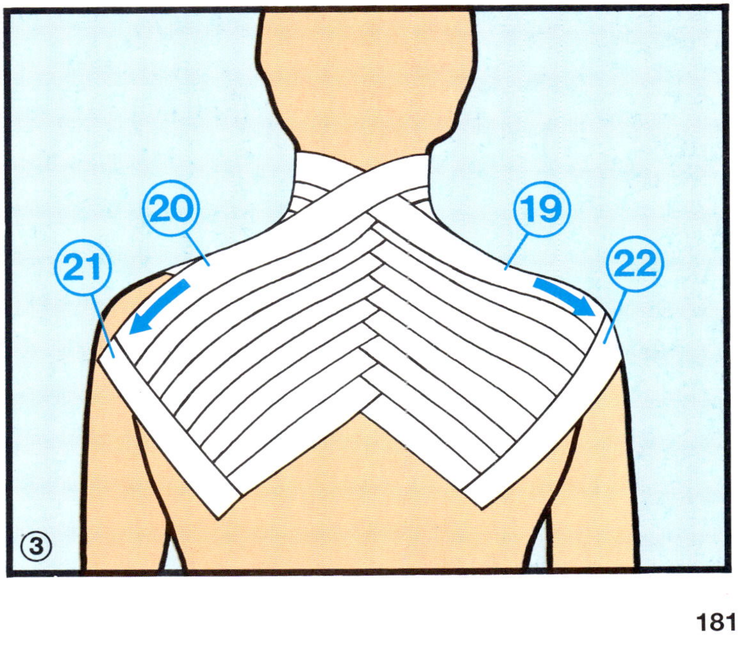

Indikationen
- Akutes Peitschensyndrom bzw. Auswirkungen eines Schleudertraumas
- Reizzustände der Bandverbindungen der HWS
- Blockierungen der HWS

Material
- Leukotape 3,75 cm: 10 m
- Leukospray

Sonstige Hinweise
- Nicht zu weit ventral an den Hals tapen
- Bei Schilddrüsenfunktionsstörungen Verband sofort abnehmen

Liegedauer
2–4 Tage

Verbandtechnik

Bild 1:
Die Anker ① und ② werden vom Proc. mastoideus bis zum AC-Gelenk gezogen.

Bild 2:
Von den Verankerungen ① und ② laufen dorsal die Zügel ③ und ④ etwa bis zum unteren Schulterblattwinkel.

Bild 3:
Diese Zügel werden paarweise ca. zehnmal wiederholt und enden mit ⑲ und ⑳ kranial am Proc. mastoideus, kaudal an der dorsalen Achselfalte. Die Sicherungsstreifen ㉑ und ㉒ decken die Enden ab.

Halswirbelsäulenschale (modifizierte Schanzsche Krawatte)

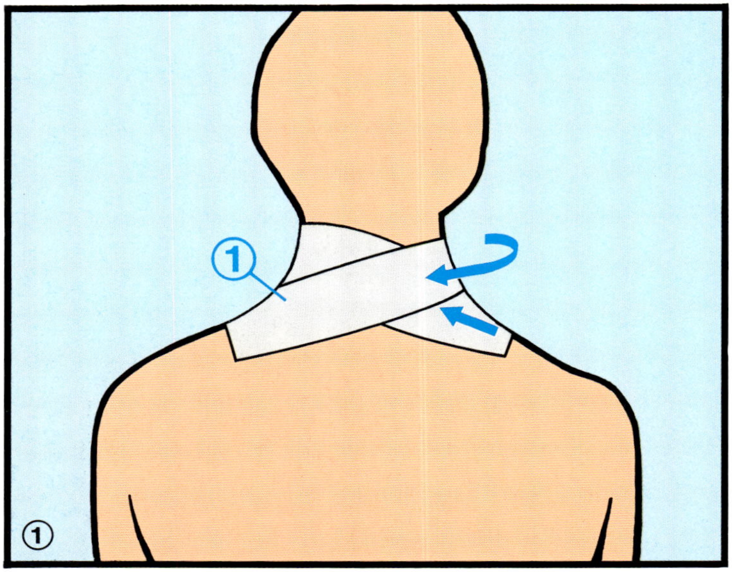

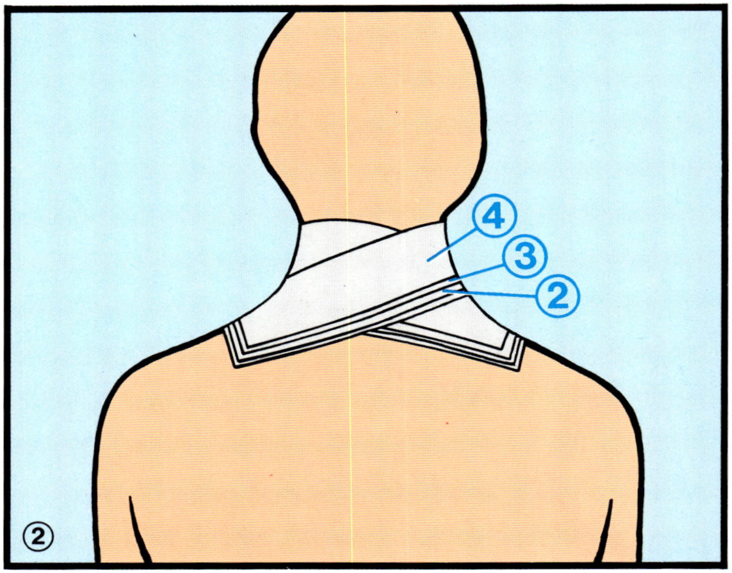

Indikationen
- Schleudertrauma
- Akute entzündliche Reize an der HWS
- Akuter Tortikollis
- Schulter-Arm-Syndrom mit nervaler Störung
- Insuffizienz der Schulter-Nacken-Muskulatur

Material
- Artiflex 10 cm: ca. 3 m, 6 cm: ca. 3 m (Statt Artiflex auch Artifoam möglich)
- Leukotape 3,75 cm: ca. 10 m
- Leukospray

Sonstige Hinweise
- Auf schmerzfreie Funktionsstellung des Kopfes und der HWS achten
- Keine Zirkulärtouren aus Leukotape um den Hals!
- Bei Atemnot Verband sofort entfernen

Liegedauer
Maximal 4 Tage

Verbandtechnik

Bild 1:
Tour ① aus 6 cm breitem Artiflex umfaßt den Hals und Nacken in Pfeilrichtung.

Bild 2:
Die Touren ②, ③ und ④, ebenfalls aus 6 cm breitem Artiflex, werden nach radial versetzt.

Bild 3:
Tour ⑤ aus 10 cm breitem Artiflex überdeckt die ersten Touren. Die Anker ⑥ und ⑦ aus Leukotape, 3,75 cm breit, beginnen ventral über der Klavikula und verlaufen in Pfeilrichtung etwa bis zum unteren Schulterblattwinkel.

Bild 4:
Die Touren ⑧–⑪ verlaufen semizirkulär über den Nacken, die Zügel ⑫ und ⑬ beginnen über der Klavikula und ziehen zu den Ankern ⑥ und ⑦.

Bild 5:
Die Zügel ⑭–㉖ werden als Kornährenzügel von kaudal nach radial angelegt. Die Enden dieser Zügel werden mit den beiden Verschalungsstreifen ㉗ und ㉘ abgedeckt.

Bild 6:
Bei den semizirkulären Touren ㉙–㉟ wird der Verband von radial nach kaudal auf der ventralen Seite geschlossen. Die Enden werden mit den Sicherungsstreifen ㊱ und ㊲ verdeckt.

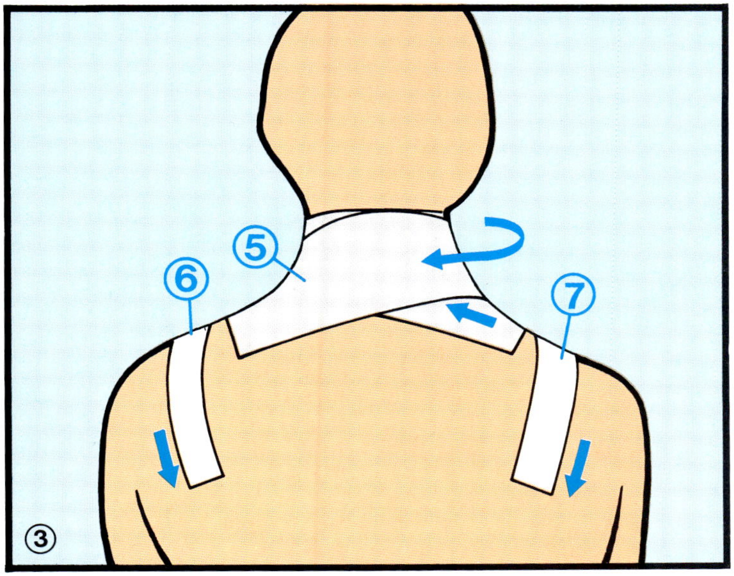
5
6
7
③

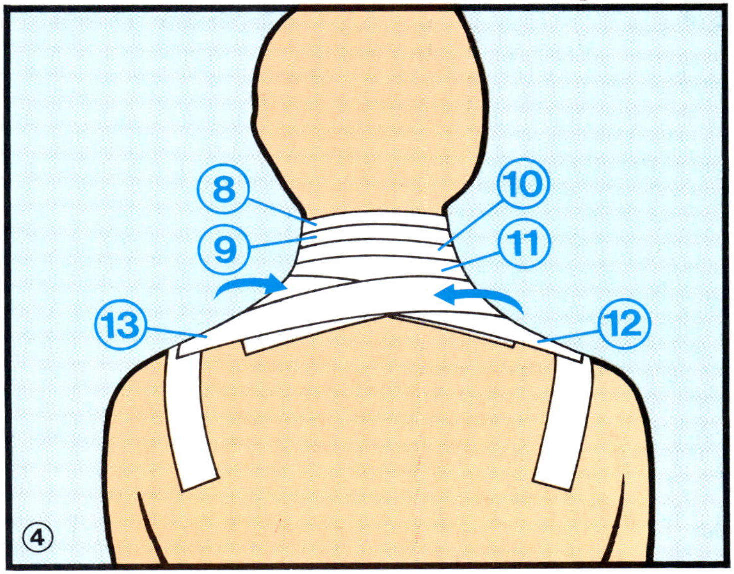
8
9
10
11
12
13
④

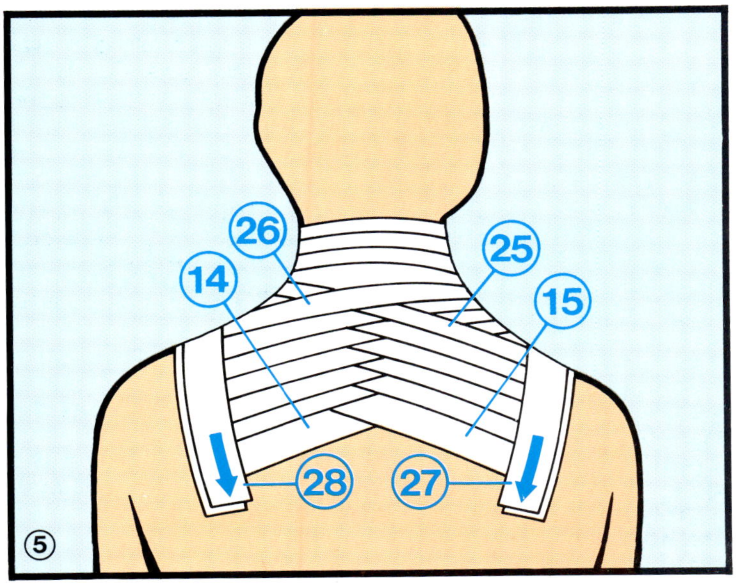
26
25
14
15
28
27
⑤

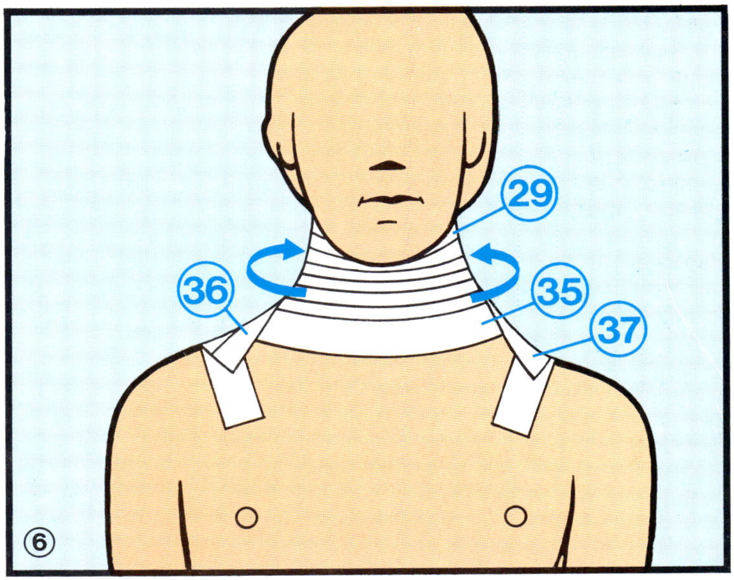
29
36
35
37
⑥

Stabilisierender Verband an der Lendenwirbelsäule

Indikationen
- Schmerzzustände im Bereich der LWS mit Ausweichskoliose, akuter Lumbago bzw. Lumbalgie
- Zerrungen des M. erector spinae
- Insuffizienz der Rumpfmuskulatur
- Überlastungsbeschwerden der Mm. intertransversarii, Mm. interspinales, Mm. rotatores

Material
- Elastoplast oder Acrylastic 8 cm: 2,5 m
- Leukotape 3,75 cm: 10–12 m
- Artifoam
- Leukospray

Sonstige Hinweise
- Auf schmerzfreie Stellung achten
- Kopf und HWS während des gesamten Anlegens in Neutral-Null-Stellung
- Verband nicht zu weit ventral anlegen, da sonst die Bauchatmung eingeschränkt wird

Liegedauer
2–3 Tage

Verbandtechnik

Bild 1:
Die Ankerstreifen ① und ② verlaufen in Pfeilrichtung vom Hals bis zum AC-Gelenk. Die Anker ③ und ④ ziehen über den Beckenkamm zum Kreuzbein. Die Zügel ⑤ und ⑥ verlaufen in Pfeilrichtung paravertebral von Anker ① zu Anker ③ sowie von Anker ② zu Anker ④. Die Verankerung sowie Zügelung werden mit 3,75 cm breitem Leukotape durchgeführt.

Bild 2:
Die Anker ⑦ und ⑧ verlaufen in Pfeilrichtung auf der ventralen Seite von der 10. Rippe bis zum Trochanter major.

Bild 3:
Ein Elastoplast-Zügel ⑨, 8 cm breit, verläuft in Pfeilrichtung von dorsal nach ventral auf die Verankerungen ⑦ und ⑧.

Bild 4:
Von den ventralen Ankern ⑦ und ⑧ führen die Zügel ⑩ und ⑪ über die dorsale Seite und nach dem Kreuzungspunkt über dem Os sacrum in Pfeilrichtung wieder nach ventral.

Bild 5:
Diese aufsteigenden Zügel werden paarweise wiederholt, so lange bis der gesamte Lenden- sowie untere Brustwirbelsäulenbereich bedeckt ist.

Bild 6:
Mit den Fixierstreifen ㉟ und ㊱ werden die Zügelenden in Pfeilrichtung abgedeckt.

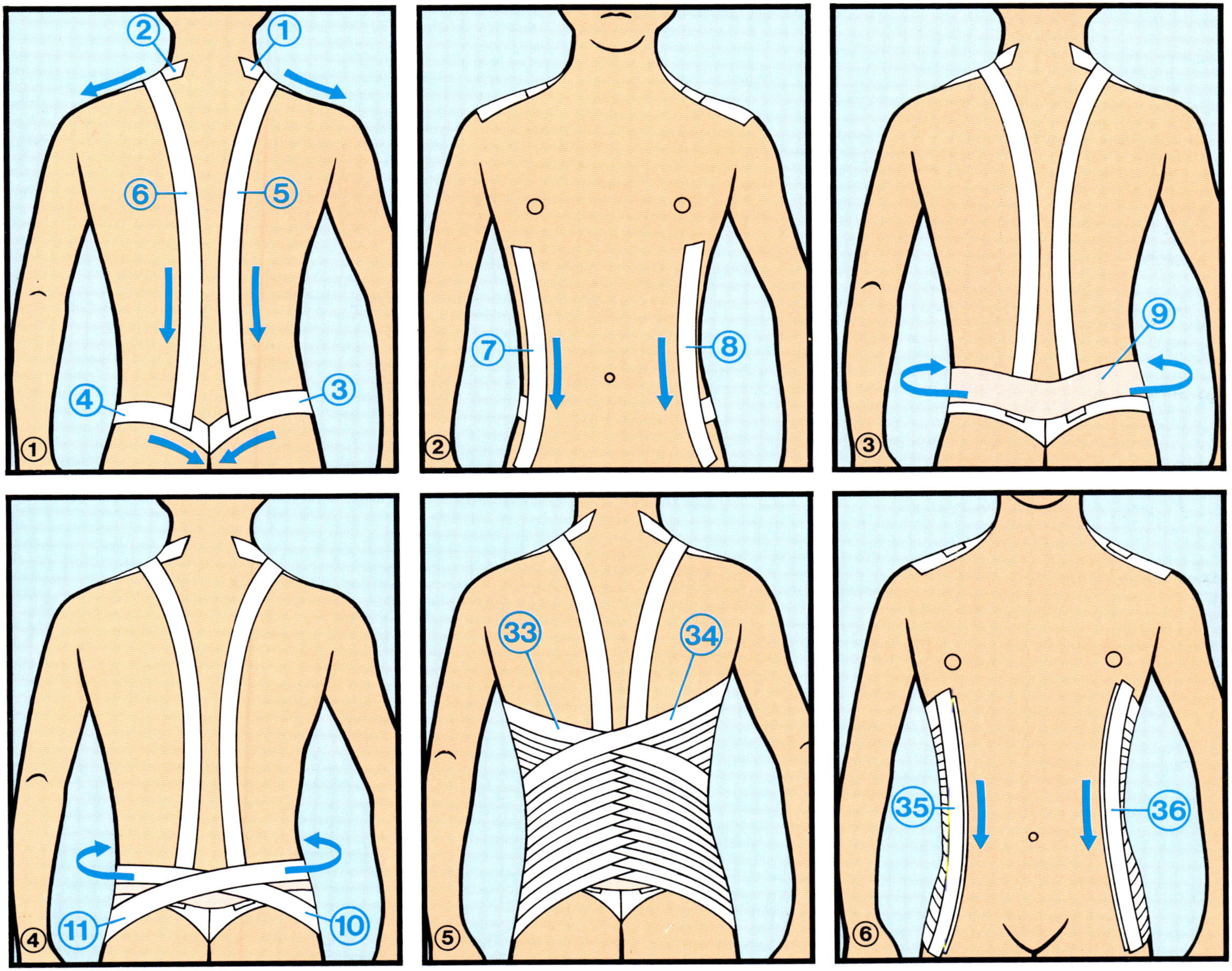

1
2
6
5
4
3
1
7
8
2
9
3
11
10
4
33
34
5
35
36
6

Semicingulum

Indikationen
- Rippenprellungen, -fissuren
- Reizzustände der Interkostalmuskulatur
- Kontusion einer Thoraxhälfte

Material
- Fixomull stretch 20 cm: 1–1,2 m
- Leukotape 5 cm: 5–6 m
- Leukospray

Sonstige Hinweise
- Bei Neigung zu Hyperventilation Atmung während des Verbandanlegens beobachten
- Patient steht, Arme leicht angewinkelt
- Bei starker Hautreaktion Verband sofort entfernen

Liegedauer
Maximal 8 Tage

Verbandtechnik

Bild 1: Die zu verklebende Hautpartie wird mit Fixomull stretch ① abgedeckt.

Bild 2: Zügel ② aus 5 cm breitem Leukotape verläuft über dem unteren Rippenbogen von ventral nach dorsal.

Bild 3: Abdecken mit den Zügeln ③–⑦ von ventral nach dorsal. Fixieren der Zügelenden mit ⑧.

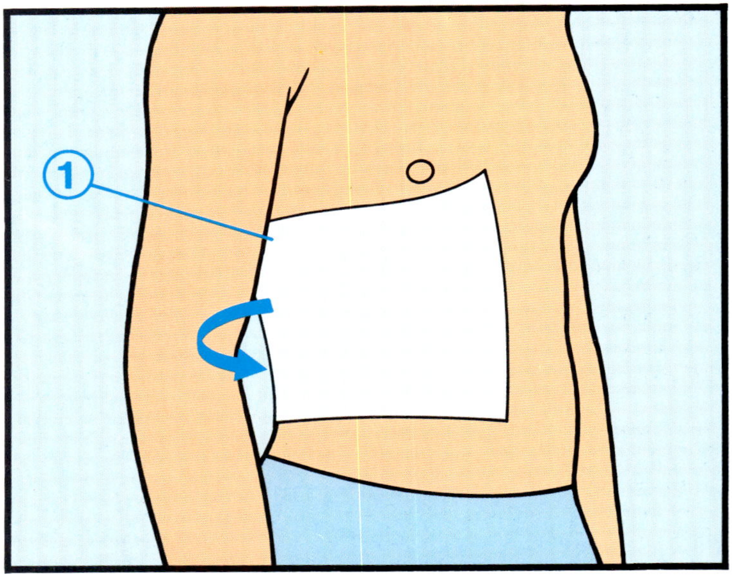

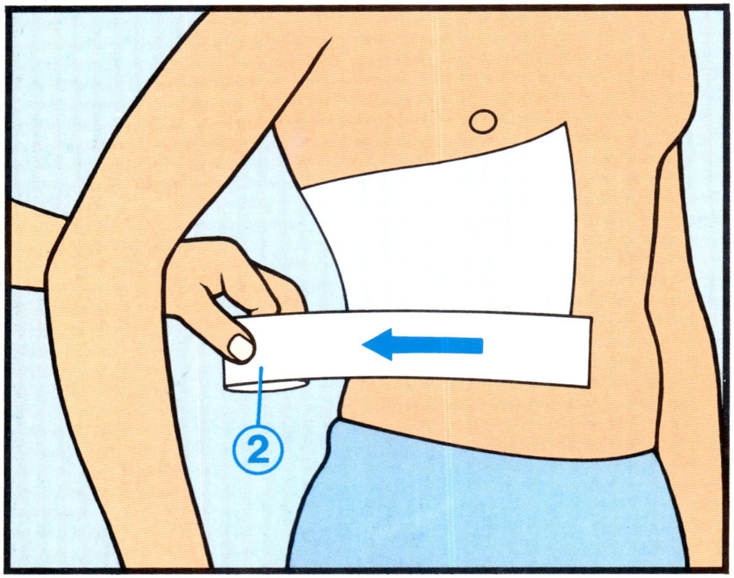

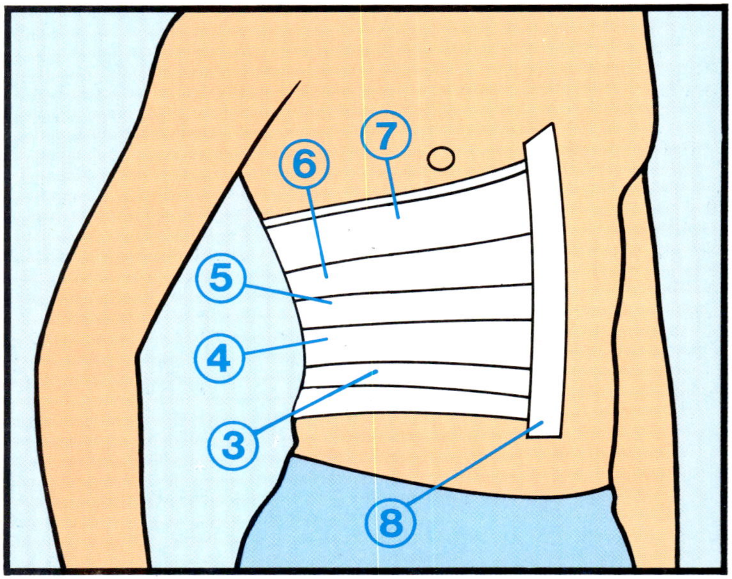

Kontralaterale Haltungskorrektur

Indikationen
- Muskuläre Insuffizienz der Rumpf-, im speziellen der Rückenmuskulatur
- Haltungsschäden
- Überlastungsbeschwerden, insbesondere infolge einseitiger Beanspruchung

Material
- Elastoplast oder Acrylastic 6–10 cm: ca. 2,5 m
- Fixomull stretch ca. 10 cm breit, ca. 2 m lang
- Leukospray

Sonstige Hinweise
- Intensive physikalische Therapie, speziell Rückenschule
- Der Verband wird grundsätzlich im Stehen unter Berücksichtigung der physiologischen Kopfhaltung angelegt

Liegedauer
Wechsel nach 1–4 Tagen

Verbandtechnik

Bild 1:
Die zu verklebenden Hautflächen evtl. zum Schutz mit Fixomull stretch abkleben oder mit Leukospray einsprühen. Zwei kraniale Anker (1A) und (1B) über dem ventralen Rand des M. trapezius anlegen. Kaudal, in Höhe der Beckenkämme, verläuft ein semizirkulärer Anker (2).

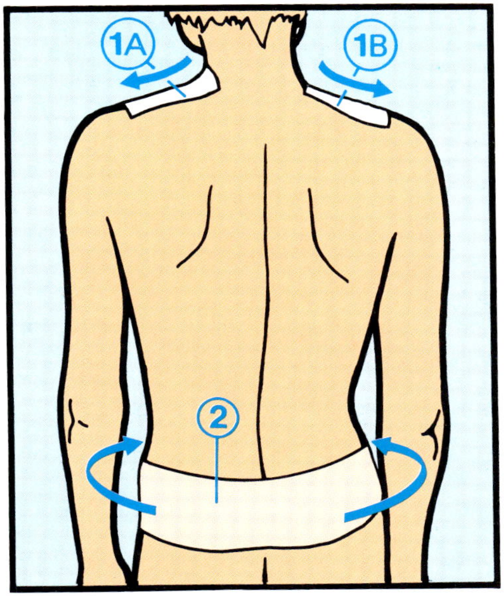

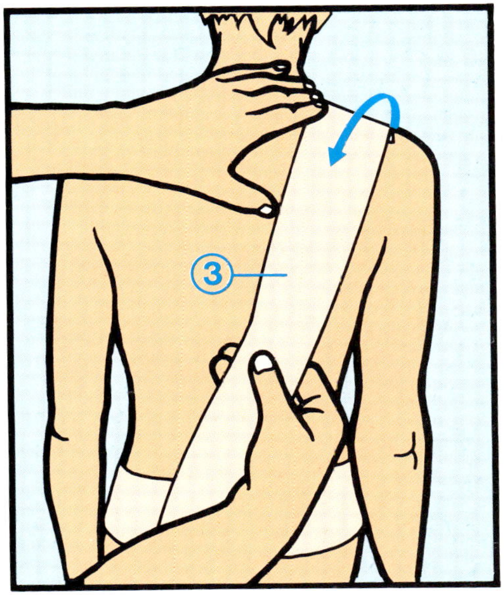

Bild 2:
Ein der Körpergröße des Patienten angepaßter elastischer Tape-Zügel (3) wird am kranialen Anker (1B) angelegt und mit einem Streifen Tape fixiert. Unter kräftigem Zug verläuft dieser Zügel diagonal über den Rücken zum Anker (2) und wird dort fixiert (5A).

Bild 3:
Symmetrisch zu Zügel (3) zieht der Zügel (4) zum Anker (2) und wird dort ebenfalls fixiert (5B).

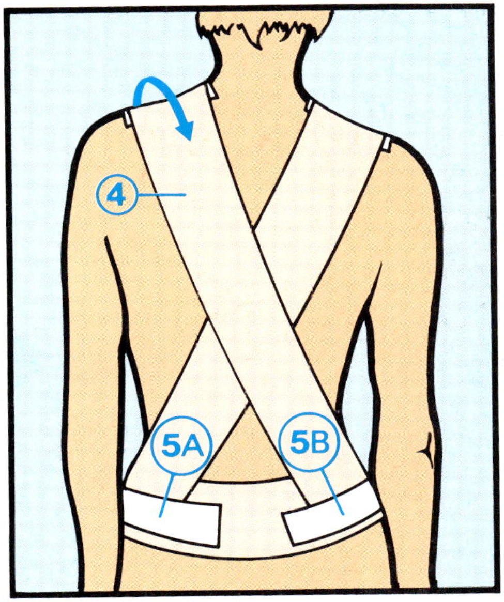

Homolaterale Haltungskorrektur

Indikationen
- Muskuläre Insuffizienz der Rumpf-, im speziellen der Rückenmuskulatur
- Haltungsschäden
- Überlastungsbeschwerden, insbesondere infolge einseitiger Beanspruchung

Material
- Elastoplast oder Acrylastic 6–10 cm: ca. 2,5 m
- Fixomull stretch ca. 10 cm breit, ca. 2 m lang
- Leukospray

Sonstige Hinweise
- Intensive physikalische Therapie, speziell Rückenschule
- Der Verband wird grundsätzlich im Stehen unter Berücksichtigung der physiologischen Kopfhaltung angelegt

Liegedauer
Wechsel nach 1–4 Tagen

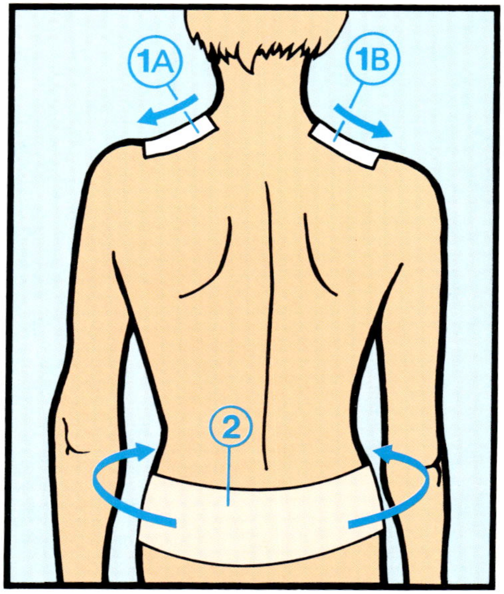

Die zu verklebenden Hautflächen evtl. zum Schutz mit Fixomull stretch abkleben oder mit Leukospray einsprühen. Zwei kraniale Anker (1A) und (1B) über dem ventralen Rand des M. trapezius anlegen. Kaudal, in Höhe der Beckenkämme, verläuft ein semizirkulärer Anker (2).

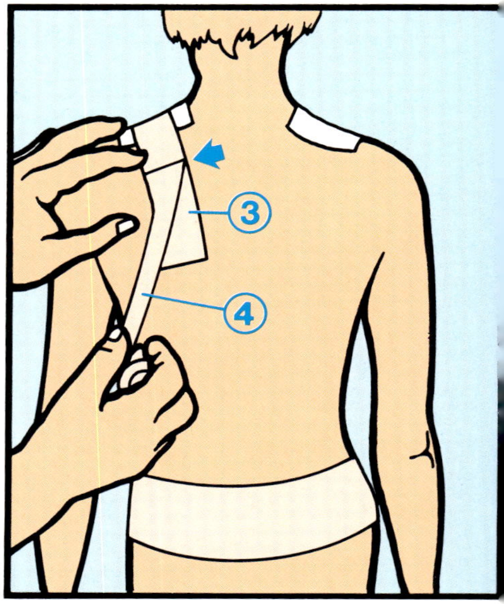

Der Tape-Zügel (3) beginnt am Anker (1A) und verläuft paravertebral unter starkem Zug bis zur Mitte der Brustwirbelsäule. Der Zügel (4) beginnt über die Mitte des Zügels (3) und zieht nach kaudal paravertebral bis auf Höhe von Th12.

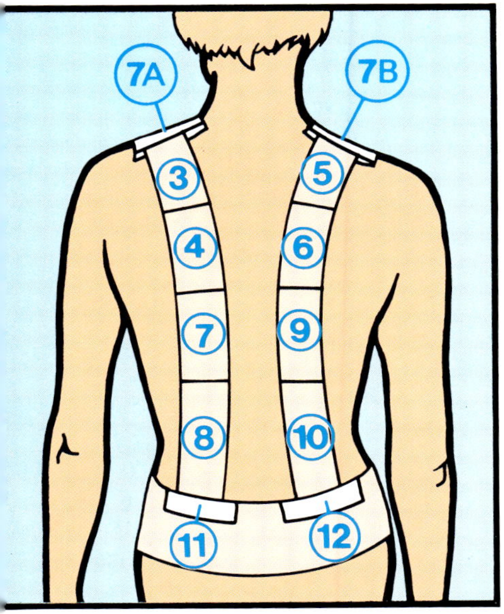

Symmetrisch zu den Zügeln ③ und ④ werden die Zügel ⑤ und ⑥ angelegt. Von der Mitte des Zügels ④ ausgehend, folgen die Zügel ⑦ und ⑧, analog dazu die Zügel ⑨ und ⑩. Die Fixierung erfolgt am Anker ② durch zwei Streifen ⑪ und ⑫.

Abnahme der Verbände

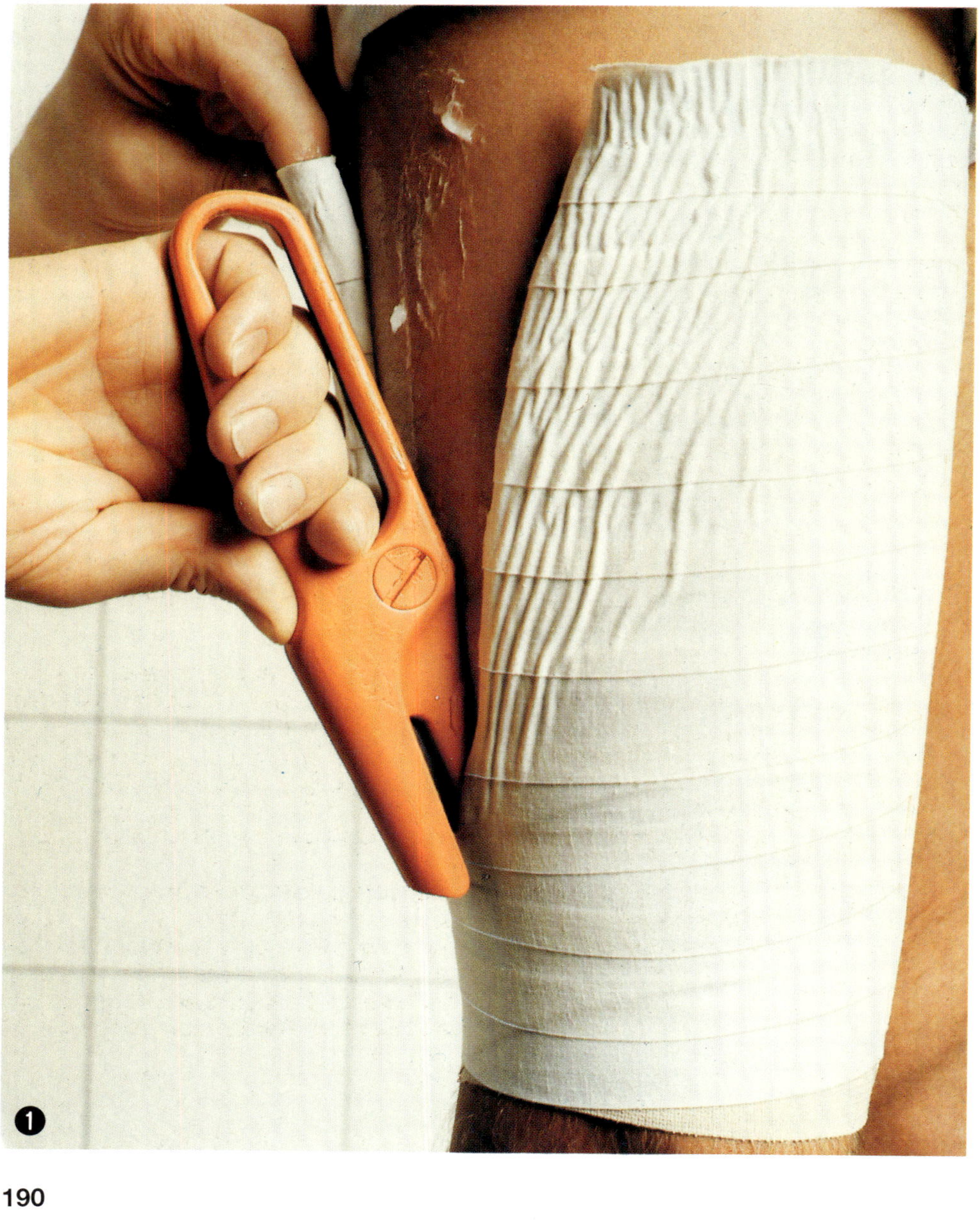

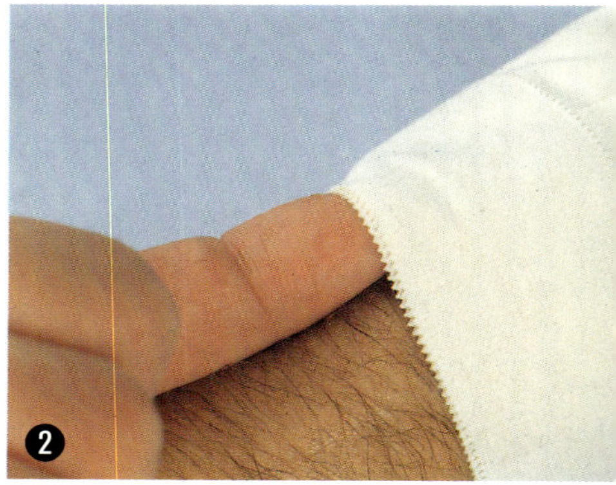

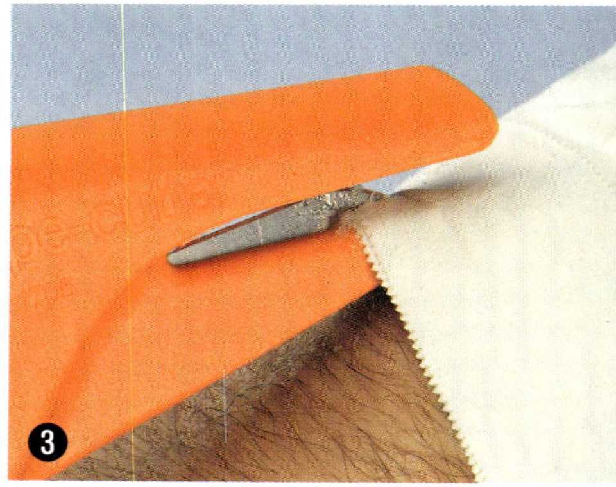

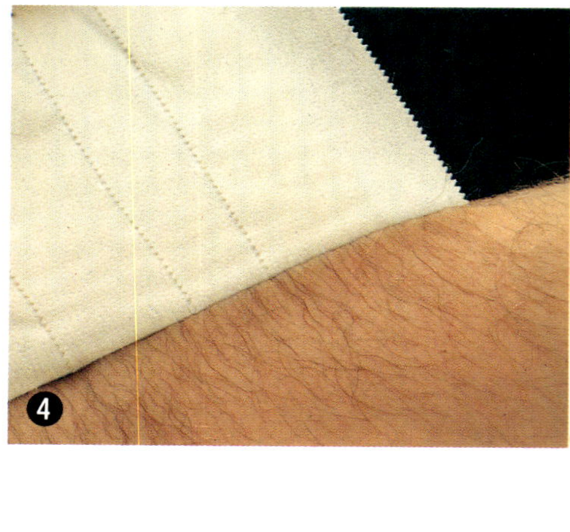

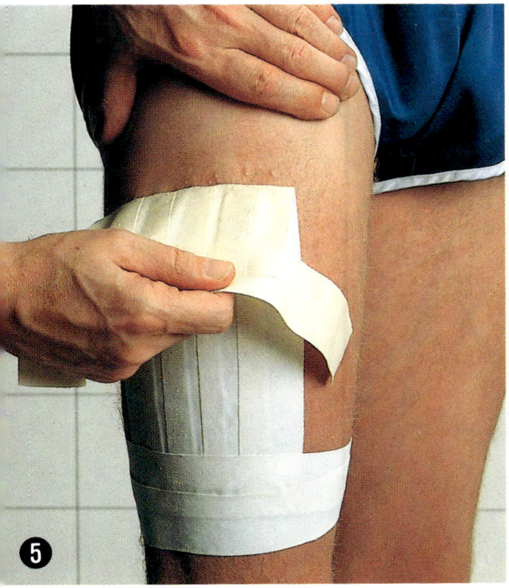

Die Verbände lassen sich, obwohl sie auf der Haut kleben, leicht mit einer Verbandschere oder einem tape-cutter (Abb. 1) aufschneiden und entfernen. Dazu zunächst den Rand des Verbandes an einer Stelle anheben und durch Darunterschieben eines Fingers ein kleines Verbandstück von der Haut trennen. In diese Öffnung wird die mit Vaseline eingefettete flache Spitze einer Verbandschere eingeschoben (Abb. 2 und 3). Die Schere wird beim Schneiden angehoben und Stück für Stück vorgeschoben. Der Verband sollte so aufgeschnitten werden, daß die Schere oder der tape-cutter nicht über Knochenvorsprünge etc., z. B. die Tibiakante, geführt werden muß. Der aufgeschnittene Verband wird dann in Wuchsrichtung der Haare abgezogen (Abb. 4); auf diese Weise wird eine Epilation weitgehend vermieden.

Mit dem tape-cutter lassen sich auch größere Klebeverbände leicht und schonend aufschneiden. Die Spitze des tape-cutters wird unter dem Verband vorgeschoben und trennt so den Verband schnell und leicht auf. Der tape-cutter ist aus dem bruchfesten Kunststoff Makrolon hergestellt und mit Skalpellklingen bestückt. Er ist so konstruiert, daß eine Verletzung ausgeschlossen ist.
Durch Einfetten von Klinge und Spitze des tape-cutters mit Vaseline gleitet das Instrument leichter und schneller. Außerdem wird so verhindert, daß der Verband am tape-cutter festklebt.

Beim Abziehen größerer Verbände schrittweise vorgehen. Die Haut dabei durch Gegenzug mit der anderen Hand entlasten (Abb. 5).

Mit Leukospray auf die Haut geklebte Artifoam-Formteile mit Benzin tränken, sie lassen sich dann mühelos entfernen (Abb. 6 und 7). Klebemassenreste, z B. von Leukospray, lassen sich ebenfalls schonend mit Benzin entfernen. Zur Nachbehandlung der Haut siehe Seite 53.
Besonders einfach lassen sich Klebeverbände entfernen, wenn man sie mit einem speziellen Taperemover auf Alkoholbasis oder mit dem alkoholischen Händedesinfektionsmittel Sterillium (Hersteller: Fa. Bode-Chemie, Hamburg) tränkt.

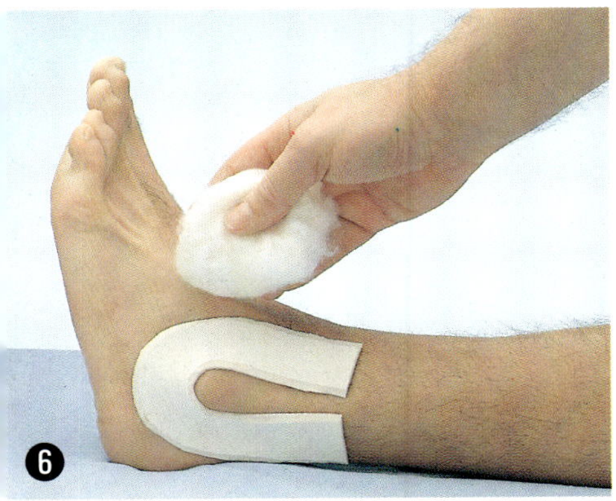

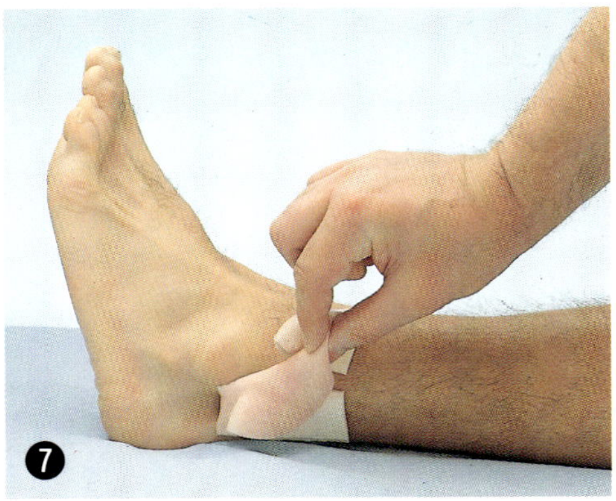

Filme zum Thema „Funktionelle Verbände – Taping“

Zum Thema „Funktionelle Verbände – Taping“ sind von dem gleichen Autorenteam 5 Filme erschienen, die als Videofilme des Systems VHS kostenlos ausgeliehen werden können bei:
Beiersdorf AG
Abt. 7486
Unnastraße 48
20245 Hamburg 20

Lieferzeit ca. 3 Wochen.
Weitere Filme zu anderen Themen auf Anfrage.

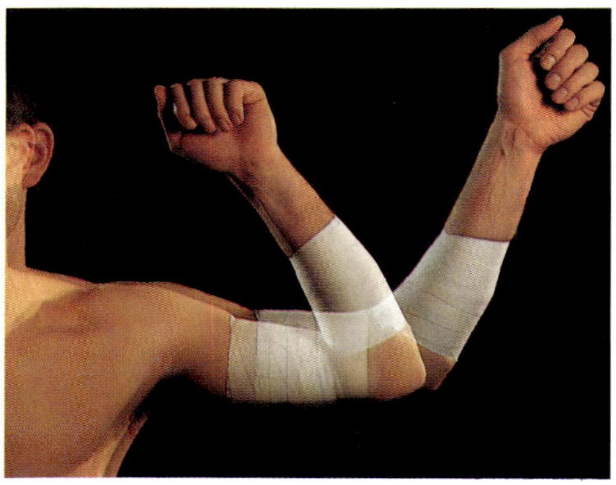

Das Prinzip des Funktionellen Verbandes

Best.-Nr. FV 101
Länge ca. 20 min

Funktionelle Verbände – Verbandtechnik

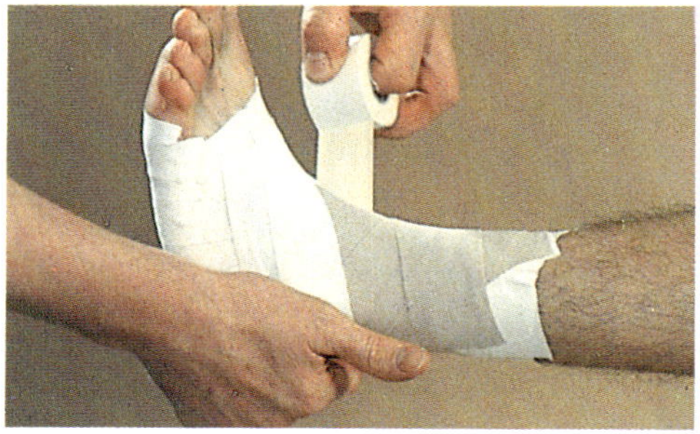

Teil 1:
Sprunggelenkverbände
Best.-Nr. FV 102
Länge ca. 15 min

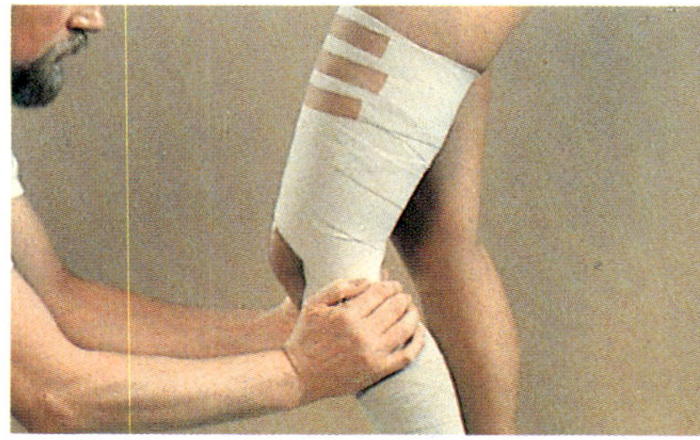

Teil 2:
Knie-, Achillessehnen- und Oberschenkelverbände
Best.-Nr. FV 103
Länge ca. 20 min

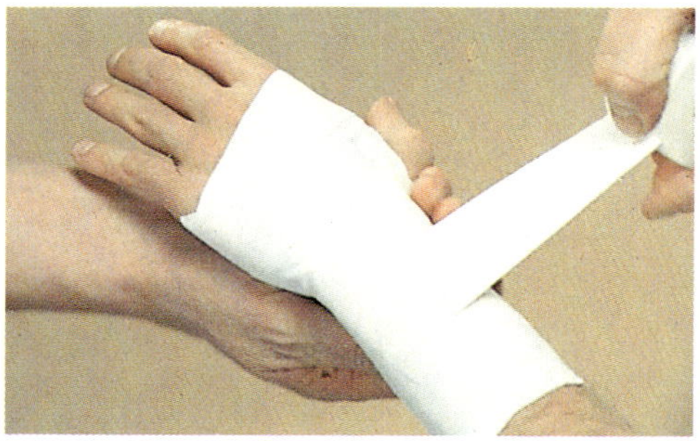

Teil 3:
Finger- und Handverbände
Best.-Nr. FV 104
Länge ca. 16 min

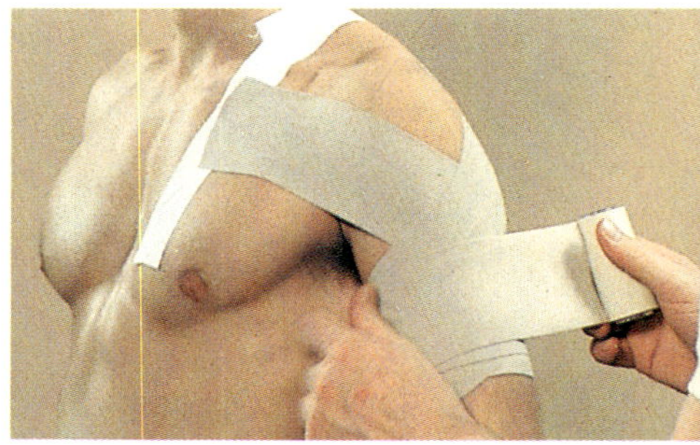

Teil 4:
Schulter- und Ellenbogenverbände
Best.-Nr. FV 105
Länge ca. 14 min

Hinweise zur Abrechnung von Tape-Verbänden*

Friedrich Hach

1. Abrechnung nach den richtigen Gebührenordnungen

1.1 EBM (BMÄ/E-GO)

Die wichtigsten Gebührenordnungen entstehen aus dem EBM (Einheitlicher Bewertungsmaßstab nach SGB V) und sind der BMÄ (Bewertungsmaßstab Ärzte) für die gesetzlichen Primärkassen und die E-GO (Ersatzkassen-Gebührenordnung) für die gesetzlichen Ersatzkassen. Diese Gebührenordnungen gelten für zugelassene Vertragsärzte und für zugelassene Einrichtungen für die ambulante Versorgung von Versicherten dieser Krankenkassen und für Angehörige von Bundeswehr, Bundesgrenzschutz, Zivildienst etc.
Die Versicherten weisen sich durch einen Versicherungsausweis (Krankenschein/ Scheck-Karte) vor Inanspruchnahme von Leistungen aus. Die Gebührenwerte werden in Punktzahlen ausgewiesen und durch die Kassenärztlichen Vereinigungen aus Verträgen errechnet und bezahlt. Die Verbandmittel werden zu Lasten der Krankenkasse als Sprechstundenbedarf bezogen oder auf den Namen des einzelnen Patienten verschrieben.

1.2 GOÄ

Die Privat-„Gebührenordnung für Ärzte" (GOÄ) wird vom Bundesgesundheitsminister erlassen und gilt für alle nicht unter 1.1 aufgeführten Personen mit bestimmten Sonderregelungen für Bundesbahnbeamte, Bundespostbeamte Gruppe „A", Berufsgenossenschaftsheilverfahren (BG-GOÄ siehe unter 1.3). Die Form der Rechnungserstellung ist hierbei zwingend vorgeschrieben. Leistungspositionen, die nicht im Gebührenverzeichnis enthalten sind, können „analog" mit dem vorgesetzten Kennbuchstaben „A" abgerechnet werden. Sachkosten werden zusätzlich berechnet.

1.3 BG-GOÄ

Die vertraglich vereinbarte Gebührenordnung für die Versorgung von Patienten nach dem Berufsgenossenschaftlichen Heilverfahren ist eine modifizierte GOÄ. Hierbei ist speziell die Sachkostenregelung zu beachten.

2. Verbände kombiniert mit Grundleistungen

Neben Verbandleistungen fallen ärztliche „Grundleistungen" an. Das sind nach den Gebührenordnungen die Untersuchungen und Beratungen, Besuche und Visiten, Bescheinigungen und Berichte. Grundleistungen können nicht uneingeschränkt kombiniert werden mit Sonderleistungen, zu denen auch die Verbände gerechnet werden.
Im Einzelfall kann die Abrechnung der Grundleistung allein sinnvoller sein als die Abrechnung der Verbandleistungen, je nach Gebührenordnung aber bei gleichem Sachverhalt unterschiedlich (siehe die Beispiele unten bei 7.1 am 4. Tag und bei 7.2 am 8. Tag).

3. Verbände kombiniert mit Sonderleistungen

Verbände lassen sich in jedem Fall mit Sonderleistungen anderer Kapitel der Gebührenordnung leicht kombinieren. Ausgeschlossen ist weitgehend die Nebeneinanderabrechnung (Kombination) von Wundverbänden mit operativen Leistungen am Operationstag. Hier gilt aber die Ausnahme der „Zweizeitigkeit"; es ist also der Wundverband bei erneuter Leistung auch am selben Tag dann abrechnungsfähig mit Angabe der Uhrzeiten, nur nicht im direkten Zusammenhang mit dem operativen Eingriff. Einige Kombinationen sind im Beispiel 7.2 aufgeführt.

4. Verbände nebeneinander kombinieren

Verbände können fast immer dann nebeneinander (kombiniert) abgerechnet werden, wenn sie eine eigene unterschiedliche Zielsetzung verfolgen. So ist der Wundverband, der Kompressionsverband oder der Schienenverband jeweils mit unterschiedlicher Zielsetzung zu sehen. Ein einziger Verband kann allerdings bei gleichzeitiger mehrfacher Zielsetzung nicht zum Doppelansatz führen.

5. Anzahl und Häufigkeit von Verbänden

Für die Abrechnung von Verbänden gilt in den EBM-Gebührenordnungen und in der GOÄ das „Notwendigkeitsgebot": Wenn eine medizinische Indikation besteht und der Verband oder mehrere Verbände notwendig sind, so sind diese dann anzulegen und alle abzurechnen.
Dies gilt ebenso für die Verbandwechsel. Die Häufigkeit der Verbandwechsel bestimmt der Arzt im Krankheitsfall aufgrund medizinischer Erfordernisse. In der Einzelleistungs-Gebührensystematik sind dann alle Verbandwechselleistungen abrechnungsfähig.

* Aus dem Spitta-Handbuch: „Die richtige Honorarabrechnung des Arztes", Herausgeber Dr. Friedrich Hach, Hamburg

6. Die wichtigsten Verbandnummern

EBM-Nr.	Text	EBM-Punkte	GOÄ-Nr.
200	Kleiner Verband	45	200
201	Redressions- oder Dachziegel-Klebeverband Brustkorb	70	201
202	Schanzscher Halskrawattenverband	65	202
203	Kompressionsverband	95	203
204	Zirkulärer Verband Kopf, Rumpf als Wund-Kompressionsverband	95	203/204/205
204	Zirkulärer Verband Kopf, Hals, Schulter, Hüftgelenk, Rumpf, Extremität über mindestens 2 große Gelenke als Wund- oder Kompressionsverband oder zur Ruhigstellung	95	203/204/205
206	Tape-Verband klein	120	A203
207	Tape-Verband groß	120	A203
207	oder Zinkleimverband	120	203
208	Stärke- oder Gipsfixation, zusätzlich	30	206
210	Kleiner Schienenverband oder Notverband	75	210
211	Kleiner Schienenverband, Wiederanlegung	60	211
212	Schienenverband über 2 große Gelenke	180	212
213	Schienenverband über 2 große Gelenke (Wiederanlegen)	100	213

7. Beispiele

7.1 Sachverhalt 1

Patient kommt mit einer Sprunggelenkdistorsion in Behandlung. Nach klinischer Untersuchung, ggf. Röntgen, erfolgt die Versorgung mit Salbenverband, darübergelegtem Kompressionsverband und Tape-Ruhigstellung am 1. Tag. Am 2. und 3. Behandlungstag erfolgt eine kurze ärztliche Kontrolle des Heilverfahrens. Am 4. Behandlungstag wird der Verband abgenommen, klinisch nachuntersucht und erneut mit Tape-Verband versorgt:

	EBM	GÖA	BG-GÖA
1. Tag Punkte:	8−200−284−207 150+45+95+120	1−200−203−A203 72+47+95+95	1−200−A203−209 DM 60,50/49,40
2. Tag Punkte:	8 150	1 72	1 DM 12,10/9,80
3. Tag Punkte:	4 120	1 72	1 DM 12,10/9,80
4. Tag Punkte:	8 150	A203 95	209 DM 25,20/20,30

7.2 Sachverhalt 2

Ein Patient stürzt beim Sport und zieht sich eine kombinierte Schürf-Rißwunde am rechten Knie und eine Schürfwunde am rechten Handballen, kombiniert mit Handgelenksdistorsion rechts zu. Die Primärversorgung erfolgt durch Wundbehandlungen der Schürfwunden, Lokalanästhesie, Ausschneidung und Naht der Rißwunde, Salbenverband, Kompressionsverband und Tape-Ruhigstellung der Handgelenkdistorsion. Am 2. und 7. Behandlungstag erfolgt die Behandlung der Schürfwunden jeweils mit neuer Tape-Ruhigstellung und Verbandwechsel der pp. bleibenden Rißwunde, am 8. Tag die Fädenentfernung am rechten Knie und die Verbandabnahme an der rechten Hand.

	EBM	GÖA	BG-GÖA
1. Tag Punkte:	8−2003−2003− 407−2005− −200−204−207 150+100+100+ 120+520+45+ 95+120=1250	1−2003−2003− 491−2005− 200−203−A203 72+130+130+ 121+400+47+ 95+95=1080	1−2003−2003− 491−2005− 200−203A−209 DM 192,60/ DM 155,00
2.−7. Tag Punkte:	2021+200+ 2021+200+207 120+45+ 120+45+120	2006+200+ 2006+200+203A 63+47+ 63+47+95	2006+200+ 2006+200+209 DM 61,60/ DM 50,30
8. Tag Punkte:	(2007+200)+8 (60+45)/150	2007+200(+1) 40+47/(72)	2007+200 DM 14,70/11,80

Sachregister und Glossar*

*Die Erklärungen sind jeweils kursiv gesetzt.

E

F

G

H

I

N

O

P

R

S